U0310842

胫骨骨缺损

诊疗学

JINGGU GUQUESUN ZHENLIAOXUE

主编◎喻爱喜

长江出版传媒

湖北科学技术出版社

图书在版编目（CIP）数据

胫骨骨缺损诊疗学 / 喻爱喜主编 . —武汉：湖北科学技术
出版社 ,2023.8
（长江医学文库 . 第二辑）
ISBN 978-7-5706-2403-4

Ⅰ . ①胫… Ⅱ . ①喻… Ⅲ . ①胫骨－骨疾病－诊疗
Ⅳ . ① R681.8

中国国家版本馆 CIP 数据核字（2023）第 019153 号

策 　 划：冯友仁 　李 　青
责任编辑：李 　青 　陈中慧
责任校对：秦 　艺 　　　　　　　　　　　　　　　封面设计：胡 　博 　张子容

出版发行：湖北科学技术出版社
地 　 　 址：武汉市雄楚大街 268 号（湖北出版文化城 B 座 13—14 层）　　　　　　　　　
电 　 　 话：027-87679468　　　　　　　　　　　　　　　　　　　　邮 　 编：430070

印 　 　 刷：武汉精一佳印刷有限公司　　　　　　　　　　　　　　　　邮 　 编：430311

889×1194 　　　　1/16 　　　　　　　　　　　　　12.5 印张 　　　　320 千字
2023 年 8 月第 1 版 　　　　　　　　　　　　　　　　　2023 年 8 月第 1 次印刷
定 　 　 价：198.00 元

《胫骨骨缺损诊疗学》
编 委 会

主编介绍

喻爱喜,教授,博士生导师,武汉大学中南医院一级主任医师,医院党委委员,创伤与显微骨科主任、党支部书记,享受国务院政府特殊津贴专家,湖北省第一、二届医学领军人才(骨科学),武汉市黄鹤英才,兼任湖北省创伤显微外科临床医学研究中心主任,湖北省显微外科医疗质量控制中心主任,武汉市显微外科临床医学研究中心主任。

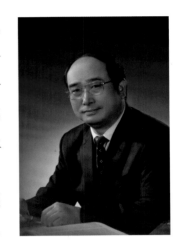

学术任职:中国医师协会显微外科分会副会长,中国研究型医院学会骨科创新与转化专业委员会常委兼创面修复学组组长,中国医促会骨科分会常委兼生物材料学组副主委,中国医师协会骨科医师分会骨循环与骨坏死学组委员,中国医师协会骨科分会显微修复学组委员,湖北省医学会显微外科学分会主任委员,中国康复医学会修复重建专业委员会常委等。担任《中华显微外科杂志》副主编。曾任中华医学会显微外科分会常委。

科研业绩:主持国家自然科学基金、国际合作及省市级项目10余项,目前承担湖北省重大专项、国家自然科学基金面上项目等。发表学术论文280余篇,其中第一作者及通讯作者SCI论文100余篇,获国际、国内发明专利4项,主持专家共识及指南2篇。获国家及湖北省科技进步奖等共10余项,作为第一作者获湖北省科技进步二等奖2项,湖北省科技成果推广一等奖1项,武汉市科技进步一等奖1项。2019年、2020年、2021年连续三年入选中国骨外科领域高学术影响力学者百强排名。

专业特长:主要研究方向为创伤骨科、显微修复、骨及软组织病变分子诊疗。擅长创伤的微创治疗及显微外科修复,尤其是复杂骨关节损伤、骨折并软组织损伤、骨外露、骨髓炎、复杂创面、骨缺损、骨不连、股骨头缺血性坏死、骨及软组织肿瘤切除后的修复重建、微创关节置换及颈腰椎椎间盘摘除等。

前　言

　　胫骨是下肢的主要承重骨之一，因创伤、肿瘤切除及炎症感染等所致的胫骨骨缺损临床常见，且常合并软组织缺损、肢体畸形、下肢不等长及骨感染等问题，临床处理较为棘手。我们于2016年牵头制定了《胫骨骨缺损循证临床诊疗指南(2016年版)》，但目前对于胫骨骨缺损的诊疗尚缺乏临床路径及标准治疗方法，各种治疗方法难易度存在差异，各级医院、不同医生之间的治疗方式也并不统一。本书汇集目前国内胫骨骨缺损治疗的不同方法，从胫骨的解剖与生理、诊断与分类、治疗、康复与护理等方面予以详细介绍，并将其优化归纳为较为成熟的技术，同时收集本团队近30年来的临床病例及相关诊治经验呈现给读者，希望给读者以借鉴价值，能更加全面及深入地掌握相关治疗方法。

2023 年 3 月

目　录

第一篇 胫骨解剖及生理

第一章　胫骨的发育

一、骨的发育

骨由胚胎时期的间充质发生发展而来,出生后仍然继续生长发育,直到成年才停止生长和增粗,但骨的内部骨组织的形成与吸收的过程持续终生,改建速度随年龄增加而逐渐减缓。新骨的形成方式有两种,即膜内成骨和软骨内成骨,两种方式骨组织形成的基本过程是一致的,即骨组织形成和骨组织吸收交替进行,相辅相成。

(一)骨组织发生的基本过程

间充质细胞分裂增殖,在局部微环境下定向分化为骨祖细胞,骨祖细胞进一步分化为成骨细胞。成骨细胞产生胶原纤维和无定形基质,形成类骨质,细胞之间的距离也同时加大,突起加长,自身被包埋于其中转变为骨细胞。骨盐沉着后,类骨质骨化成骨基质,骨组织形成。

成骨细胞在形成新的骨组织的同时,原有骨组织的某些部位又可能被吸收,即破骨细胞溶解吸收旧的骨组织,使骨组织不断改建,以适应个体的生长和发育。

(二)膜内成骨

膜内成骨是由间充质先分化为胚性的结缔组织膜,再在此膜内形成骨。胚性的结缔组织膜将要形成骨的部位先形成骨化中心,间充质细胞分裂增殖,先分化为骨祖细胞,再增大分化为成骨细胞,成骨细胞在此形成骨组织。该成骨过程由骨化中心向四周扩展,最初形成针状和片状骨小梁,骨小梁不断增长、增粗,相互连接成网,并向四周发展,形成骨松质。骨松质周围的间充质分化成骨膜。以后骨组织不断生长和改建。

(三)软骨内成骨

软骨内成骨先由间充质形成透明软骨雏形,并随人体发育不断生长,以后软骨逐渐被骨组织取代,胫骨即以此种方式发生。

1. 软骨雏形形成

在长骨发生部位,间充质形成透明软骨,表面包有软骨膜,其形状与将要形成的长骨相似,称为软骨雏形。

2. 软骨周骨化

在软骨雏形中段,相当于骨干部位的软骨膜以膜内成骨方式形成环状骨组织,这层骨组织犹如领圈包绕软骨雏形中段,称为骨领,其外表面软骨膜称为骨外膜。随着胚胎发育,骨领向两端不断延伸,并形成成骨的骨干。

3. 软骨内骨化

软骨内骨化相对比较复杂,基本过程如下。

(1)初级骨化中心形成。在骨领形成的同时,软骨雏形中央的软骨细胞肥大、软骨基质钙化。软骨细胞因营养缺乏而退化死亡,残留下增大的软骨陷窝,该中央成为最先成骨的部位,称为初级骨化中心。骨外膜血管连同破骨细胞及间充质细胞穿越骨领进入初级骨化中心,溶解吸收钙化的软骨基质,形成不规则腔隙,称为初级骨髓腔。来自间充质的骨祖细胞分化为成骨细胞在残存的钙化软骨基质表面成骨,形成原始骨小梁。

(2)骨髓腔的形成与骨的增长。原始骨小梁经破骨细胞的骨质溶解作用不断被吸收,初级骨髓腔逐渐融合成一个较大的次级骨髓腔,腔内含有血管和骨髓组织。骨领内表面不断被破骨细胞分解吸收,而骨领外表面成骨细胞不断成骨,使骨干不断增粗,骨髓腔也同时增大。由于初级骨化中心两端的软骨不断生长,成骨过程逐渐向两端推移,使骨不断增长,骨髓腔也随之纵向扩展。

(3)次级骨化中心出现及骨骺形成。出生前或在出生后数月至数年,骺端软骨中心出现次级骨化中心。次级骨化中心的形成,同样经历了软骨细胞肥大、基质钙化、血管侵入和成骨细胞在残存骨基质上形成骨松质的过程,但骨化方向是从中央向四周辐射进行,结果形成骨骺。骨松质占据骨骺端大部分,最后只在骨骺表面始终保留薄层关节软骨。骨骺与骨干之间早期留有软骨及骺板。骺板处软骨细胞保持繁殖能力,在骨干两端以软骨内成骨的方式进行成骨,使长骨继续增长。到17~20岁,骺板的软骨失去增生能力,被骨组织代替,即在长骨的干、骺之间留下一条骨化的线性骺板痕迹,称为骺线,此后长骨停止纵向生长。

(4)骨单位的形成与改建。骨干部的骨松质经不断改建变为骨密质,出现环行骨板,约在出生后1年,开始建立骨单位。破骨细胞溶解吸收原有骨组织,形成一些纵列的沟或隧道,来自骨外膜的血管及骨祖细胞进入其中,骨祖细胞分化为成骨细胞紧贴沟或隧道表面,由外向内逐层形成同心圆排列的骨单位骨板,中央留有中央管,新一代骨单位即形成,旧骨单位的残余部分即为间骨板。由于骨单位的相继形成和外环骨板的增厚,骨干逐渐增粗。

成年后骨干不再增长增粗,但其内部的骨单位改建持续终生。

二、胫骨的发育

胫骨有3个骨化中心,分别位于胫骨体、近端及远端。胚胎第7周时,骨化过程首先出现在胫骨体的中部。近端的骨化中心通常出现于出生时,大约在14岁时,一个薄的前突从近端的骨化中心下降,形成胫骨结节的光滑部。大约在12岁时,在胫骨结节处出现单独的骨化中心,不久即与近侧愈合。骺板下层是致密的胶原组织,其纤维与髌韧带紧密结合。无论是儿童还是青少年,伸膝造成的牵拉延长期都将导致近侧前部的生长停滞。胫骨近侧与体的愈合,女性为16岁,男性为18岁。

远端的骨化中心出现于1岁初期,与体的愈合时间女性约在15岁,男性约在17岁。内踝由远侧髓延伸形成,骨化开始于7岁;内踝也有一单独的骨化中心。

胫骨体的初级骨化中心在胚胎第7周即出现在中部。

第二章　胫骨的解剖

胫骨是小腿两骨中重要的负重骨,较坚强,承担小腿 5/6 负重。胫骨位于小腿腓骨内侧,比腓骨粗壮,长骨中长度仅次于股骨。胫骨近端胫骨平台与股骨远端股骨髁相接形成膝关节,传达由上而下的力量。胫骨为三棱形粗大的长骨,成人的胫骨长度约为 35cm,可分为近端(上端)、远端(下端)和胫骨体三部分(图 2-1)。

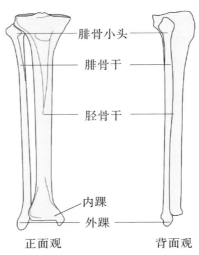

腓骨小头

腓骨干

胫骨干

内踝
外踝

正面观　　　　背面观

图 2-1　小腿胫腓骨解剖结构示意图

一、胫骨近端

胫骨近侧端膨大承受从股骨传来的体重。近侧端由内、外侧髁,髁间区和胫骨粗隆组成。胫骨的两端膨大,较小的远侧端有一粗壮的内踝突向远侧。胫骨前缘锐利,向内踝方向弯曲。胫骨近端稍向后倾,内外侧膨大形成内侧髁和外侧髁,与股骨内、外侧髁以及髌骨连接组成膝关节。在髌韧带的两侧可看到并可摸到胫骨内、外侧髁,外侧髁更突出。当膝关节被动屈曲时,可在髌韧带的两侧摸到两髁的前缘。近端的宽度与股骨远端相近。胫骨近端的关节面与胫骨干并不垂直,呈稍向后倾斜,在新生儿及青年人中更为显著。胫骨两髁之间有髁间隆突,由两个胫骨棘构成,其高低常有变异:在胫骨棘前后,各有一平坦小区,为髁间前窝和髁间后窝,为膝交叉韧带及半月板附着处。胫骨后面上部有一粗涩线,称为腘线(即比目鱼肌线),由腓关节向下内侧斜行,适度将腘肌及比目鱼肌分开,此线下方有较大的滋养孔,滋养动脉由此进入,行向远方。在胫骨外侧髁的后外侧面有腓关节面,与腓骨头相接,形成上胫腓联合关节。位于外侧髁的腓关节面朝向下后外方,胫腓关节上部的倾角是可变的,可能为水平的或倾斜的。外侧髁的前外侧面借一供深筋膜附着的锐利骨缘与胫骨体的外侧面隔开。髂胫束附着于外侧髁的前面,其附着处形成一扁平的但明显痕迹的三角形平面,即为 Gerdy 结节。在胫骨关节面的前侧下方可及拇指状骨性隆起,称之为胫骨粗隆,为髌韧带附着处。胫骨粗隆位于胫骨前缘的近侧端。胫骨粗隆稍隆凸,分为近侧的光滑区和远侧的粗糙区。粗糙区可摸到,其与皮肤仅隔一群下皮下囊。髌韧带附着于此线上方光滑的骨面,髌韧带的浅层纤维达此线下方的粗糙区。髌下深囊和纤维脂肪组织插入韧带附着点和骨之间。

二、胫骨体

胫骨体呈三棱柱状,共有 3 个缘(前缘、内侧缘和骨间缘)和 3 个面(内侧面、外侧面和后面)。体的中、下 1/3 交界处最细,向上、下两端增粗。

(一)胫骨体的 3 个缘

1. 胫骨体前缘

前缘起自胫骨粗隆,从髌韧带向下至胫骨上段前面的骨性隆起为胫骨粗隆。由此向下触摸可扪及胫骨前缘。胫骨粗隆弯向内下方达内踝前缘,呈嵴状,全长可于皮下触及,有小腿深筋膜附着。前缘上部锐薄,下部变得圆滑,这是由于强大的胫骨前肌腱行于前缘浅面转向内侧,又因伸肌支持带未附于此所致。

2. 胫骨体内侧缘

胫骨内侧缘虽不如前缘明显,但全长在小腿前内侧的中后部都能摸到。内侧缘起自内侧髁后面,下降达内踝后缘,其上、下 1/4 部圆隆,中间部锐利。上部有腘肌筋膜、胫侧副韧带后纤维和半膜肌附着,中部有比目鱼肌起始和小腿横隔附着,下部有胫骨后肌腱通过。

3. 胫骨体骨间缘

骨间缘,也称外侧缘,起自外侧髁膝关节腓关节面前下,向下达腓骨切迹前缘,下方较上方明显,全长有小腿骨间膜附着。

(二)胫骨体的 3 个面

前缘、内侧缘和外侧缘将胫骨分隔成 3 个面。每个面的确切形状和朝向有个体和种族差异,某些差异可能与功能相关。

1. 胫骨体内侧面

内侧面是介于胫骨前缘和内侧缘之间的骨性平面,"鹅足区"以下,胫骨的内侧面仅覆盖皮肤和浅筋膜,易于触及。宽阔平滑,朝向前内方,全长位于皮下。上部紧靠内侧缘处,有一长 5 cm、宽 1 cm 的粗涩区,供胫侧副韧带前部纤维抵止,稍前区域有缝匠肌、股薄肌、半腱肌抵止,三肌腱形成鹅足。大隐静脉沿内踝前方上行,斜过内侧面下部。

2. 胫骨体外侧面

外侧面介于前缘和骨间缘之间,宽阔平滑,上 2/3 部微凹,朝向前外,有胫骨前肌附着,下部微凸,朝向前方,没有肌肉附着,但由内向外依次有胫骨前肌、蹈长伸肌、胫前血管神经、趾长伸肌和第 3 腓骨肌腱跨过。

3. 胫骨体后面

后面介于骨间缘和内侧缘之间,上部最宽,有一斜嵴自腓关节面走向内下的腘线(比目鱼肌线),为比目鱼肌、腘肌筋膜和小腿横隔附着。此线上端有一结节,为比目鱼肌腱弓内端附着处。线上方的三角区,有腘肌抵止,线下方有一垂直线将后面再分成内外两区,内侧区有趾长屈肌起始,外侧区有胫骨后肌起始,后面下 1/4 部没有肌肉附着,但紧贴骨面有胫骨后肌腱走向内踝后方的深沟,趾长屈肌由内向外跨过胫骨后肌,胫后血管、神经及蹈长屈肌腱贴于后面外侧部。

(三)胫骨体的横切面

胫骨干的髓腔横切面呈三角形,胫骨前缘为胫骨嵴,向上延伸至胫骨粗隆。此嵴为骨皮质增厚部分,在胫骨中段最为致密,胫骨两端骨皮质则逐渐变薄而为骨松质所代替。胫骨干并非完全垂直,其上端凸向内,下端凸向外,在整复骨折时应注意此点。胫骨的矢状径在胫骨粗隆下缘处为(3.94±0.6)cm,在胫骨中点处为(2.86±0.29)cm,在内踝上5cm处为(2.62±0.28)cm。胫骨横径在胫骨粗隆下缘处为(3.18±0.38)cm,在胫骨中点处为(2.15±0.23)cm,在内踝上5cm处为(2.78±0.31)cm。

三、胫骨远端

胫骨远端呈四边形膨大,可分为前、后、外、内、下五个面。其向下内的突起称为内踝。远侧端与近侧端相比向外旋转(胫扭转),扭转开始于胎儿,整个扭转过程贯穿儿童期和青春期,直至骨骼发育成熟。

(一)前面

胫骨远端前面上部平滑,下部膨出粗糙,与胫骨体的外侧面相延续,有小腿伸肌和胫前血管通过。借一窄沟与下面分开,窄沟为关节囊附着处。

(二)内面

胫骨远端内面粗糙凸隆,其上与胫骨体的内面延续,向下形成一钝形锥状突,为内踝。内踝居皮下,其内侧面光滑,为内踝关节面,呈半月形,与距骨内面相关节。内踝下缘为前后压缩的钝尖角形,后为压迹,皆为三角韧带附着处。内踝的前面粗糙,内踝的后面与胫骨体后面相续。内踝较外踝位置高,且位置靠前。内踝的前面有踝关节囊附着。踝管内有胫骨后肌腱,踝管凸出的内侧缘为屈肌支持带附着。

(三)后面

胫骨远端后面粗涩,有2条沟。内侧沟较深,称踝沟,可延伸内踝后方,沟中通行有胫骨后肌腱及其浅面的趾长屈肌腱。外侧沟平浅,通行有姆长屈肌腱。

(四)外面

胫骨远端外面呈三角形,有一切迹称为腓骨切迹,与腓骨远端相接,切迹的前、后缘分别有胫腓前韧带和胫腓后韧带附着。

(五)下面

胫骨远端下面下关节面呈四边形,微凹陷,与距骨上面相关节,中央有一纵行隆起,将下关节面分成内外两半,外半侧广而浅,内半侧窄而深,并与内踝关节面延续。下关节面后缘较低,可防止胫骨向前脱位,又称第3踝。内侧缘向下突出成内踝,可遮盖距骨内面的1/4。

四、胫骨滋养孔

胫骨滋养孔数目比较恒定。绝大多数仅有1个滋养孔(98.4%),2孔、3孔者较为少见。滋养孔多位于胫骨后面,少数位于外侧缘、内侧缘和前面。在纵向上,位于中1/3或上1/3,也就是说,滋养孔位于胫骨中点以上的占97.4%,通常位于比目鱼肌线下方,少数位于线上方。两侧滋养孔多数对称。滋养孔口径为0.7mm,孔的方向多通向远端。

第三章 胫骨的组织学

胫骨由胫骨体、近端及远端组成,为坚硬的骨组织,胫骨两端被覆软骨,主要为透明软骨,不含软骨膜。

一、软骨的组织学

(一)软骨细胞

软骨细胞位于软骨陷窝内,在固定染色切片中,软骨细胞因收缩呈不规则形,在细胞周围可见陷窝腔隙。其形态不一,软骨组织周边部的幼稚软骨细胞体积较小,呈扁椭圆形,单个分布。自周边向中央,软骨细胞逐渐增大、成熟,成群分布,每群2~8个细胞。软骨细胞细胞核呈椭圆形,核仁清楚,细胞质呈弱嗜碱性。电镜下可见丰富的粗面内质网和发达的高尔基复合体,线粒体较少,糖原和脂滴较多。具有合成、分泌基质和纤维的功能。

(二)基质

基质呈凝胶态,具备韧性,含水量丰富,其主要成分是蛋白多糖。其蛋白多糖形成分子筛结构,并和胶原纤维结合,共同形成固态结构。软骨陷窝周围基质内有较多硫酸软骨素,呈强嗜碱性,形似囊状,成为软骨囊。软骨组织内无血管,但其含水量丰富,通透性强,因此主要靠渗透进入骨组织内部。

(三)纤维

透明软骨中的纤维由Ⅱ型胶原组成,交织排列。软骨囊内的胶原纤维较少,但囊与囊之间的胶原纤维较多。

胫骨远近端被覆软骨表面不含软骨膜,其生长方式主要是间质生长,通过软骨细胞的分裂增殖,不断产生基质和纤维。

二、骨的组织学

骨由骨组织、骨膜、骨髓、血管及神经组成。

(一)骨组织的结构

骨组织是人体最坚硬的组织之一,由大量钙化的细胞外基质和细胞组成。钙化的细胞外基质称为骨基质。骨组织中含4种细胞,依次为骨祖细胞、成骨细胞、骨细胞及破骨细胞,其中骨细胞位于基质内,占绝大部分,其他3种细胞位于骨组织边缘。

1.骨基质

骨基质内含有机成分和无机成分,其中前者占35%,主要为胶原纤维及少量无定型基质;无机成分占65%,主要成分为羟基磷灰石结晶,呈细针状,沿胶原纤维长轴规则排列并与之紧密结合。

成人骨组织,无论是骨密质还是骨松质,都是骨板成层排列而成,又称为板层骨。骨板为骨基质的结构形式,由胶原纤维平行排列成层,并与骨盐及无定型基质黏合而成。同一层骨板内纤维相互平行,相邻骨板的纤维则相互垂直。

2. 骨组织的细胞

包括骨祖细胞、成骨细胞、骨细胞和破骨细胞。

(1)骨祖细胞:骨祖细胞是骨组织中的干细胞,位于骨外膜内层和骨内膜。细胞较小呈梭形,细胞质少,呈弱嗜碱性,细胞核呈卵圆形。骨祖细胞在骨组织生长、改建及骨折修复时,分裂分化为成骨细胞。

(2)成骨细胞:成骨细胞分布于骨组织表面,排列较紧密。成骨细胞呈矮柱状或椭圆形,表面有细小突起,与相邻成骨细胞或骨细胞突起形成缝隙连接。细胞核呈圆形,多位于游离端,核仁明显。细胞质呈嗜碱性。电镜下可见丰富的粗面内质网和发达的高尔基复合体。细胞质内还含有磷酸钙等成分的致密颗粒和许多基质小泡,内含碱性磷酸酶、腺嘌呤核苷三磷酸(ATP)酶等,小泡内含有钙结合蛋白和细小的钙化结晶。成骨时,成骨细胞分泌骨基质有机成分,形成类骨质,同时还释放基质小泡,小泡释放的钙化结晶进一步形成磷灰石结晶沉着于类骨质而形成骨基质。在此过程中,成骨细胞逐渐相互分离,细胞突起增长,最后被骨基质包埋,逆转变为骨细胞,骨陷窝和骨小管也同时形成。在降钙素作用下,成骨细胞功能活跃,促进成骨,同时使血钙浓度下降。

(3)骨细胞:骨细胞单个分散于骨板内或骨板间。骨细胞的细胞体呈扁椭圆形。细胞质呈弱嗜碱性,表面伸出许多细长突起,相邻骨细胞突起间形成缝隙连接,称为骨小管。骨陷窝和骨小管内含组织液,是细胞代谢的通道。

(4)破骨细胞:破骨细胞是多细胞核的大细胞,含 6~50 个细胞核,目前认为它由单核细胞融合而成。破骨细胞主要分布在骨质的表面,数量较少。破骨细胞贴近骨质的一侧有纹状缘,细胞质呈泡沫状,苏木精-伊红(HE)染色呈嗜酸性。电镜下,破骨细胞靠骨质一侧可见大量不规则微绒毛,细胞质内含大量溶酶体及线粒体。破骨细胞有溶解和吸收骨质的作用,当期功能活跃时,使骨质溶解,细胞可内吞、分解骨基质的有机成分和钙盐结晶。骨基质溶解后释放的 Ca^{2+} 被吸收入血,使血 Ca^{2+} 升高。

(二)长骨的结构

长骨由骨松质、骨密质、骨膜、关节软骨、骨髓等组成。

1. 骨松质

分布于长骨的骨骺和骨干内侧,由大量针状或片状骨小梁相互连接,组成多孔的网架结构,孔内充满红骨髓,骨小梁由几层平行排列的骨板和骨细胞组成。

2. 骨密质

分布在长骨骨干和骨骺外侧面。骨干处骨密质较厚,骨板排列紧密有序,分为环骨板、骨单位和间骨板。

(1)环骨板:环骨板为环绕骨干内、外表面排列的骨板,分别称为内环骨板和外环骨板。外环骨板较厚,有 10~40 层,内环骨板较薄,仅有数层,排列不甚规则。来自骨膜的血管、神经横穿骨板形成穿通管。与纵向走行的中央管相通,穿通管内的血管、神经结缔组织进入中央管。穿通管、中央管内含组织液。

(2)骨单位:骨单位又称为哈弗斯系统,位于内、外环骨板之间,是长骨骨干内起主要支持作用的结构单位。骨单位呈长筒形,中轴为纵行的中央管,内含血管、神经和骨内膜,中央管周围为 4~20 层同心圆排列的骨单位骨板,各层骨板间的骨陷窝借骨小管互相连接,最内层骨小管开口于中央骨管,从而获得营养供给各层骨细胞。骨单位表面有黏合线,由骨基质形成,与相邻骨板相隔,骨单位最外层骨板内的骨小管均在黏合线外返折,不与相邻骨单位内的骨小管相通。同一单位内的骨小管互相通连,最内层的骨小管开口于中央管,形成血管系统与骨细胞物质交换的通路。

(3)间骨板:位于骨单位之间或骨单位与环骨板之间,为半环形或不规则形骨板,无中央管,是原有骨单位或内、外环骨板被吸收后的残留部分。

3. 骨膜

　　除关节面以外,骨的内、外表面均覆有一层结缔组织,分别称为骨外膜和骨内膜。骨外膜分为内、外两层。外层较厚,为致密结缔组织,胶原纤维粗大而密集,细胞较少。有些纤维穿入到外环骨板,称为穿通纤维,具有固定骨膜和韧带的作用,内层较薄,为疏松结缔组织,纤维较少,含有骨原细胞及丰富的小血管和神经等,这些血管经穿通管进入骨密质,分支形成骨单位中央管内的小血管。

　　骨内膜是贴附于骨髓腔面、骨小梁表面、中央管和穿通管内面的薄层结缔组织,也有小血管由骨髓经穿通管进入骨组织。骨内膜分隔了骨组织和骨髓两种钙磷含量不同的组织液,可能具有离子屏障功能。

　　骨膜的主要功能是营养、保护骨组织,并参与骨的正常生长、改建和修复。

第四章　胫骨的生物力学

一、生物力学的一些基本概念

(一)受力-形变曲线

骨在外力的作用下会产生形变,将受到的外力与形变的关系作成曲线图则称为骨的受力-形变曲线。该曲线图体现了骨材料本身及骨结构两者的力学性能,粗壮的骨受力相同时形变较小。

(二)应力-应变曲线

应力-应变曲线体现了骨材料本身的性质,与骨形态结构的关系不大,其应用范围更为广泛。应力-应变曲线和受力形变曲线类似,两者均可分为两个部分,即弹性形变区和塑形形变区,两区域通过屈服点连接,最终曲线终于断裂点,即发生了骨折。

(三)屈服点

屈服点是人为规定的连接弹性应变区和塑形应变区的交界点。在此点以前,应力的作用造成的弹性形变区为可逆性损伤,经过屈服点后,应力对骨造成不可逆损伤,称为塑形形变区,其微观结构的变化包括骨单位黏合线的滑移、骨小梁的微骨折、微裂痕的延伸等。

(四)延展性

骨的延展性是指骨在应力作用下,在发生骨折之前其塑性形变的能力。延展性好的材料如天然金、银,可以延展为很细的丝状。与延展性相反的概念为脆性,如普通玻璃,屈服点后只能承受很小的应变即发生破碎。骨的延展性相对较差,在屈服点后可承受的应变较小。

(五)弹性模量和刚度

弹性模量是指材料在弹性变形区应力-应变曲线的斜率。刚度则代表了承受负荷后容易变形的能力。我们可将骨简化为弹簧模型,在弹性形变区内,随着应力的逐渐增大,骨的应变随之逐渐线性增加,当应力消失后,骨将恢复到最初的形态,这个过程不会对骨造成永久性损伤。因此,在不考虑其他因素的情况下,粗壮的骨骼其刚度更高,但其弹性模量并不一定大于纤细的骨骼。对于骨骼而言,有弹性不易骨折固然重要,但易于弹性形变会对骨骼有不利影响,尤其对于胫骨这种需要较好承重能力的下肢骨而言。

(六)韧性

骨的韧性是指骨在发生骨折前所能吸收的总的能量的大小,其数值为应力-应变曲线下方区域的面积。韧性可被理解为骨在应力作用下对骨折的抗性,但它并不能体现骨是否容易出现不可逆形变,即塑形形变。从理论上讲,韧性大的骨也可能存在较小的屈服点,即容易早期出现微损伤,但较难发生骨折,反之亦然。

(七)断裂强度

断裂强度也称极限强度,是指骨能承受的最大应力,在此点后发生完全骨折。断裂强度与骨密度、骨小梁的方向等骨材料的本身性质有关,与其大小、形状等无关。

(八)断裂韧性

断裂韧性是指材料抵抗裂纹扩展发生断裂的韧性性能。对于骨质疏松症患者,松质骨之间骨小梁交联减少,当松质骨外的皮质骨发生断裂时,松质骨将很难阻止裂纹的进一步延伸,故骨质疏松症患者松质骨断裂韧性会急剧下降。所以有时在较低能量损伤,骨受到的应力远低于断裂点时即可出现骨折。

(九)骨的受力-形变类型

骨在外力的作用下,可能受到拉伸、压缩、剪切、弯曲、扭转及复合作用力,产生相应的形变。

二、胫骨的生物力学

(一)胫骨骨组织硬度

不同骨组织的硬度存在差异。胫骨远近端均以松质骨为主,胫骨干则多为皮质骨。两者之间的骨组织硬度存在差异。

胫骨外侧髁骨组织硬度小于内侧髁,原因可能与其负重小于胫骨内髁有关。胫骨外侧髁承重约占膝关节整体载荷的40%,且后外侧有腓骨支撑。一般认为,根据上胫腓关节关节面类型的不同,腓骨承担的载荷占下肢整体载荷的6%～19%。以上诸多因素导致胫骨内侧髁骨组织硬度大于外侧髁。髁间区不直接承担来自膝关节的垂直压缩载荷,因此,该区域骨组织硬度相对较小。

胫骨干不同解剖部位的骨组织硬度分布存在差异。胫骨干前方皮质硬度最低,显著低于内侧皮质、后方皮质和外侧皮质。在步态周期中,胫骨后方皮质比前方皮质承受了更多了压缩载荷,且胫骨干的后方皮质有着最高的骨矿密度,高于前、内、外侧皮质。

(二)胫骨干骺端生物力学及其临床意义

胫骨内松质骨主要分布于以下各位置:胫骨干骺端,膝关节或踝关节附近;肌腱或韧带止点附近;胫骨长的髓腔内。其主要功能为分散负荷并保护其表面的关节软骨,并把负重传递到附近更为致密强度更大的皮质骨上。胫骨干骺端以松质骨为主,在疾病的发生过程中,松质骨生物力学性质的变化要早于其结构的变化。膝关节骨关节炎早期患者即会出现松质骨的生物力学改变,包括矿化程度下降,软骨下骨骨量减少等。膝关节骨关节炎患者软骨下骨的改变更早于软骨退变,是骨关节炎发生的始动因素。研究认为松质骨生物力学特性的改变对软骨承受的应力大小有着重要的影响,可加速软骨退变。其力学性能受很多因素影响,如年龄、解剖部位、外周环境因素、遗传等。松质骨有着明显的非均质性,该非均质性会显著影响其生物力学性质。人体不同解剖位置的松质骨即便骨密度类似,其弹性模量也存在明显不同。另外外周环境因素、遗传因素以及局部负重情况都会对松质骨的生物力学性质产生影响,破坏其材料(骨小梁)和结构都能导致松质骨的力学性能下降。

(三)胫骨干的生物力学及临床意义

胫骨干以皮质骨为主,骨髓腔内含部分松质骨。多种因素可影响皮质骨力学性能,包括多孔性、矿化程度及皮质骨厚度等因素,这些因素都与骨改建和骨重建有关。

皮质骨骨单位的中央管在其内部形成孔隙。骨皮质中的孔隙在正常情况下随着骨重建过程有着动态的平衡。骨骼随着年龄增长或疾病的出现,骨重建加速,骨丢失的速度大于生长的速度,骨的多孔性增加,甚至出现多点骨溶解聚集在一起导致的骨质缺损、囊性变。高强度的负重等力学刺激可促进成骨过程,导致新生骨量的增加,因此常年长跑者比久坐者有更高的骨矿物含量。

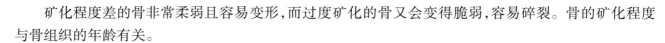

矿化程度差的骨非常柔弱且容易变形,而过度矿化的骨又会变得脆弱,容易碎裂。骨的矿化程度与骨组织的年龄有关。

(四)骨折发生的生物力学过程

从生物力学角度分析,骨折可分为3个阶段。具体如下。

第一阶段,弹性阶段,当负荷作用于骨组织,骨开始出现可逆性形变,由于骨的非均质性,骨的薄弱区在形变过程中出现微裂痕,微裂痕最早出现于黏合线附近,一般不穿过骨单位。

第二阶段,持续损伤阶段,骨组织出现不可逆形变,但仍保持其内部结构的完整性,微裂痕继续延伸,扩张,此阶段骨的刚度和强度持续下降。

第三阶段,断裂阶段,微裂痕融合扩大接近骨表面直至出现骨折。

(五)疲劳骨折发生的生物力学过程

材料在多次反复载荷的作用下经过循环变形、微裂隙萌生和裂纹扩展至断裂的现象称为疲劳。在此作用下,远低于屈服点的载荷即可引起疲劳骨折。由于骨的非均质性,其内部可能存在微裂痕及缺陷等薄弱区,在薄弱区附近出现应力集中,急剧升高的应力可破坏骨内部的完整性,负荷反复的作用造成微裂痕的延长,融合,最终导致骨折。

第五章 胫骨的血供与神经支配

一、胫骨的血液供应

从解剖学角度,胫骨的血供可分为 3 部分:①髓腔内供血;②骺-干骺端供血;③骨膜供血。事实上,这 3 部分供血系统并不是孤立的,而是相互交织成网,当因疾病或外伤致一部分血供受损时,剩余储备血供可以代偿(图 5-1 ~ 图 5-3)。

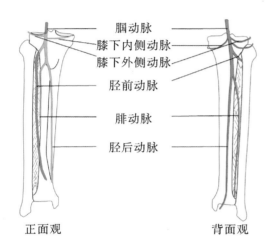

图 5-1 小腿部位血液供应示意图

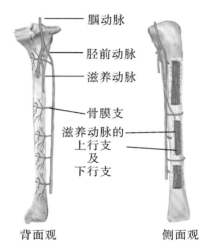

图 5-2 胫骨血液供应示意图

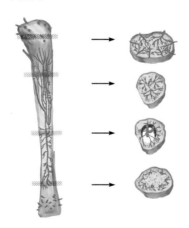

图 5-3 不同平面胫骨血供示意图

(一)髓腔内供血

胫骨滋养动脉通常在比目鱼肌深面,起自胫后动脉的近侧段或邻近的其他动脉主干。其中,胫后动脉起始者占 67%,胫前动脉起始者占 28%,腓动脉起始者占 3%,腘动脉起始者占 2%。胫骨滋养动脉的骨外长度平均为 4.3 cm,起始处外径平均为 1.5 mm。

胫后动脉主干分出后,进入骨髓质或髓腔,滋养动脉分支为升支和降支。穿胫骨后肌入深部,沿胫骨后面骨膜下方的沟中走行一小段距离,多数于胫骨比目鱼肌线(比目鱼肌起点处)下方,胫骨上、中1/3交界处进入滋养孔。在入滋养孔之前分出数条升支,沿骨膜表面上升,分布于骨膜,并参与膝关节动脉网的形成,向下发出一较粗的降支,沿骨膜表面下降,分布于骨膜及胫骨后肌,并与其他来源的动脉吻合,下端参与内、外踝动脉网的形成。进入胫骨皮质入髓腔后,向对角线方向走行,两根静脉伴行,并迅速分为1~3个短的升支和1个长的降支,升、降支又发小支呈放射状穿入皮质内膜面,随后供应哈佛管的血管。短升支常分为3个亚支,这些亚支在干骺端再分支为终末支,并与骺-干骺端血管形成吻合。长降支沿对角线走行,沿途不伴主要分支,最终分成终末支。

(二)骺-干骺端供血

胫骨近侧干骺端血供来自膝关节周围动脉吻合支血管。胫骨远侧干骺端由踝关节周围动脉吻合供应。

1. 胫骨近端

胫骨近端骺和干骺部,血管网较多,血运极为丰富。膝中动脉发出后辐状骺动脉,在髁间隆起处进入胫骨,供应骺的后部。膝下内、外侧动脉和胫前返动脉等亦发出辐状骺动脉,如车轮条幅状从胫骨的周围进入干骺端。每一辐状骺动脉均有静脉伴行,并发出许多直角分支,在骺部形成致密的血管网,向近端直达胫骨平台关节面,远端与胫骨滋养动脉升支的终支吻合。

2. 胫骨远端

胫骨远端骺血管的排列与近端骺相似,由胫前动脉、胫后动脉和腓动脉及它们的分支发出辐状骺动脉,穿入胫骨远端骺,内踝也覆以踝关节周围血管网,由网发出分支进入内踝。辐状骺动脉近端沿骺板配列,成人则与胫骨滋养动脉降支的终末吻合。

(三)骨膜供血

骨膜上有丰富的血管网,大部分来自胫前动脉。当胫前动脉沿骨间膜前面下降时,分为许多小的水平支,向内在锐利的骨间膜边缘分为两支,一支横行越过胫骨的后面,另一支越过其外侧面。每个动脉伴随两个静脉,因此在一定间隔,有3个血管经过胫骨的后面及外侧面,如同阶梯,小的纵行血管连接这些横的阶梯式血管,相反,在胫骨宽的内侧面仅具有不规则吻合。胫骨骨膜动脉主要有两个来源,一是来源于周围动脉直接骨膜动脉,二是来源于肌肉附着部的肌骨膜动脉。

1. 直接骨膜动脉

研究报道,在胫骨干全长均有直接骨膜支。

(1)胫骨上段。

在上1/3段,直接骨膜支来自膝下内侧动脉的终支和胫前返动脉的骨膜支。膝下内动脉从腘动脉分出后,在腘斜韧带的浅面,腓肠肌内侧头深面斜向内下,下部被腘肌止点的纤维覆盖,行至腘肌上缘分出腘肌支,主干降至胫骨内侧髁处分出关节支参加膝关节网。终支转向前至胫骨内侧缘处从腓肠肌内侧头与胫骨之间浅出至胫骨内侧面,分为升支、降支和水平支。这些分支再反复分支,并互相吻合,形成动脉网,其分布范围向上至胫骨平台,向前可通过胫骨前缘,向下可至胫骨中段。胫前返动脉分支均向上分布于胫骨外侧髁前面和外侧面的骨膜及骨质,并与骨内动脉存在较多的吻合。来自胫后动脉的细支和其他骺动脉的分支,都比较细小,走行不恒定。

(2)胫骨中段。

在中1/3段,这一段的直接骨膜支主要来自滋养动脉。此动脉穿入滋养孔之前分出骨膜支,水平向前至胫骨中1/3内侧面骨膜。除参加胫骨内侧面骨膜动脉网外,还有分支分布于胫骨后面的骨膜。另分一降支,紧贴骨面下降,至胫骨后面的骨膜,最低可达下1/3段的中份。来自胫后动脉的肌间隙动脉与肌支,分布于胫骨内侧面的骨膜。

(3)胫骨下段。

在下 1/3 段,此段的直接骨膜支来自胫前动脉,有 3 个分支,走在胫骨前肌的深面,至胫骨外侧缘处均分为升支、降支和水平支至骨膜,向上达中段,向下至内踝表面,向前至内侧面,再反复分支形成骨膜动脉网。

2. 肌骨膜动脉

胫骨骨膜的血供除上述不同来源的直接骨膜动脉外,有经胫骨前肌、踇长屈肌、腓肠肌、比目鱼肌、胫骨后肌、趾长屈肌等肌肉的附着部进入骨膜的大量肌骨膜支。这些肌骨膜支与直接骨膜支在骨膜表面形成广泛吻合,故也是骨膜血供的重要来源。

在进行胫骨骨膜骨瓣移植时,尽管上 1/3 段具有供区范围大,血管变异少、血管蒂较长等优点,但位置较深,中 1/3 段骨膜血管位置亦深,且来源分散,而下 1/3 供区范围也比较大,血管外径粗,位置浅,是骨膜瓣切取理想部位。

胫骨骨干骨折时,滋养动脉多随之断裂,远侧断端的血供主要依靠骨膜动脉,对骨质再生与营养虽然有一定作用,但往往愈合过程较为缓慢。胫骨下端位于皮下,血供较上端相对不足,一旦发生骨折,骨折不愈合发生概率也相对较高。进行骨折开放复位内固定时,由于剥离骨膜,仅有的骨膜动脉也遭受破坏,影响骨折断端血供,使骨折愈合过程减慢,而且由于分离肌肉,导致肌肉间粘连、瘢痕形成,直接影响肢体功能的恢复。

二、神经支配

骨的两干骺端分别由相应的支配膝关节和踝关节的神经支来支配,骨干的骨膜则由附着于胫骨肌肉的神经支支配。

第六章 胫骨的肌肉起止点与皮肤特点

一、胫骨的肌肉起止点

（一）小腿肌肉

小腿肌肉可分为 3 群，分别为前群、后群及外侧群。前群在小腿骨间膜的前面，后群在骨间膜的后面，外侧群在腓骨的外侧面（图 6-1，图 6-2）。

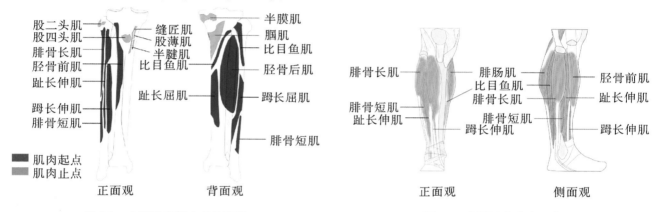

图 6-1 小腿肌肉起止点示意图　　　　图 6-2 小腿肌肉分布示意图

小腿肌的后群强大，与行走或跑步时足的跖屈动作、产生巨大推动力以及维持人体直立姿势有关。因小腿旋转功能甚微，故缺乏旋转肌，其旋转功能来自大腿肌。此外，小腿动作的精细程度不如前臂，故小腿肌的分化程度不如前臂，所以肌的数目较前臂少。

前群有 3 块肌：胫骨前肌、趾长伸肌及踇长伸肌，前两者在胫骨上有起止点。胫骨前肌起自胫骨上 2/3 的外侧面，肌腱向下经伸肌上、下支持带的深面，止于内侧楔骨内侧面和第 1 跖骨底。其功能为伸踝关节（背屈）、使足内翻。趾长伸肌起自腓骨前面、胫骨上端和小腿骨间膜，向下经伸肌上、下支持带深面至足背分为 4 个腱到第 2～5 趾，成为趾背腱膜，止于中节、末节趾骨底。其功能为伸踝关节、伸趾。由此肌还分出另外一腱，止于第 5 跖骨底，称第 3 腓骨肌，仅见于人类，是新发生的肌，可使足外翻。

外侧群的腓骨长肌和腓骨短肌均起自腓骨。腓骨长肌起自腓骨头、腓骨上 2/3 的外侧面和小腿深筋膜。肌束向下移行长的肌腱，经外踝后方、跟骨外侧面及腓骨肌下支持带转至足底，斜行于足的内侧缘，止于内侧楔骨和第一跖骨基底部。其功能为使足跖屈及外翻。腓骨短肌起自腓骨外侧面下方，止于第五跖骨底。其功能为使足跖屈、外翻及维持外侧足弓。

后群分浅、深两层，浅层有小腿三头肌和跖肌 2 块肌，深层有腘肌、趾长屈肌、踇长屈肌和胫骨后肌，其中浅层的比目鱼肌、深层的腘肌、趾长屈肌和胫骨后肌在胫骨上有起止点。比目鱼肌以及和它相连的腱膜附着于比目鱼肌线。腘肌斜位于腘窝底，起自股骨外侧髁的外侧面上缘，止于胫骨后面的比目鱼肌线上方的三角区骨面。作用是屈膝关节并使小腿旋内。趾长屈肌位于胫侧，起自胫骨后面比目鱼肌线的远端，它的长腱经内踝后方、屈肌支持带深面至足底，然后分为 4 条肌腱，止于第 2～5 趾的远节趾骨底。作用是屈踝关节和屈第 2～5 趾。胫骨后肌位于趾长屈肌和踇长屈肌之间，起自胫骨、腓骨和小腿骨间膜的后面,在比目鱼肌线的远端,长腱经内踝之后、屈肌支持带深面到足底内侧,止于舟骨粗隆和内侧、中间及外侧楔骨。作用为屈踝关节和使足内翻,此外,还有维持足纵弓的作用。

小腿三头肌由腓肠肌内外侧头、比目鱼肌组成,腓肠肌位于皮下,其深方为比目鱼肌。此肌以内侧头和外侧头起自股骨内、外上髁的后面,向下与比目鱼肌会合,在小腿上部形成膨隆的小腿肚,向下续为跟腱,止于跟骨结节。小腿三头肌可以使足跖屈;在站立时,固定踝关节,防止身体前倾。踇长屈肌位于小腿三头肌深面,腓骨后面,起自腓骨后面下 2/3,止于踇趾末节趾骨基底部,其功能为屈曲踇趾。

(二)其他肌肉及韧带

髌韧带附着于胫骨结节。半膜肌止于胫骨平台内侧后面踝沟的远侧边界。其肌腱的主要部分止于沟外侧的结节。股二头肌腱的肌束附着于胫骨平台外侧,接近腓骨平面前方。平面的远端有时可有趾长伸肌的近端纤维和腓骨长肌附着。半膜肌的肌束止于胫骨体后面的内侧缘,接近比目鱼肌线。比目鱼肌的部分纤维附着于远离比目鱼肌线的胫骨体后内侧面。半膜肌止于胫骨内侧面,接近内侧缘,位于胫侧副韧带前部分附着点的后方。它的前方(从前向后)依次为缝匠肌、股薄肌和半腱肌的肌腱附着点,三者统称为鹅足。

二、胫骨的皮肤特点

小腿部皮肤色质好,部位相对隐蔽。上部皮肤略厚于下部皮肤,前外侧面稍厚而多毛。小腿近端浅筋膜疏松,故皮肤移动性大;小腿远端皮下主要为肌腱及骨骼,其皮肤移动性较小。小腿前内侧面浅筋膜附着于骨膜,故小腿前内侧面皮肤移动性小;小腿后外侧、后内侧及后外侧深层肌肉组织较为丰厚,其皮肤移动性相对较好,这些部位的皮肤血供来源于深层穿支动脉,是良好的局部转位、游离移植的皮瓣供区;也可作为皮肤移植的次选供区。小腿浅筋膜除上、下端以外,大部分区域薄而均匀,加之部位和色质等,小腿皮肤是理想的供皮区;创伤常造成足踝部的软组织缺损伴肌腱、骨等重要结构外露,小腿为其邻近部位,故常作为皮瓣移植的供区,如胫后动脉穿支皮瓣、腓肠内侧动脉穿支皮瓣等。小腿的开放性损伤常造成皮肤和软组织的缺损,尤其是胫骨内表面,其软组织缺损常合并骨、肌腱等重要组织结构外露,需要行皮瓣或肌皮瓣等显微手术修复。

参考文献

[1] Nelson Ge Jr, Kelly PJ, Peterson LF, et al. Blood supply of the human tibia[J]. J Bone Joint Surg Am, 1960, 42-A:625-636.

[2] Borrelli J Jr, Prickett W, Song E, et al. Extraosseous blood supply of the tibia and the effects of different plating techniques: a human cadaveric study[J]. J Orthop Trauma, 2002, 16(10):691-695.

[3] 斯坦丁, 徐群渊. 格氏解剖学:临床实践的解剖学基础[M]. 北京:北京大学医学出版社, 2008.

[4] 张发惠, 郑和平. 足外科临床解剖学[M]. 合肥:安徽科学技术出版社, 2003.

[5] 郭世绂. 临床骨科解剖学[M]. 天津:天津科学技术出版社, 1988.

[6] 柏树令. 系统解剖学(供 8 年制及 7 年制临床医学等专业用)[M]. 北京:人民卫生出版社, 2009.

[7] 高英茂. 组织学与胚胎学(供 8 年制及 7 年制临床医学等专业用)[M]. 北京:人民卫生出版社, 2006.

第二篇　胫骨骨缺损的成因与分型

第七章　胫骨骨缺损的成因与分型

一、胫骨骨缺损的定义与分类

广义的骨缺损是指骨质的缺如或丢失而导致骨结构的完整性破坏。由于胫骨的特殊解剖特点，胫骨骨缺损在临床中最为常见，占骨缺损60%以上，且60%以上位于胫骨干部位。一般临床上所述的胫骨骨缺损是指因创伤、感染、肿瘤、先天性畸形等导致的胫骨骨丢失，导致骨、关节甚至周围软组织等继发性病理改变，进而引起肢体功能障碍者。节段性胫骨骨缺损的治疗一直是临床难题，特别是骨缺损伴有感染和软组织缺损，处理起来更加棘手。

骨缺损与骨不连均为骨的完整性被破坏而导致肢体功能障碍，但骨不连一般是由骨愈合过程中细胞功能障碍、信号转导异常或生物力学不稳定造成，而在骨缺损中骨愈合能力往往正常。因此，在一定范围内的骨丢失，可通过骨再生自愈，而超出这一范围的骨丢失，骨不能自愈，最终发展为萎缩性骨不连或缺损，需要采取干预措施（如植骨）以达到骨愈合。这类不能自愈的最小范围的骨缺损即为确定性骨缺损或临界骨缺损（critical-sized defect）。目前对确定性骨缺损的最小范围仍存在争议。在动物研究中，临界骨缺损长度达骨直径的1.5倍。临床上，胫骨长度超过1 cm或50%以上周径的骨缺损即为确定性骨缺损。然而有研究显示，根据上述临床标准诊断的胫骨确定性骨缺损，47%的骨缺损在无治疗干预时仍可自愈，而胫骨缺损长度达2.5 cm以上时，骨缺损均不能自愈，需要植骨治疗。从上述研究我们不难看出，胫骨骨缺损长度超过2.5 cm时可考虑存在确定性骨缺损，需要植骨等治疗。而对于长度在1~2.5 cm的胫骨缺损，我们并不能诊断其为确定性骨缺损，但考虑到这类骨缺损有很高的不愈合率（达53%），且不植骨干预时骨缺损愈合时间延长，影响后期的功能康复，因此我们仍主张对其按照确定性骨缺损来处理，以促进胫骨骨缺损早期愈合，快速恢复功能。胫骨关节面的缺损比较少见。有研究显示，胫骨平台关节面缺损超过3 cm、深度超过1 cm就需要植骨重建。一般认为关节面的缺损只要影响到关节稳定性、关节负重能力均需要进行重建。

根据导致骨缺损的原因，胫骨骨缺损可分为创伤相关的骨缺损、感染相关的骨缺损、肿瘤相关的骨缺损及发育相关的骨缺损。创伤相关的骨缺损多见于开放性骨折，占开放性骨折11.4%。这类骨缺损主要由高能量损伤所致的骨直接丢失和开放性骨折清创导致（图7-1）。前者是在受伤时胫骨骨块即直接从皮肤伤口脱出并丢失，多见于高速的撞击损伤、枪伤、爆炸伤；后者则是在对开放性骨折彻底清创时去除游离、失去血供或污染严重的骨折块时导致骨缺损。此外，这些高能量损伤常常导致骨缺损合并皮肤软组织缺损，其修复也更加困难。创伤后骨不连，骨坏死病灶的切除，关节面、干骺端严重压缩性骨折亦是创伤相关胫骨骨缺损的原因。

胫骨骨感染行病灶清除后往往导致骨缺损（图7-2）。研究显示，89%胫骨骨髓炎与胫骨骨折相关。一方面创伤本身引起病原菌的入侵而导致胫骨感染，尤其是胫骨开放性骨折；另一方面，胫骨骨折手术治疗也会导致胫骨医源性感染，例如闭合型胫骨骨折髓内钉手术后1.9%患者发生深部感染。随着治疗的进展，目前胫骨骨折术后感染率大大降低，但高能量开放性损伤相关的胫骨感染仍不鲜见，例如在

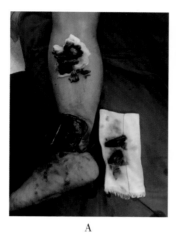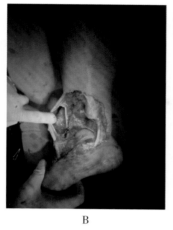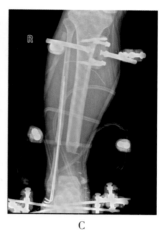

图 7-1　创伤相关的胫骨骨缺损

A. 受伤后情况,重物砸伤致胫骨开放性骨折(Gustilo ⅢC 型)并骨与软组织缺损,重物高速撞击导致部分胫骨在受伤时直接脱出丢失;B. 急诊手术清创后情况,术中彻底清创,清除游离骨块、无血供骨块、污染严重骨块后胫骨远端缺损,同时合并小腿下段内侧大面积软组织缺损并胫前动脉缺损;C. 术后 X 线是胫骨远端缺损(关节面缺损)约 10 cm,腓骨骨折。

Gustilo ⅢB 型胫骨开放性骨折中,无论是外固定治疗还是内固定治疗,术后深部感染率达 10% 以上。此外,血源性感染也是胫骨骨髓炎的原因之一,这类胫骨骨髓炎在经济落后、营养条件差的地区比较常见,发生率高达 21.6%。胫骨骨髓炎清创不彻底往往导致感染复发,其复发率高达 23%;而对骨髓炎病灶扩大切除以彻底清创又往往导致大段骨缺损,这些均导致其治疗十分复杂。

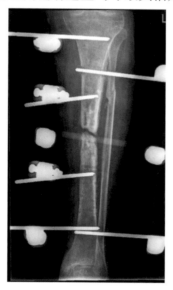

图 7-2　感染相关的胫骨骨缺损

胫骨骨折术后感染,X 线片示骨折断吸收,行内固定取清创后胫骨缺损 2.5~3 cm。

对于肿瘤相关的骨缺损而言,尽管骨的良性及恶性肿瘤发生率并不高,但胫骨是骨肿瘤的好发部位,尤其是骨肉瘤,其发生于胫骨近段者约占 19%。随着辅助治疗的发展,恶性骨肿瘤的保肢重建在一定情况下可以取得与截肢治疗相当甚至更高的生存率,越来越多的胫骨恶性骨肿瘤采取保肢治疗,因此肿瘤相关胫骨骨缺损(图 7-3)的重建越来越受到重视。对于胫骨的良性和恶性骨肿瘤,除了肿瘤的彻底切除以防止局部复发外,肿瘤切除后胫骨骨缺损的合适重建对这类患者快速功能恢复、提高生存质量、改善总体生存率亦至关重要。

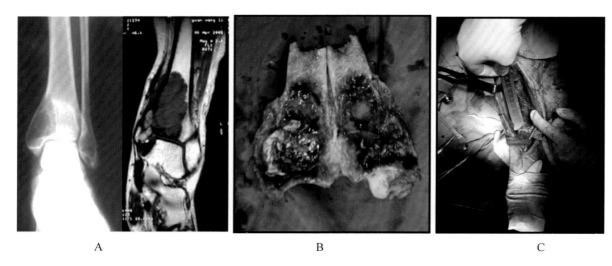

A   B   C

图 7-3 肿瘤相关的胫骨骨缺损

A. X 线片及 MRI 示胫骨远端骨巨细胞瘤;B. 切除的胫骨远端肿瘤;C. 胫骨远端缺损(包括关节面缺损)约 9 cm。

发育相关的胫骨骨缺损即与胫骨的发育异常有关,常见的包括骨纤维结构不良、先天性胫骨假关节等(图 7-4)。这类胫骨骨缺损往往存在骨愈合能力异常,较其他类型胫骨骨缺损而言,其骨愈合率低,再骨折风险高。此外,这类骨缺损除了胫骨发育不全外,可能还存在肢体较健侧短缩,治疗时不仅须关注病损切除后的胫骨缺损范围,还要考虑骨与软组织的短缩程度。

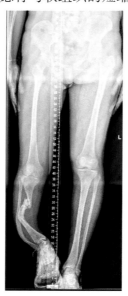

图 7-4 发育相关的胫骨骨缺损

先天性胫骨假关节,X 线片示胫骨假关节,踝关节发育异常;患侧小腿较健侧短 14 cm。

二、胫骨骨缺损的诊断与分型

胫骨骨缺损的诊断主要依据病史、体格检查和必要的辅助检查,常规推荐 X 线片以确诊及了解胫骨骨缺损的详细情况。由于胫骨骨缺损继发于创伤、感染、肿瘤等疾病,因此对其主要根据原发疾病的诊断与治疗过程结合骨缺损的影像学特征来诊断,并依据缺损范围等来进行分型。

(一)临床表现

除了原发疾病的表现外,胫骨骨缺损主要表现为按压局部凹陷,有落空感,未固定或固定不稳定的胫骨缺损会存在局部畸形、反常活动。对于创伤相关的胫骨骨缺损,合并开放性伤口或皮肤软组织缺损者,伤口可能存在污物,胫骨骨外露。合并血管损伤者,会存在远端皮肤苍白,皮温低,足背动脉搏动的减弱或消失,末梢返红试验阴性。合并神经损伤者可能存在足部麻木,感觉减退或消失。对于感染相关胫骨骨缺损可能存在伤口不愈合,伤口有渗液、脓性分泌物,局部窦道形成,局部皮肤或小腿的红肿,局部皮温升高。

(二)影像学检查

常规推荐 X 线片以确诊及了解胫骨骨缺损的详细情况,其仍是骨缺损诊断的基础。通过 X 线片,可以了解缺损的部位、缺损范围、是否合并腓骨骨折或缺损等信息。有时需要拍摄健侧胫骨 X 线片或双侧下肢全长 X 线片,以便通过与健侧对比了解患侧肢体有无短缩、肢体力线等。CT 对于骨感染、骨肿瘤有较高诊断价值,对于骨缺损尤其是关节缺损,有助于了解缺损的三维情况,有利于指导后期修复与重建。磁共振成像(MRI)对于肿瘤、感染有很高的敏感性,有利于指导病损组织的彻底切除。

(三)胫骨骨缺损的分型

美国骨科创伤协会(OTA)根据骨缺损范围将其分为 3 型:Ⅰ型即缺损少于此处骨直径的 50%;Ⅱ型即缺损大于此处骨直径的 50%;Ⅲ型即完全缺损。这种分型比较简单,并未包括缺损部位、长度等重要信息,其临床指导意义并不大,因此这种分型在临床应用并不多。国内裴国献等于 2019 年提出四肢长干骨骨缺损的分型,该分型根据缺损的长度将骨缺损分为 3 型:Ⅰ型 < 4 cm;Ⅱ型 4 ~ 10 cm;Ⅲ型 > 10 cm。根据是否合并感染、软组织缺损,每型又分为 4 个亚型,具体见表 7-1。裴国献等也提出了各类型骨缺损的临床治疗策略。该分型简便明了,在缺损长度的基础上纳入骨缺损严重程度的关键因素进行综合分型,比较贴合临床实际。然而,值得注意的是目前基于缺损长度的治疗选择并无很强的证据支持,所谓的缺损 4 cm、6 cm、10 cm 长度的确立多为专家经验,缺乏比较性研究。该分型的科学性、可靠性仍有待进一步研究和在临床中验证。此外,不管分型如何,目前关于骨缺损的诊断仍然习惯性描述骨缺损的部位、骨缺损的范围、骨缺损的原因、是否合并感染或软组织缺损,这些对于指导后续治疗有重要意义。

表 7-1 四肢长干骨骨缺损的系统化分型(裴国献 等,2019)

骨缺损类型	亚型	缺损长度	缺损特征
	Ⅰa 型	< 4 cm	单纯骨缺损,缺损范围小
	Ⅰb 型	< 4 cm	骨缺损伴有软组织缺损
Ⅰ型	Ⅰc 型	< 4 cm	骨缺损伴有感染
	Ⅰd 型	< 4 cm	骨缺损同时伴有软组织缺损和感染
	Ⅱa 型	4 ~ 10 cm	单纯骨缺损,缺损范围较大
	Ⅱb 型	4 ~ 10 cm	骨缺损伴有软组织缺损
Ⅱ型	Ⅱc 型	4 ~ 10 cm	骨缺损伴有感染
	Ⅱd 型	4 ~ 10 cm	骨缺损同时伴有软组织缺损和感染
	Ⅲa 型	> 10 cm	单纯骨缺损,缺损范围大
	Ⅲb 型	> 10 cm	骨缺损伴有软组织缺损
Ⅲ型	Ⅲc 型	> 10 cm	骨缺损伴有感染
	Ⅲd 型	> 10 cm	骨缺损同时伴有软组织缺损和感染

参考文献

［1］中国医生协会骨科医生分会显微修复工作委员会,中国康复医学会修复重建外科专业委员会骨缺损及骨坏死学组.胫骨骨缺损循证临床诊疗指南(2016年版)［J］.中华显微外科杂志,2016,39(06):521-523.

［2］Arias A C, Tamayo B M, Pinzon M A, et al. Differences in the Clinical Outcome of Osteomyelitis by Treating Specialty:Orthopedics or Infectology［J］. PLoS One, 2015,10(12):e144736.

［3］Giannoudis P V, Papakostidis C, Roberts C. A review of the management of open fractures of the tibia and femur［J］. J Bone Joint Surg Br, 2006,88(3):281-289.

［4］Haines N M, Lack W D, Seymour R B, et al. Defining the Lower Limit of a " Critical Bone Defect" in Open Diaphyseal Tibial Fractures［J］. J Orthop Trauma, 2016,30(5):e158-e163.

［5］Ibingira C B. Chronic osteomyelitis in a Ugandan rural setting［J］. East Afr Med J, 2003,80(5):242-246.

［6］Keating J F, Simpson A H, Robinson C M. The management of fractures with bone loss［J］. J Bone Joint Surg Br, 2005,87(2):142-150.

［7］Ktistakis I, Giannoudi M, Giannoudis P V. Infection rates after open tibial fractures:are they decreasing? ［J］. Injury, 2014,45(7):1025-1027.

［8］Mauffrey C, Hak D J, Giannoudis P, et al. Treatment of infection following intramedullary nailing of tibial shaft fractures-results of the ORS/ISFR expert group survey［J］. Int Orthop, 2019,43(2):417-423.

［9］Nauth A, McKee M D, Einhorn T A, et al. Managing bone defects［J］. J Orthop Trauma, 2011,25(8):462-466.

［10］Nauth A, Schemitsch E, Norris B, et al. Critical-Size Bone Defects:Is There a Consensus for Diagnosis and Treatment? ［J］. J Orthop Trauma, 2018,32 Suppl 1:S7-S11.

［11］Ottaviani G, Jaffe N. The epidemiology of osteosarcoma［J］. Cancer Treat Res, 2009,152:3-13.

［12］Petfield J L, Tribble D R, Potter B K, et al. Is Bone Loss or Devascularization Associated With Recurrence of Osteomyelitis in Wartime Open Tibia Fractures? ［J］. Clin Orthop Relat Res, 2019,477(4):789-801.

［13］Sanders D W, Bhandari M, Guyatt G, et al. Critical-sized defect in the tibia:is it critical? Results from the SPRINT trial［J］. J Orthop Trauma, 2014,28(11):632-635.

［14］Schemitsch E H. Size Matters:Defining Critical in Bone Defect Size! ［J］. J Orthop Trauma, 2017,31 Suppl 5:S20-S22.

［15］Schmitz J P, Hollinger J O. The critical size defect as an experimental model for craniomandibulofacial nonunions［J］. Clin Orthop Relat Res, 1986(205):299-308.

［16］Shasha N, Krywulak S, Backstein D, et al. Long-term follow-up of fresh tibial osteochondral allografts for failed tibial plateau fractures［J］. J Bone Joint Surg Am, 2003,85-A Suppl 2:33-39.

［17］Wang X, Wang Z, Fu J, et al. Induced membrane technique for the treatment of chronic hematogenous tibia osteomyelitis［J］. BMC Musculoskelet Disord, 2017,18(1):33.

［18］Yang Z, Tao H, Ye Z, et al. Bone transport for reconstruction of large bone defects after tibial tumor resection:a report of five cases［J］. J Int Med Res, 2018,46(8):3219-3225.

［19］吴昊,王陶然,高嘉锴,等.四肢长干骨骨缺损的系统化新分型研究［J］.中华创伤骨科杂志,2019,21(12):1024-1025.

［20］臧谋圣,王成琪.四肢长骨骨缺损的临床分型及意义［J］.中国矫形外科杂志,2015,23(03):246-249.

第三篇　胫骨骨缺损的治疗

第八章 《胫骨骨缺损循证临床诊疗指南(2016年版)》

骨缺损是指骨质的缺如或丢失。胫骨是下肢的主要承重骨之一,各种原因导致的胫骨骨缺损常合并软组织缺损、窦道形成、畸形、双下肢不等长及多重细菌感染等问题,临床处理较为棘手。经文献检索,目前尚无胫骨骨缺损相关临床诊疗指南或专家共识相关文献发表。胫骨骨缺损的治疗方法较多,如骨移植、Masquelet技术、Ilizarov技术等,显微外科技术的合理使用可明显提高其疗效。由于不同地区、不同级别医疗机构及不同医生间水平参差不齐,亟须相关临床诊疗指南规范并指导其诊疗过程。根据最新文献进展,并结合多年骨科临床经验,制定本指南。

一、方法

通过临床实践及查阅文献,确定胫骨骨缺损几种常用治疗方法,分别为骨移植、Masquelet技术、Ilizarov技术、骨短缩-延长法、胫腓关节融合加胫腓间植骨及亨廷顿法(Huntington法)。并以此为基础分别进行文献检索。方法部分以Ilizarov技术为例说明。

1. 文献纳入标准与排除标准

纳入标准:本项研究的纳入标准根据PICOS[P,患者(patient)或人群(population);I,干预措施(intervention);C,对照措施(comparison);O,结局指标(outcome);S,研究设计(study design)]原则制订,具体如下。①患者(P):临床诊断为胫骨骨缺损的患者,不合并其他疾病。②干预措施(I):Ilizarov技术。③对照措施(C):其他任何治疗胫骨骨缺损的方法,若仅检索到病例系列研究,可无对照措施。④结局指标(O):治愈率或有效率、术后功能恢复情况、并发症发生率等,文中需提及一个或多个上述结局指标。⑤研究设计(S):按照临床指南、系统评价/Meta分析、随机对照试验、前瞻性非随机对照研究、回顾性对比研究、病例系列及专家共识的顺序逐级纳入文献,仅纳入最高等级文献。另外,本研究未限制文献的发表语言。

排除标准:①研究中除了纳入胫骨骨缺损患者,还纳入了其他部位骨缺损如股骨缺损的患者,且不同部位骨缺损数据无法单独提取;②重复文献,同一研究发表多篇论文;③非临床类文献;④不是以人为研究对象的文献;⑤实验类、测量类文献以及与指南无关的文献。

2. 检索方法

系统检索MEDLINE、CNKI、万方、维普及中国生物医学全文数据库,检索时间为从该数据库建库至2016年6月1日,纳入符合"纳入与排除标准"的文献。通过结合医学主题词(medical subject heading,MeSH)和自由词检索实现最为全面的文献检索。检索过程中用到的自由词为"tibia""tibial""bone loss""defect""malunion""nonunion""Ilizarov""bone transport"等;同时,检索相应的医学主题词。完成数据库检索后,进行手工检索相关文献的参考文献以防止漏检文献。

阅读标题和摘要筛选文献,以确定文献是否与本研究相关。获得相关文献后阅读文献全文,判断文献是否符合本研究的纳入标准。纳入符合标准的研究。经数据库及参考文献共检索到709篇文献,剔除重复文献后剩530篇,阅读标题后得到97篇文献,阅读文献全文后得到文献23篇。

3. 文献证据级别分级及条目的推荐强度

目前文献等级评定有"5个等级"和"3个等级"两种方法,为了使问题简单化,我们采用"3个等级"的证据级别分级,即Ⅰ级证据:随机对照研究;Ⅱ级证据:前瞻性非随机对照研究、回顾性对比研究;Ⅲ级证据:病例系列、专家共识。相对应地,将条目的推荐意见也分为3个等级,即1级推荐、2级推荐、3级推荐,分别对应3级证据分类的Ⅰ级证据、Ⅱ级证据、Ⅲ级证据。

二、胫骨骨缺损诊断相关条目及推荐强度

推荐条目1:由创伤、肿瘤、感染、先天畸形等引起的胫骨骨丢失,可导致骨、关节甚至周围软组织等继发性病理改变,引起肢体功能障碍者,称为胫骨骨缺损。

推荐条目2:确定性骨缺损(critical sized defects):不能自行愈合的骨内最小间隙或终生修复不能达到缺损10%的骨间隙,通常缺损长度达到骨直径2～3倍即认为存在确定性骨缺损(3级推荐)。

推荐条目3:胫骨骨缺损的诊断主要依据病史、体格检查及必要的辅助检查(3级推荐)。

推荐条目4:常规推荐X线片确诊及了解胫骨骨缺损详情(3级推荐)。

推荐条目5:我们既不支持也不反对常规应用CT、MRI等方法确定胫骨骨缺损的诊断(3级推荐)。

三、胫骨骨缺损治疗相关条目及推荐强度

1. 骨移植:包括自体骨移植和异体骨移植

前者包括带血供和不带血供的自体骨移植;后者包括同种异体骨移植和异种异体骨移植。

推荐条目6:骨移植是治疗胫骨骨缺损可选用的方法之一(3级推荐)。

推荐条目7:带血运骨移植优于不带血运骨移植,骨缺损在4 cm以上即为带血供骨移植的适应证(2级推荐)。

推荐条目8:同种异体骨是胫骨骨缺损修复的常用方法之一,常用于2 cm以内节段缺损或小范围腔隙性缺损,或与其他骨移植方法联用(1级推荐)。

推荐条目9:人工骨填充材料可作为胫骨骨缺损修复的临时、补充或单用的修复方法(3级推荐)。

2. 诱导膜技术(Masquelet技术)

推荐条目10:Masquelet技术是治疗胫骨骨缺损的一种方法,分诱导膜形成和自体骨移植两个阶段完成,可成功修复25 cm长骨缺损(2级推荐)。

3. Ilizarov技术

推荐条目11:Ilizarov技术是治疗复杂胫骨骨缺损的可供选择的方法(1级推荐)。

推荐条目12:Ilizarov技术可作为其他方式治疗胫骨缺损失败后的补救性措施(1级推荐)。

推荐条目13:Ilizarov技术可用于各类长度的胫骨缺损,但多用于胫骨缺损6 cm以上者,尤其适用于缺损长度达10 cm以上或腓骨完好者(3级推荐)。

推荐条目14:传统Ilizarov环形外固定架、Taylor立体外固定架以及单臂或混合式外固定架是Ilizarov技术可供选择的外固定架(3级推荐)。

推荐条目15:胫骨缺损大于8 cm时,延长部位再骨折风险明显增高,需注意骨矿化情况及固定时间(2级推荐)。

4. 骨短缩-延长法

推荐条目16:骨短缩-延长法可成功修复3.5～22.0 cm胫骨骨缺损,该方法可据情况行一期或分期治疗,一期短缩3～4 cm较安全(3级推荐)。

推荐条目17:Orthofix重建单边外固定架和Ilizarov环形外固定架是骨短缩-延长法可供选择的外固定架(3级推荐)。

5. 胫腓关节融合加胫腓间植骨

推荐条目 18：胫腓关节融合加胫腓间植骨是治疗胫骨骨缺损的治疗方法之一（3 级推荐）。

6. 亨廷顿法（Huntington 法）

推荐条目 19：Huntington 法可修复任意长度胫骨缺损（3 级推荐）。

7. 感染性骨缺损的治疗

推荐条目 20：急性感染性胫骨骨缺损常为慢性骨髓炎急性发作所致，按急性骨髓炎处理，即先行切开引流术（3 级推荐）。

推荐条目 21：感染性骨缺损治疗先控制感染，一般 6 个月后再按骨缺损处理（3 级推荐）。

推荐条目 22：慢性感染性胫骨骨缺损可推荐骨搬运技术及带血管蒂骨移植技术（3 级推荐）。

8. 骨缺损合并软组织缺损的治疗

推荐条目 23：胫骨骨缺损合并软组织缺损可推荐的术式有骨皮复合组织瓣、骨瓣-皮瓣组合组织瓣、骨搬运技术、分期手术（先应用皮瓣覆盖软组织缺损，后按骨缺损处理）（3 级推荐）。

四、存在的问题

在制定本指南时，为了使问题简洁明了、更具指导意义，我们将单纯胫骨骨缺损及胫骨骨缺损合并感染或软组织缺损的诊治分开进行讨论。不同治疗方法的时间选择、不同治疗方法固定方式选择、不同治疗方法的相关技术问题、不同治疗方法的术后康复原则、新治疗方法的探索等，这些内容有的文献中异质性明显，无法一概而论；有的与临床医生个人习惯及学术专长相关。相关文献报道多属于病例系列或专家经验总结，属于 3 级推荐。同时，组织工程骨等方法和技术尚处在实验阶段，相关技术及伦理等问题亟待解决，本指南中未涉及这些内容。

本指南仅供同行参阅及专科医生讨论学习等用，不能将其作为绝对标准，更不具备法律效力，不作为任何医疗纠纷术式选择的法律法规依据。其中的原则也是灵活的，具体诊疗方案应根据患者的实际情况个性化处理。而且，本指南由于时限性，不能预见将来出现更多创新而且实用的治疗胫骨骨缺损的术式。

《胫骨骨缺损循证临床诊疗指南（2016 年版）》由武汉大学中南医院喻爱喜教授和大连大学附属中山医院赵德伟教授牵头、依托中国医师协会骨科医师分会显微修复工作委员会及中国康复医学会修复重建外科专业委员会骨缺损及骨坏死学组联合编写。

《胫骨骨缺损循证临床诊疗指南（2016 年版）》编辑审核小组成员名单（排名不分先后）：侯春林（上海长征医院）、裴国献（第四军医大学西京医院）、刘小林（中山大学附属第一医院）、张长青（上海第六人民医院）、顾立强（中山大学附属第一医院）、徐永清（中国人民解放军联勤保障部队第九二〇医院）、唐举玉（中南大学湘雅医院）、汪华侨（中山大学附属第一医院）、柴益民（上海第六人民医院）、张世民（同济大学附属杨浦医院）、高伟阳（温州医科大学附属第二医院）。

第九章　胫骨骨缺损非手术治疗

胫骨骨缺损一般需要手术治疗,非手术治疗多作为手术治疗的辅助治疗措施出现,以提高手术治疗的疗效;此外,对于部分患者,如因恶性肿瘤造成的胫骨骨缺损的患者,预期生存期不长,或者部分患者出于各种原因不能耐受手术,也只能行非手术治疗。在诸多非手术方式中,长腿石膏固定及物理治疗可作为临时的、辅助的过渡治疗方式;若骨缺损合并有感染,可根据细菌培养及药敏结果应用抗生素治疗,以提高手术治疗的效果;中国传统医药在骨缺损的治疗中也能发挥良好作用。

一、支具固定

石膏托及石膏夹板:若胫骨缺损影响小腿的稳定性,容易造成局部血管神经的牵拉、挤压或扭转,可应用石膏托及石膏夹板固定,增强局部支撑;石膏绷带以 12 ~ 14 层为宜,近端过膝关节,远端过踝关节,膝关节屈曲 5° ~ 15°,踝关节中立位或略跖屈,固定时间一般不超过 1 个月。

在石膏固定过程中,应动态观察石膏的松紧度,石膏过于松弛,则达不到固定效果;石膏过紧的话,则可能发生血管、神经受压,甚至出现骨筋膜室综合征;此外,部分胫骨骨缺损患者存在软组织缺损,石膏固定的同时,应对创面进行严格的无菌处理,以防止局部感染扩散,甚至演变为全身感染。

二、物理治疗

体外冲击波疗法:多项报道推荐体外冲击波疗法作为治疗骨缺损的一种有效方法,在一项纳入了 126 例肥大性骨缺损患者的临床试验中,体外冲击波治疗(4 000 脉冲,0.4 mJ/mm² 或 0.7 mJ/mm²)与手术治疗的疗效相当。

超声治疗:在一项临床研究中,应用 Exogen 超声治疗仪(Smith & Nephew, USA)作为辅助治疗方法用于骨缺损的治疗,入组患者每天接受 20 min 的治疗,疗程为 3 个月,随访结果显示该种治疗方法可有效促进骨缺损的修复。

直流电离子导入疗法:常用直流电钙、磷离子导入,有促进钙磷与骨缺损断端沉着及促进骨痂形成的作用,一般于缺损部位,用 2% ~10% 氯化钙(阳极导入)或用 2% ~5% 磷酸钠(阴极导入),每日 1 次,每次 20 min。需要注意的是,该方法仅适用于局部皮肤完整健康的骨缺损患者,有严重过敏史的患者应避免使用。

三、抗生素治疗

治疗周期:通常认为,骨髓炎抗生素的应用周期一般为 4~6 周。有研究表明,抗生素治疗大于 8 周可有效降低骨髓炎的复发概率。如果 4~6 周以后,患者的症状没有得到明显的控制,建议重新做细菌培养并选用敏感抗生素。血沉和 C 反应蛋白可作为辅助指标来制订抗生素治疗疗程,通常,血沉和 C 反应蛋白明显下降后应继续应用 2 周。

药物选择:慢性骨髓炎不推荐经验用药,尽量在彻底手术清创并在获得术中标本培养结果的基础上,进行针对性抗生素治疗;如未能获得培养结果,可联合使用对金黄色葡萄球菌[尤其是甲氧西林耐药金黄色葡萄球菌(MRSA)]和革兰阴性杆菌有效药物。

给药途径:2019年发表在《新英格兰医学杂志》上的一篇论文指出,在根据药敏结果应该用敏感抗生素的基础上,静脉给药与口服给药在疗效上无明显差异。临床上,可采用先静脉给药,然后口服给药的方式进行过渡。

四、中药疗法

骨缺损或畸形愈合在中医学属于"骨痿"范畴,后期多发展为"骨痹"。中医认为骨折后气血不通,筋脉阻滞,瘀血内结。中医体质学说认为血瘀、气虚是引发骨折延缓愈合或骨缺损的本质特征。治疗以活血祛瘀,益肾强骨为主,方用补肾活血汤加减,本方取自《伤科大成》,方中熟地黄、山萸肉、枸杞子补肝肾真阴,骨碎补、杜仲补肾强骨,川芎为血中气药,善通达气血配以红花活血止痛,土鳖虫破血逐淤,白芍养血敛阴,牡丹皮凉血化瘀,甘草则调和诸药。

五、针灸疗法

针灸疗法主要是通过通络、活气血(西医叫作改善微循环)来作为一种辅助治疗方式治疗骨缺损。骨缺损部位组织代谢循环长期处于惰性状态,局部被瘢痕组织充填,不利于骨缺损的修复。通过针灸,局部的经络得到激活,局部血液循环得到明显改善,营养物质也可以更好地输送到缺损部位,局部代谢加强,瘢痕周边的成骨细胞及破骨细胞功能得到刺激,从而加速新骨的形成及部分死骨的清除。在针灸取穴上,常用取穴部位为骨关、五虎、七虎、复原穴等。

六、心理治疗

通常情况下,胫骨大段骨缺损患者治疗周期长,且疗效和预后情况不确定性较强,所以极易导致患者产生负面情绪,如焦虑、抑郁、烦躁、悲观等。临床医生在进行常规治疗的同时,需积极和患者进行沟通,给予足够的关心,并经常对患者的病房进行访视,详细了解患者的心理状态并及时展开疏导工作,积极鼓励、安慰患者消除不良负面情绪。可告知患者相关治疗成功案例,并以图片治疗等方式提升患者对手术的认知度和认可度;对于部分心理状况差的患者,必要时需定期由心理医生进行心理辅导,并辅助使用相应药物治疗。

七、疼痛管理

在全世界范围内,疼痛管理受到越来越多的关注。伦理学家Lisson说:"疾病可以伤害肉体,而疼痛可以摧毁灵魂。"对于胫骨大段骨缺损患者而言,疼痛多发生于夜间和负重过程中,易导致患者产生情绪低落、烦躁以及不配合锻炼的情况,可通过运用视觉模拟评分法对疼痛程度进行评价。当疼痛大于3分时及时采用药物实施镇痛处理;对轻度疼痛可选用非甾体类抗炎药物(NSAID);中度疼痛可选用弱阿片类药物,并可合用非甾体类抗炎药物;重度疼痛可选用强阿片类药,并可合用非甾体类抗炎。若疼痛程度小于3分则采用心理安慰、注意力转移以及音乐疗法进行处理。

第十章　胫骨骨缺损手术治疗

第一节　胫骨骨缺损的手术治疗概述

由于外伤、感染、外科手术、肿瘤切除或先天性疾病等原因造成的胫骨骨质丢失,当其终身无法进行自我愈合,即认为是胫骨骨缺损。目前对胫骨骨缺损的分型和分类尚无统一标准,按照缺损大小进行分类的话,Karger 等人将骨缺损分为 4 度:Ⅰ（<2 cm）、Ⅱ（2~5 cm）、Ⅲ（5~10 cm）、Ⅳ（>10 cm）。而 Nauth 等人认为当骨缺损范围大于骨直径50%或长度超过 2 cm 即为大段骨缺损,小于此范围则称为腔隙性骨缺损。按照是否合并有骨感染,其又可分为感染性胫骨骨缺损和非感染性胫骨骨缺损。胫骨骨缺损的治疗方案的选择,由众多相关临床因素决定,除了患者的年龄、基础状况、外观要求等诸多因素外,缺损大小、是否合并骨感染、局部软组织和血供情况扮演着至关重要的角色。因此本节中将对非感染性胫骨骨缺损、感染性胫骨骨缺损及伴有软组织缺损的胫骨骨缺损三大类进行分别介绍。

一、非感染性胫骨骨缺损

（一）骨移植

骨移植为治疗胫骨骨缺损常用方法之一,其分类方法较多,按照移植骨的解剖特征分为皮质骨和松质骨骨移植,依据种属和来源分为自体骨、同种异体骨、人工骨等骨移植,根据是否带有血供可分为不带血供骨移植和带血供骨移植。如上所述,可发现能够进行骨移植的类别极为多样,此部分主要介绍在胫骨骨缺损治疗当中对骨移植的选择原则。

在临床治疗当中,面对任意一种胫骨骨缺损的植骨需要,自体松质骨是首选。但通常自体松质骨可供骨量有限,当面对较大骨缺损时,依然选取全量自体松质骨移植,势必增加创伤和手术时间,术后供区出现感染、失血、慢性疼痛等并发症的概率大大增加,且供骨骨量越大,此风险愈高。因此目前推荐 2 cm 以下的胫骨骨缺损可行自体不带血供松质骨移植,当自体骨量不足时也可选择异体骨移植或多种骨移植方法联合来对其进行治疗,但此移植的前提为局部存在良好的软组织情况和血运保障。而研究报道当骨缺损长度达 4 cm 以上时,单纯自体松质骨移植,面临着被吸收的风险,因此我们推荐当胫骨缺损达 4 cm 以上时,若单纯选择植骨来重建缺损,优先进行带血供的骨移植。相较于其他类型骨移植,带血供骨移植实现了"活骨"植入的目标,其在生物相容性、成骨能力、骨诱导及生物力学方面兼有极佳表现,可应用于各种情况所致的胫骨骨缺损。带血供骨移植在体内存在多处供区,可选用带血供的腓骨、髂骨、肩胛骨等来进行胫骨大段骨缺损的修复,但各带血供移植骨的解剖结构、血管条件及力学特点均各有特点,因此在选取带血供移植骨治疗胫骨骨缺损当中我们要确立扬长避短、因地制宜的指导思想。在临床工作实践中,带血供的腓骨移植常用于 6 cm 以上缺损,可满足重建胫骨大段骨缺损的需要,因此如无特殊情况一般作为首选,腓骨为具有良好力学支撑的管状骨,其由腓动脉提供血供,同时腓动脉还沿途发出众多分支滋养腓骨外侧皮肤,因此可设计骨皮组织瓣来一期修复复合软组织损伤的胫骨骨缺损,此外除需保持对维持外踝稳定较为重要的腓骨下段 6 cm 骨质外,腓骨其余部分均可作为供骨,因此腓骨可供骨量长达 30 cm,为治疗胫骨骨缺损中不可或缺的一种方式。此外同种异体骨在临

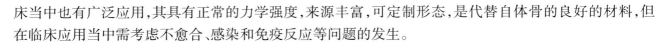

床当中也有广泛应用,其具有正常的力学强度,来源丰富,可定制形态,是代替自体骨的良好的材料,但在临床应用当中需考虑不愈合、感染和免疫反应等问题的发生。

(二)诱导膜技术

诱导膜技术为近年来涌现出的治疗大段骨缺损的一种有效方法,最大修复长度甚至可达25 cm,由法国医生 Masquelet 于2000年首次进行临床报道。此技术分两阶段来治疗骨缺损,第一阶段进行彻底清创后,于缺损处放置骨水泥8～12周,诱导生物膜形成;第二阶段则去除骨水泥,植入松质骨,重建骨缺损。该技术操作简单,应用范围广,不受骨缺损部位及大小影响,第二阶段治疗中植入松质骨的形态和强度要求低,同时缺损愈合速度快且骨缺损愈合时间不受缺损长度影响,在近年来受到广泛应用。目前各种报道显示其可应用于创伤性骨缺损、肿瘤性骨缺损及先天性胫骨假关节等各种类型的胫骨骨缺损。一项研究显示开放性胫骨骨折所致胫骨骨缺损占比高达11.4%,而诱导膜技术已广泛应用于Gustilo 各型开放性胫骨骨折所致骨缺损的治疗上,但在骨水泥植入成分,第一、二阶段内固定选择,两次手术时间时机问题上存在多种不同意见,值得进一步深入研究。目前应用最为广泛的是在第一阶段彻底清创后植入含有抗生素的骨水泥,同时选择外固定架进行有效固定,若伴有软组织缺损时行皮瓣移植等对创面进行有效覆盖,为第二阶段创造良好组织条件。也有部分学者一期选择髓内钉内固定,该法被认为具有良好力学性能,可维持下肢良好力学,实现早期负重,另外髓内钉外涂骨水泥不影响诱导膜的产生,在二期手术植骨时可有效节省植骨量。但该方法需以一期彻底有效地清创及局部良好的组织条件做保障,否则会带来灾难性后果,为后期治疗带来巨大困难,因此需要临床医生依据患者具体情况做出合适选择。而在第二阶段行植骨的过程中,优先推荐行自体松质骨移植,若自体松质骨骨量不足可以行自体松质骨和脱钙异体骨混合植入,但此植入比例一般也不超过1:3。此外诱导膜技术在肿瘤性骨缺损的治疗中亦多有应用,Pannier 和 Mansour 等人报道了成功使用该技术治疗案例,所有患者未发生感染、骨不连等并发症,临床效果良好。但该技术的应用需要胫骨骨缺损部位有着良好的软组织条件,及丰富的自体松质骨用于缺损处的填充,同时该技术亦存在骨不连或骨折不愈合、应力性骨折和感染等并发症的发生。因此在使用该技术时需把握以下原则:①一期彻底清创,防止开放性骨折局部污染转变为感染;②应保证二期植入松质骨骨量,防治骨不连和不愈合;③二期植骨时需保证无感染,否则易造成植骨失败;④植入松质骨在重建骨缺损过程中,骨质强度不足,应防止应力性骨折发生。

(三)骨搬运技术

Ilizarov 技术又称牵引成骨技术或骨搬运技术,为苏联医生 Ilizarov 在20世纪50年代创造,获得了巨大的成功,它以"张力-应力法则"为理论基础,有骨搬运和加压-牵拉两种形式,可修复肢体骨质和软组织缺损。传统的 Ilizarov 技术使用环形外固定架进行牵张成骨,目前各国医生在此基础上做了各种改进,包括 Taylor 立体外固定架、单臂及混合式外固定架等类型。Ilizarov 技术一般用于长度大于6 cm 的胫骨骨缺损,而缺损大于10 cm 同时腓骨完好者更是其良好的适应证。此外该技术尤其适用于治疗伴有严重软组织损伤、感染、力线不佳等情况的复杂性大段胫骨骨缺损,在使用该方法时无须考虑软组织覆盖问题及骨质缺损长度等问题,可以对怀疑感染的软组织、无血运的死骨做充分清除,实现有效彻底的清创,之后在搬运过程中可完成软组织牵张覆盖创面和矫正胫骨畸形,适用范围极广。在 Papakostidis 等人的一项循证医学证据中还显示 Ilizarov 技术可显著降低深部感染的发生率,也常常作为其他技术治疗胫骨骨缺损失败后的补救措施。Ilizarov 技术的并发症包括针道感染、关节僵硬、骨不连及神经、血管损伤等,一般认为并发症发生率和失败率随着骨缺损长度的增加而增加。

带血供腓骨移植、Masquelet 技术及 Ilizarov 技术均可应用于大段胫骨骨缺损,目前众多学者对其做了比较研究。在 Tong 等人的研究中发现,Masquelet 技术和 Ilizarov 技术在可修复的缺损长度上并无显著差异，均适用于大段骨缺损的重建，其中 Ilizarov 技术可实现早期负重，实时调整下肢力线，一期修复骨缺损，治疗下肢短缩，与之相比，Masquelet 技术则可明显缩短外固定使用时间，加速骨愈合，降低植骨吸收率，同时在技术难度上也极具优势。而与其他技术相比较，带血供的腓骨移植骨具有高愈合率、抗感染能力强、可同时修复软组织缺损等优势。因此在临床应用当中，医生可把握各方案优缺点，依据患者自身特点，选择合适治疗方案。

二、感染性胫骨骨缺损

感染性胫骨骨缺损需解决感染和骨愈合两个问题，治疗难度大、周期长，在临床治疗中存在极大困难。在实践当中，感染性胫骨骨缺损大致可以分为急性炎症型、慢性炎症型两大类。其中急性感染型胫骨骨缺损其一般多为慢性骨髓炎急性发作，可按急性骨髓炎治疗方案进行治疗，即先行切开引流术，待感染状况稳定，病灶范围局限后，同慢性炎症型胫骨骨缺损的治疗。目前普遍认为慢性炎症型感染性胫骨骨缺损治疗的首要和中心环节便为控制和根治炎症，之后再重建胫骨骨缺损，即通过充分彻底的反复清创联合抗生素使用将感染性胫骨骨缺损转变为非感染性胫骨骨缺损，在所有感染症状均消失，血常规、血沉、C 反应蛋白等血清学指标正常 6 个月后，再通过显微外科技术或 Ilizarov 技术等方法进行骨缺损的治疗。也有部分学者尝试进行胫骨感染和缺损的同期治疗，即在清创时进行大段病骨切除，以期实现骨感染的根治，同时采用骨移植或骨搬运技术等来重建骨缺损。但在实际应用当中，当感染未得到有效控制时，常面临感染骨切除范围难以确定的难题，切除范围过小感染难以遏制，而太大则又会造成医源性损害，增加治愈难度，虽有学者建议结合 MRI 等影像学检查来进行判断，但在感染期正常骨髓呈炎性水肿状况并与周围感染灶混杂在一起，在 MRI 上也难以做出区分。还有学者尝试一期使用 Masquelet 技术来治疗感染性骨缺损，虽然抗生素骨水泥的植入可以在一定程度上部分控制感染，但骨水泥填充后无法实现感染区的通畅引流，另外其可负载剂型和剂量有限，有效治疗浓度也不够稳定，此外骨水泥的占位造成巨噬细胞等炎症细胞无法充分深入病灶处对细菌进行杀灭，会对局部组织自身的抗感染能力造成一定程度的损害，且在秦泗河等人的一项研究中显示，使用抗生素骨水泥的对照组并未显著降低感染发生率，因此我们认为其不作为感染性胫骨骨缺损治疗之首选。

在临床上创伤骨科医生经常可以碰到 Gustilo ⅢB、C 型以上高能量胫骨开放性损伤患者，急诊清创术中往往面临大段游离骨块掉落在体外并已污染的情况，过去的教科书上对这一棘手情况处理的描述多为仔细清创，骨块清洗、浸泡后回植，然而这样做的结果往往带来继发性感染、创伤性骨髓炎，游离骨块变成死骨，最终只能将死骨拿掉变成感染性骨缺损。目前许多学者为了从源头上减少感染性骨缺损的发生，主张一期清创后游离骨块不要回植，外固定架固定旷置骨缺损，或 Masquelet 技术骨水泥填充占位待 8～12 周诱导膜形成后植骨；或旷置满 6 个月后再二期手术植骨，骨块若经过彻底清创后，可以包埋在大腿软组织下寄养，待小腿受伤区域实现软组织全覆盖并感染控制以后再将骨块回植。

三、伴有软组织缺损的胫骨骨缺损

随着技术发展，对伴有软组织损伤的胫骨骨缺损的治疗技术也逐渐成熟，按照对组织和骨缺损处理的先后顺序大致可以分为两类：分期治疗和同步治疗。分期治疗为首先通过皮瓣或肌皮瓣来一期修复软组织缺损，之后通过游离植骨、Masquelet 技术、骨搬运等方式重建骨缺损。分期治疗在诊治过程中分阶段处理，且在治疗过程中可及时调整治疗方案，有助于依据患者自身情况，实现个性化诊治，提高了疾病治愈成功率，但其亦面临着手术次数繁多、周期长、治疗费用巨大的问题。同步治疗为软组织缺损与骨缺损同时进行处理，包括骨-皮瓣游离移植、一期短缩-二期延长和 Ilizarov 技术。骨-皮瓣游离移植常用的有腓骨皮瓣和髂骨皮瓣,如上所述腓骨力学强度好,能适应性增粗,可选用长度大,同时腓骨皮瓣可携带软组织面积大,极具临床应用价值,一般作为游离骨-皮瓣的首选。若腓骨-皮瓣所带软组织不足时,也可选择腓骨和游离骨前外等皮瓣的组合移植。需特别注意的是应用此技术时,需提前判断肢体血供及主干血管通畅情况,若基础状况较差,则不建议选取此方法,否则有可能造成移植失败,严重的甚至发生肢体坏死。而一期短缩联合二期延长适应证较窄,一般认为仅可应用于创伤性胫骨骨缺损长度小于5cm且软组织缺损面积较小的患者,另外其应用同时易伴发神经和血管损伤,一般不作为首选。而 Ilizarov 技术可在骨搬运的同时对皮肤及软组织进行张力牵拉,从而达到同步重建骨缺损和修复软组织的目的,但在治疗过程中需解决大面积创面长期旷置的问题,此外该技术仅能修复骨缺损范围内的组织缺损,若超出此范围则仍需联合植皮、皮瓣移植等方法进行软组织修复,同时该技术牵张覆盖的皮肤软组织在外观及患者主观体验上与皮瓣移植相比仍存在一定的差距,需医生在临床应用中作出合理选择。

第二节　胫骨骨缺损固定方式的选择

科学合理的固定方式是治疗胫骨骨缺损的重要环节,几乎所有骨科的固定式方均可用于胫骨骨缺损的骨固定,包括外固定架、钢板、髓内钉、骨水泥、石膏支具外固定等,对于胫骨骨缺损的固定方式,需要结合损伤原因和治疗因素以及骨缺损段的治疗方式,综合考虑选择合适的固定方法。

一、外固定架

外固定架按照构型分类法可以分为六类。①单边式(亦称半针或钳夹式):这是最简单的构型,如 Hoffmann、Judet 与 Wagner 外固定器类型,其特点是螺钉仅穿出对侧骨皮质,在肢体一侧用连接杆将裸露于皮外的钉端连接固定。②双边式(亦称全针或框架式):如 Charnley、Anderson 外固定器,钉贯穿骨与对侧软组织及皮肤,在肢体两侧各用 1 根连接固定。③三角式(亦称三边式):AO 三角式管道系统为其代表,可供 2 个或 3 个方向穿针,多采用全针与半针相结合的形式实现多向性固定。④四边式(亦称四边形框架式):外固定器复杂的组合,其特点是肢体两侧各有两根伸缩滑动的连接杆,每侧的两杆直接有连接结构,必要时再用横杆连接两侧的连接杆,如 Vidal-Adrey 外固定器为其代表。这种外固定器的稳定性最坚牢,但体积庞大,调整的灵活性也最差。⑤半环式:以 Fisher 外固定器、国内李起鸿的半环槽式外固定器为其代表,现代的半环式外固定器特点是可供多向性穿针;半环上安放钢针固定夹,但 Fisher 外固定器的钢针夹主要是安装在螺杆上。这类外固定器有牢稳可靠的稳定性,特别适用于严重开放性骨折和各种骨不连及肢体延长。⑥全环式:这种类型外固定器呈全环套放于肢体,可实施多向性穿针固定,以 Ilizarov 环形外固定器为典型代表,其固定的稳定性和使用的钉与连接杆数目有关。

目前治疗胫骨骨缺损,特别是合并感染的胫骨骨缺损,临床常采用外固定架临时固定或作为终极固定方式,应用较多的有单边外固定架、组合式外固定架、半环式外固定架和环式外固定架,其中 Ilizarov 环形外固定器通常作外固定器的典型代表,采用骨延长或骨搬移方式治疗胫骨骨缺损。20 世纪 50 年代,Ilizarov 发明环形骨外固定器,并通过大量的临床实践及科学研究最终形成了"张力-应力"法则,通过骨延长的方法治疗骨缺损,于 70 年代独创骨搬移技术,骨延长技术根据"张力-应力"法则,牵拉式骨再生修复肢体长度。此后被广泛用于骨缺损的治疗,经过大量的临床实践和理论研究,成为临床治疗骨缺损的成熟技术。研究表明影响牵张成骨的因素包括：固定的稳定性、截骨术的能量、牵引的速度与节律。每日 1 mm 的牵引速度成为牵张成骨临床应用准则。我国学者曲龙研究发现，骨搬移技术是根据"哈尔滨现象"引导性骨再生治疗骨缺损，促进组织再生修复，骨搬移技术是在骨延长技术的基础上发展而来的。Ilizarov 的骨搬移技术疗效确切，方法相对简单，减少了手术次数，而且在骨迁移过程中，可以同时牵引软组织，在修复骨缺损的同时修复软组织缺损，避免皮瓣手术。但也存在一些并发症，如固定钢针易松动及折断、患肢关节挛缩、针周皮肤压迫性坏死、骨折迟缓愈合与骨不连、针道感染和更深的软组织感染或骨髓炎、肢体偏斜畸形等，治疗周期长、费用高。相对于钢板、髓内钉等相对较大的内固定器，Ilizarov 外固定架的手术创伤较小，对局部血液循环影响小，受局部皮肤和软组织的条件限制也相对较小，采用植骨一次性延长同时矫正畸形的方法并发症少，患肢功能恢复快。但局部稳定性不够，骨不愈合等并发症的发生率较高。近年来有联合使用应用环式外固定器与髓内钉行骨滑移的报道，能增加肢体稳定性，允许早期移除外固定器，避免滑移骨段的轴向偏移，治疗胫骨非感染性骨缺损效果良好。

单边外固定架和组合式外固定架也可以用于胫骨骨缺损的治疗，其技术原理和方法与 Ilizarov 外固定架相同，相对价格低廉，操作方法简便，但对肢体力线纠正和稳定性不如 Ilizarov 外固定架，并发症同 Ilizarov 外固定架的相似。

二、接骨板内固定

钢板内固定技术治疗胫骨骨缺损亦被临床广泛应用，包括加压钢板和锁定板技术。对于骨缺损长度较小的患者，选择加压钢板稳定骨缺损两端，然后进行自体骨、异体骨或者带血供的骨瓣移植填充骨缺损部位，固定牢靠、疗效确实、并发症少、成功率高。对骨缺损较长的患者，可选择锁定钢板稳定骨折端后，以带血管蒂的腓骨瓣移植嵌插于骨缺损部位，骨瓣周围松质骨植骨，其修复原理类似于双段骨折，在骨折愈合后的 1～2 年，可实现腓骨逐渐增粗胫骨化，下肢可负重行走。采用钢板固定和自体骨移植治疗胫骨骨缺损，需要从生物学和生物力学两方面考虑进行胫骨结构重建。临床一般采用腓骨髓内植骨或髂骨充填骨缺损区，再结合加压钢板固定。采用大段自体皮质骨髓内植骨，是把它作为"生物髓内钉"，既有成骨作用，但主要是起固定作用，加上金属钢板、螺钉通过髓内植骨，增加了把持力，从而构成了生物材料和金属材料相结合的固定系统。随着髓内植骨自身修复及它与周围宿主骨愈合，骨块的固定作用由最初的单纯机械性固定逐渐自然转变为生物性固定，在塑形期逐渐由两端向中央被吸收，是理想的"生物降解性材料"，髓内植骨的同时，必须有完整的髂骨块充填骨缺损区以恢复骨结构的完整性，又称结构性植骨。这种植骨固定方法固定牢靠、疗效确实、并发症少、成功率很高，适用于骨缺损较大，骨结构病理改变严重的病例。

但使用钢板内固定需要暴露切口，可加重骨缺损端周围组织损伤并影响血供，此外在钢板内固定物表面易形成生物被膜，对微生物有保护作用，故加压钢板内固定有加重感染的风险，一般用于非感染性骨缺损的治疗。也有文献报道使用 Masquelet 技术，通过锁定钢板结合骨水泥作为感染性骨缺损的临时固定，骨感染得到有效控制后再使用自体骨植骨治疗取得了较好的临床效果。近年来也有使用锁定钢板外置固定治疗胫骨开放骨折、骨髓炎和骨缺损，对软组织干扰较小，其力学稳定性优于外固定架。

三、交锁髓内钉

交锁髓内钉也常用于治疗胫骨骨缺损，这种固定方法较钢板更符合人体生理学特点，它的固定作用由最初的单纯机械性固定逐渐自然转变为生物性固定，被称为生物性内固定技术。髓内钉属于中心固定,应力分布均匀,术后早期负重,可避免出现"应力遮挡效应",交锁髓内钉对软组织的损伤相对较小,且髓内针插入产生的骨碎屑,相当于提供骨缺损部位的"植骨"而刺激加速愈合。碎屑产生的同时增加了髓内钉与骨床之间的接触面,这样对骨缺损进行固定时其稳定性也得到了增加,从而促进髓内植骨自身修复及它与周围自身骨的整合。交锁髓内钉固定是一种轴向型固定,具有强度高、硬度大、抗弯曲刚度大、抗扭转性好,可维持解剖的长度和对齐方式,并确保后续的运输段对接,髓内装置的稳定性增加,减少所需外固定器对骨折环境的干扰,较少手术创伤等优点。用交锁髓内钉固定能在保持肢体长度同时,控制旋转功能,增加了断端之间的稳定性,交锁髓内钉应力遮挡小,骨折端的应力得以传导而刺激骨痂生长,促进断端愈合。符合生物力学固定原则,能尽早活动,免除骨折的发生。在断端愈合过程中,随着周围新骨包裹完善,其本身也在塑形改造,即进行生物性降解,这又可避免坚强内固定产生的各种远期并发症。目前有较多文献报道使用交锁髓内钉加自体髂骨移植治疗胫骨骨缺损取得了较好的疗效,认为交锁髓内钉加自体髂骨移植是治疗胫骨骨缺损行之有效的方法。

近年来有报道使用髓内钉联合骨搬移技术治疗胫骨长段骨缺损,髓内钉可提供更好的稳定性,避免骨搬移过程中产生的骨偏斜现象。联合应用环式外固定器与髓内钉行骨滑移能增加肢体稳定性,允许早期移除外固定器,避免滑移骨段的轴向偏移,治疗胫骨非感染性骨缺损效果良好。

四、胫骨骨缺损内固定的选择

胫骨固定的方法较多,临床常常根据治疗的不同阶段选择不同固定方式,联合使用或者续贯使用,发挥不同固定方式的特点及优势。如感染性胫骨缺损,临床常采用 Masquelet 诱导膜技术治疗,技术通常分为两步,在首次彻底清创后于骨缺损区以 PMMA 骨水泥填充塑形并连接骨断端,前期通常使用外固定架固定,在第一次术后 6 ~ 8 周,软组织愈合良好的情况下,去除填充物并保留自体诱导形成的膜结构,然后在膜内填充颗粒状的自体松质骨。增强骨折断端稳定性的方法有双钢板固定、更换粗髓内钉固定、髓内阻挡钉技术、髓内钉 + 辅助钢板固定技术,均可据情况使用。

传统的 Masquelet 技术两期手术均使用外固定支架以提供稳定性,但植骨术后易松动,进而导致骨不连及力线改变,存在针道感染、患肢疼痛、佩戴困难、护理难度大等缺陷。文献报道二期骨重建时使用髓内钉固定,可提供良好的力学稳定性,减少二期植骨量及早期负重。目前临床对二期进行骨缺损重建过程中的固定方式存在分歧。在早期报道的一批采用 Masquelet 技术的患者中有 11.43%(4/35)发生了再骨折,有研究认为这与外固定支架的使用有关。在二期骨重建时采用了髓内钉固定术后可避免再骨折、力线偏移的情况,同时避免了外固定架并发症的发生。Apard 等采用 Masquelet 技术二期髓内钉固定治疗 12 例胫骨创伤后骨缺损患者,移植骨愈合,功能恢复良好。髓内钉在移植骨成熟时分担轴线载荷,允许更早活动,并且减少了第二阶段所需的移植骨量,因此,髓内钉被许多学者推荐为最有利于移植骨愈合的稳定方法,能为移植骨的愈合和重塑提供良好的生物力学环境,使移植骨的愈合更均匀。髓内钉固定属于中心固定,可起到髓腔内占位效应,减少二期植骨的需求。与钢板的偏心固定相比,可避免对诱导膜的遮挡,使诱导膜与移植骨直接接触,促进移植骨快速血管化,避免吸收或坏死。髓内钉固定的力学优势明显,允许更早负重。Apard 等研究表明使用髓内钉进行重建可以提前负重,平均负重时间为 4 个月。髓内钉适合于 Masquelet 技术二期的骨重建固定,具有增加稳定性、减少植骨量、避免轴线偏移的优势。

胫骨骨缺损临床常采用"钢板/髓内钉 + 自体骨、同种异体骨"方法治疗。锁定加压钢板具有坚强的力学稳定性,但对肌肉和骨膜血运影响较大,不利于骨愈合,因此多用于胫骨上段和部分胫骨远端缺损范围 <50% 的固定,联合骨水泥填充一般可获得良好的固定效果。髓内钉属于中心性固定,具有应力

分布均匀的优点,用髓内钉固定联合骨水泥填充、异体骨移植等方法,可提供良好的早期力学稳定性。然而,采用同种异体骨或自体骨填充骨缺损,在未达到临床骨愈合之前,其力学强度往往低于正常骨组织;一旦发生骨吸收、骨不愈合,则较易出现内固定植入物失效。牛晓辉等分析64例异体骨移植治疗骨肿瘤所致骨缺损,术后感染发生率32.7%,骨端不愈合12.2%,异体骨骨折6.1%。

通过计算机模拟建立锁定加压钢板和髓内钉固定修复胫骨中段骨缺损的有限元模型,并进行胫骨正常载荷下的仿真力学分析,结果显示髓内钉固定最大应力值(18.706 MPa)低于锁定钢板固定(24.377 MPa),表明髓内钉固定相对于锁定钢板出现植入断裂的概率更低;而最大应力值均出现在植入物远端位置,故临床骨缺损治疗中应在骨缺损远端保留足够正常骨质,供内固定植入,同时有助于降低植入物远端的应力值。提示髓内钉固定在胫骨骨缺损重建治疗中具有更加优异的力学稳定性。王臻等采用大段异体骨联合髓内钉固定重建35例四肢恶性骨肿瘤切除后骨缺损患者,结果表明,交锁式髓内固定可有效减少骨不愈合,其力学强度优于锁定钢板固定,髓内钉远端应尽可能接近干骺段,减少异体骨与髓内钉之间的空隙,减少术后松动。黄林等采用骨水泥填充+髓内钉/钢板固定重建8例胫骨转移癌术后骨缺损,结果显示髓内钉可均匀承载整根长骨的机械负荷,避免应力遮挡作用,降低再骨折发生率,减少植入物断裂的风险,从而证实了髓内钉固定治疗较大骨缺损的优异性。临床研究和有限元分析结果,均提示带锁髓内钉应力分布更加均匀,最大等效应力较小,是治疗胫骨骨缺损较好的内固定方式。

骨水泥、石膏以及外固定支具也被用于胫骨骨缺损的辅助治疗,提供额外的稳定性,但单独作为胫骨骨缺损的治疗少见,对骨折端的稳定作用不如外固定架及钢板髓内钉,一般临床单独应用较少。

第三节 特殊类型胫骨骨缺损的治疗

一、感染性骨缺损的治疗

感染性骨缺损主要发生于开放性损伤和手术过程。随着抗生素的应用,血源性的骨髓炎已相对少见。近年来,感染性骨缺损的发病率却明显增加,特别是在发达国家。这可能和人口老龄化、高能创伤患者增加、糖尿病患病率的上升和诊断技术的提高有密切关系。

以葡萄球菌为主的细菌能够与受损组织和植入材料相互结合,并立即形成生物膜,使抗生素难以发挥作用。持续超过10 d的临床感染症状即可出现骨溶解。感染性骨缺损的特点是坏死组织和植入物上的微生物持续存在,这将导致慢性低度炎症和慢性感染的急性发作,最终发展成为感染性骨不连、骨缺损,甚至是瘘管的形成。因此,对于感染性骨缺损的治疗,困难源于两个方面:①致病菌对抗生素和免疫防御的抵抗;②由于骨溶解、手术清除死骨所引起的骨缺损。

(一)病因与疾病特点

感染性骨缺损的感染途径有三种。①血源性感染:致病菌由身体的其他部位的感染灶经血液循环播散至骨骼;②创伤后感染:如开放性骨折或骨折手术后,细菌由伤口侵入骨组织导致的感染;③邻近感染灶的感染:邻居软组织感染直接蔓延到骨组织的感染,如糖尿病足、化脓性指头炎等。

在成人感染性骨缺损中,最常见的病原体是金黄色葡萄球菌。耐甲氧西林金黄色葡萄球菌(MRSA)也越来越多地从感染性骨缺损病变中分离出来。其他致病病原体包括表皮葡萄球菌、铜绿假单胞菌和大肠杆菌等。分枝杆菌和真菌感染通常不常见,常与免疫缺陷有关。

金黄色葡萄球菌等病原体引入骨髓腔后,无论侵入途径如何,都会产生黏附膜蛋白,如纤维连接蛋白或胶原蛋白受体,从而附着于细胞表面或进入宿主细胞引起感染。在感染发生初期,细菌处于浮游阶段,具有较高的代谢和繁殖率,对常见抗生素敏感。随着细菌数量的扩增,可产生相对不可渗透的多糖/蛋白质基质(即生物膜),由于生物膜的包裹使病原菌可逃避宿主的防御机制和全身抗生素的作用。生物膜中的病原体可以长时间保持休眠状态,并可能在初次接种后多年引起复发。

病原体和宿主白细胞产生的炎症因子,引起的充血、水肿和渗出,使受累区域周围血管网被压迫和闭塞,导致组织坏死和骨质破坏。由此产生的无血供区域成了细菌的理想的繁殖地,因炎症细胞和抗生素无法随血液循环达到该区域。在无血供区域周围,存在反应性充血和破骨细胞活动的增加,从而导致局部骨质流失和骨质疏松的发生。

在骨科感染中,嵌入生物膜内的病原菌是最难以杀灭的。无血供的组织区域和植入物的表面为细菌附着和生物膜形成的提供了庇护所。清除嵌入生物膜细菌所需的抗生素浓度要远远高于清除浮游细菌所需浓度的抗生素浓度,究其原因可能与以下机制有关:①抗生素分子必须通过生物膜基质扩散才能使被包裹的病原菌被杀灭;②构成生物膜基质的胞外聚合物通过影响抗生素分子向生物膜内部的转运速率,以及抗生素在生物膜基质内的反应而使抗生素分子的扩散发生阻碍。与完整的生物膜相比,生物膜碎片上的细菌仅在受损后很短一段时间内是易于清除的,即在手术期间和手术后不久被清除。如果在此"时间窗"期间无法根除,那么最迟3周后生物膜碎片的细菌将完全重新组织起来,那么系统性抗生素的使用将难以发挥作用。

(二)临床表现

1.病史

患者有急性血源性骨髓炎、开放性骨折、邻近部位感染或局部手术史等。

2.症状与体征

患者局部出现红肿、热痛、流脓,全身可出现畏寒、发热等不适,且反复发作;有时死骨可经窦道排出。窦道周围皮肤常有色素沉着及肉芽组织增生,少数患者可伴有皮肤组织恶变。对于静止期的患者,可无任何症状,有内固定的患者可导致内固定的失效。

(三)辅助检查

1.实验室检查

感染性骨缺损在疾病急性期和活动期血液中白细胞及中性粒细胞增高,可伴血沉增快及C反应蛋白(CRP)、降钙素原、白介素-6(IL-6)、白介素-10(IL-10)、肿瘤坏死因子-α(TNF-α)等升高;疾病静止期或低度感染状态下,这些血清学指标缺乏良好的特异度与灵敏度,在某些情况下甚至无法为诊断提供有效的帮助。局部脓液采样可找到细菌,且细菌培养及药敏实验可为后续抗菌治疗提供指导。

2. X线及CT

在缺损骨质周围骨质或骨膜的增生、增厚、硬化,形成无效腔及大小不等的死骨,死骨致密且周围伴透亮影,为肉芽组织或脓液将死骨与正常组织分离所致,死骨外壳常被脓液侵蚀形成窦道。窦道需在彻底清除死骨后才能愈合,因此了解窦道的深度、分布范围以及其与无效腔的关系是十分必要的。在窦道处注射造影剂进行影像学检查可以充分显示窦道,以便手术彻底清除无效腔和窦道,为彻底清创奠定基础。

3. MRI检查

MRI对于感染的识别具有CT和X线所不具备的优势,其对水分子变化敏感,能更早地发现组织的病变,并能通过观察炎症累及的范围与软组织炎症反应的程度来合理分期,具有较高的早期诊断价值。

4. 其他影像学检查和病理学检查

研究发现运用标记的白细胞以及氟代脱氧葡萄糖(18F-FDG)的混合成像技术、单光子发射计算机断层成像(SPECT)/CT 和正电子发射计算机断层成像(PET)/CT,可对疑似或已知肌肉骨骼感染患者的诊断及清创的范围发挥重要作用。病理学检查仍是诊断感染性骨缺损的金标准。

感染性骨缺损的外观及影像学表现见图 10-1。

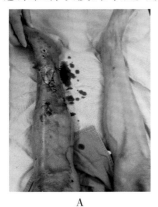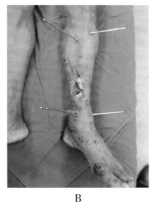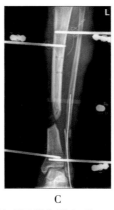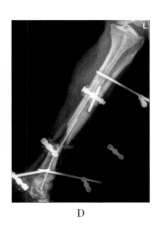

| A | B | C | D |

图 10-1　感染性骨缺损的外观及影像学表现

A、B 示胫骨感染性骨缺损伴软组织缺损外观;C. 左小腿 X 线正位片;D. 左小腿 X 线片侧位片。

(四)并发症

(1)脓肿形成:感染性骨缺损急性期由于骺板的抵抗感染能力较强,脓液一般不易进入关节腔,向髓腔扩散,压力增大时至骨膜下层形成骨膜下脓肿;慢性骨髓炎中慢性局限性骨脓肿较常见。

(2)败血症或脓毒血症:在急性期若未能及时有效治疗,或细菌毒力强,可并发败血症或脓毒血症。

(3)骨与关节畸形:一般发生在儿童,由于长骨体生长部骨骺的损害,导致生长滞后。

(4)病理性骨折:骨感染由于骨质吸收,易导致病理性骨折。

(5)皮肤改变:长期慢性感染性骨缺损的患者,窦道附件皮肤及软组织因持续引流及慢性炎症刺激,周围皮肤可发生湿疹样改变。

(6)恶变:少数患者可并发表皮样癌、基底细胞癌、腺癌、纤维肉瘤、血管肉瘤等。

(五)分型

感染性骨缺损按照缺损范围、程度划分(OTA)分为 3 型:①骨缺损Ⅰ型,<50% 直径;②骨缺损Ⅱ型,>50% 直径;③骨缺损Ⅲ型,环形缺损。

(六)治疗

感染性骨缺损不同于一般的骨缺损,由于感染的存在,其预后主要取决于手术清创的充分性,并且辅以适当的抗菌治疗,这是目前骨感染治疗的共识。针对感染性骨缺损主要有两种治疗原则:其一是优先治疗骨缺损,通过治愈骨缺损再行调动机体免疫力自然消除骨感染;其二是优先处理骨感染,创造无菌性的骨缺损环境利于成骨,再行治疗骨缺损。

1. 彻底清创

在感染性骨缺损的治疗中,彻底清创对于最大程度消灭感染以及确保治疗的长期有效至关重要。进入感染部位必须循预先确定的途径,切除窦道和/或先前手术的疤痕。应仔细检查软组织感染情况,一旦发现软组织感染要立即给予清除。对于原始有内固定的感染患者,清创时应取出内固定,必要时行外固定治疗。彻底清创应该以清除所有病原体、生物膜和死骨直至到达健康的有活力的组织为目的。彻底清创不应受到任何由此产生的骨和软组织缺损的限制,因为不彻底的清创会导致较高的复发率。

多数观点认为清创至组织具有明显渗血即可,当感染性骨缺损的清创范围超过正常骨组织边缘约5 mm和超过正常软组织约2 mm时可以明显降低感染的复发率;且研究认为即使血供较差的硬化骨依然能够提供一部分稳定性,所以只要有血供的硬化骨都不应被清除。但也有研究推荐应用如同切除骨巨细胞瘤的方式来对感染性骨缺损进行更为彻底的清创。当感染侵犯髓腔时,使用扩髓—灌洗—吸引(RIA)技术进行清创,然后置入含抗生素的髓内水泥棒是可取的。

由于生物膜仅附着在表面,通过机械方式可以尽可能地破坏已建立的生物膜菌落的结构并干扰其群落的生活,所以清创结合广泛的冲洗对于彻底清创十分重要。多阶段或多次清创手术,在尽可能保留骨质的情况下,结合负压封闭引流灌洗可以最大限度清除病原菌。对于负压封闭引流灌洗技术,在清创部位常应用两根带侧孔的细管,一根处于高位引入带抗生素生理盐水,一根处于低位负压引流。每日用2 000～3 000 ml抗生素生理盐水灌洗,创面应用负压封闭引流(VSD)防止渗液造成新的感染源,该灌洗持续约1周。

2. 全身性抗生素的运用

尽管清创可以去除大部分细菌,但即使在较彻底的清创后,仍然不可避免的导致从生物膜上分离脱落的菌落在病灶处继续存在。这些残存的菌落能够在血供较差的组织中继续繁殖生长,并在一段不确定的时间后引起感染的复发。所以抗生素的运用作为手术治疗的辅助方式对于感染的控制也是至关重要的。

(1)全身性抗生素的运用。

对于感染性骨缺损的患者,应在伤口及窦道附近多次取标本,做细菌包括厌氧菌的培养,以便选择有效的抗生素治疗。经验性抗生素的运用在得到细菌培养标本后应立即进行,同时抗生素也应在得到细菌培养及药敏结果后做出相应调整。

对于系统性抗生素的使用时长,大多数作者推荐4～6周的抗生素治疗。由于骨骼血运重建需要3～4周,在此期间抗菌药物可以充分渗入感染区域并攻击此时易受抗生素影响的病原体,这样可以最大限度发挥抗生素的抗菌效果。有研究认为彻底清创联合局部抗生素使用后,全身性抗生素治疗2周也可使感染得到良好控制。但所有针对抗生素使用时长的建议都是依据外科医生的经验所做出的,没有强有力的证据证明4～6周抗生素的治疗或者更长时间的抗生素治疗能够降低感染的复发。因此全身性抗生素的使用时间和长期抗生素治疗的积极效果仍未可知。事实上,延长抗生素治疗的时间不仅增加不良副作用的发生概率,而且会产生抗生素耐药性。

关于全身性抗生素的给药途径仍然存在争议,Conterno等人经过系统分析发现口服抗生素与静脉给予抗生素在治疗结束时和12个月或更长时间随访后的缓解率之间无明显差异。口服给药途径似乎更为可取,因为口服给药更简便,费用较低还可能缩短住院时间。

良好的骨渗透性及病灶部位能达到并超过分离的病原菌最小抑制浓度(MIC)对于系统性抗生素的选择是需要重点考虑的。同样,抗生素的选择也应该基于细菌培养结果和药敏结果而定。在多重细菌感染或存在假体感染的情况下,推荐使用抗生素联合用药以到达降低复发率的目的。金黄色葡萄球菌等病原体对多种抗生素产生耐药也使得治疗更加困难。抗生素的选择应根据感染性骨缺损的类型和程度、合并症、病原菌的类型和感染是否为复发为每个人量身定制治疗方案。有作者指出对于金黄色葡萄球菌感染,萘夫西林或头孢唑啉的静脉治疗是可取的;对耐甲氧西林金黄色葡萄球菌(MRSA)感染,则推荐静脉使用万古霉素。在培养结果阴性的情况下,有作者采用第二代头孢菌素治疗。在6周的抗菌治疗后,需要重新评估患者的感染情况并综合多学科意见调整治疗方案。

(2)局部抗生素的运用。

浮游细菌可以很快被杀灭,然而消灭生物膜上的定植病原菌是极其困难的。根据文献报道,生物膜嵌入的病原体需要高达1 000倍最小抑制浓度(MIC)的抗生素才能被清除,而在全身性运用抗生素治疗时通常不可能在局部达到如此高的治疗浓度。在治疗感染性骨缺损时,为了减少全身副作用且使抗生素保持较高的局部浓度,短期静脉注射抗生素联合局部抗生素治疗变得更为可取,并且可能是抵抗骨感染的有效方式。

对于葡萄球菌的成熟生物膜而言,研究显示在静态条件下28 d后,金黄色葡萄球菌生物膜在200 mg/L万古霉素和更高浓度下被完全清除。为了消除残留的生物膜碎片,局部抗生素载体需要在较长时间内提供足够高的局部抗菌浓度。与完整的生物膜系统相比,生物膜片段更容易受到抗生素的影响,但其清除仍然需要超过系统或传统局部抗生素提供的浓度水平。理想载体应提供高初始水平的抗生素浓度以快速穿透剩余的生物膜,并在较长的时间里提供足以杀灭细菌的药物浓度。

2019年,《中国骨感染防治专家共识》指出:通过局部敏感有效的抗生素逐渐释放,抗感染、消灭无效腔可有效地治疗并控制骨感染。目前采用的局部药物释放系统多通过洗脱而释放生物活性分子,常用的载体包括聚甲基丙烯酸甲酯(PMMA),生物降解物如聚交酯、聚乙交酯、聚丙交酯或其共聚物等,以及硫酸钙等。

通过将抗生素和聚甲基丙烯酸甲酯(PMMA)混合在一起创造了一种抗生素局部释放的载体,是处理感染性骨缺损的一种常用方法。聚甲基丙烯酸甲酯(PMMA)链珠或者间隔器作为局部抗生素释放的载体可向周围组织释放高剂量的抗生素,其有效性得到了很多研究的证实。另外,抗生素骨水泥还能够很好地消灭由于清创所带来的无效腔问题。除感染性骨缺损无效腔过大无法用局部肌瓣或植骨填充时可永久植入外,所有植入抗生素骨水泥一般需二期手术取出。

但也有观点认为抗生素骨水泥仅提供机械性,由于其释放的抗生素浓度较低而不能被视为一种抗感染性生物膜的有效工具。与PMMA链珠或间隔器相比,硫酸钙颗粒可以更快地释放高浓度的抗生素,且具有可生物降解的优点而无须二期手术去除。同时硫酸钙作为载体在释放抗生素后,可以促进骨愈合。

类似地,羟基磷灰石-陶瓷珠粒和聚丙交酯-聚乙交酯共聚物植入物也可作为局部抗生素释放的载体用于治疗感染性骨缺损。此类共聚物在体内水解为乳酸和乙醇酸,是对人体无害的天然代谢产物,同样不需二期手术取出。同时选择不同的单体和不同的结晶度和分子量的共聚物,可以设计出不同药物释放速率的载体。最新也有应用纳米载药系统及光热治疗用于感染性骨缺损中抗菌治疗的研究。

近来研究发现当移植骨与抗生素混合时,它对抗生素的储存能力远远超过PMMA。以高度纯化的松质骨做载体时,万古霉素释放局部浓度高达20 000 mg/L,妥布霉素可释放局部浓度高达13 000 mg/L。通过将抗生素与移植骨混合,骨与抗生素的混合体不仅含有大剂量抗生素,同时还能够在较长的时间内提供足以杀灭细菌的药物浓度。这个特点使得移植骨作为局部抗生素的载体治疗骨感染具有重大意义。

对于局部运用于载体内的抗生素而言,糖肽和氨基糖苷类抗生素是被最为广泛地评估的。骨感染的病原菌以革兰阳性为主,并且对万古霉素十分敏感。大多数革兰阴性菌则对妥布霉素敏感。在所有常用的抗生素中,万古霉素和妥布霉素表现出最小的细胞毒性作用,并且局部应用后也不太可能引起系统性的副作用。因此,局部应用与万古霉素和妥布霉素性质相似的抗生素以及适当的载体来作为治疗骨感染是值得推荐的。即使对于有单一细菌感染临床症状及单一细菌培养结果的患者,局部单一抗生素治疗仍然需要慎重,以防止有未被发现的多重细菌感染的可能。既往有感染相关手术或非特异性培养的病例则应考虑多重细菌感染的可能,应该局部应用两种或两种以上的抗生素联合治疗。例如万古霉素和妥布霉素的局部联合治疗,这样可以充分利用两种抗生素的协同作用,还可以覆盖大多数相关的病原体。同时完整的软组织覆盖也是成功的关键,必要时使用肌肉或筋膜皮瓣。

3. 骨缺损的修复

骨缺损的修复是感染性骨缺损治疗的最终目的。以往大于 6cm 的长段骨缺损往往需要用带血供的骨移植进行治疗,近 20 年来,随着骨重建技术的发展,根据清创后病变的特征和宿主的生理状态,手术方式有了更多选择。

（1）开放骨移植。

开放植骨术由 1976 年 Papineau 首次提出(图 10-2),目前临床上最常用为一期彻底清创;二期待肉芽组织覆盖缺损处植入足量自体松质骨并开放创面,后期创面植皮。该方法不仅可以重建骨缺损还能即时引流,预防控制感染,有效缩短治愈疗程。随着技术逐渐完善,与 VSD 的结合的改良 Pagineau 技术更具有优势,清创更加彻底,减少植骨前准备时间,VSD 有效隔离外界环境,减少细菌感染概率,并且能促进植骨区表面肉芽生长,缩短软组织覆盖愈合时间。自体松质骨具有骨诱导、骨传导和成骨作用,是最佳的骨移植材料。自体骨主要来源于髂骨、腓骨、肋骨等骨质。开放植骨方法简单且效果良好。但传统骨移植仍存在以下缺点:①供区存在感染及骨缺损相关并发症;②松质骨植骨后容易发生松动和骨吸收现象;③移植骨生长比较缓慢,可发生骨不连、再次骨折、肢体功能差等情况;④该技术仅适用于小段骨缺损（<4 cm）。开放植骨适应证包括:①感染性骨折不愈合或合并软组织缺损骨外露面积 < 14 cm×6 cm;②节段性骨缺损 <4 cm;③患侧肢体远端血运、感觉、活动良好;④骨髓炎行一期碟形切除术后残留的骨缺损腔隙。

为了减少传统植骨骨吸收及应用于大段骨缺损的治疗,也有相关研究使用钛网、高分子材料可吸收网、筋膜网、线网或线捆绑皮质骨包裹松质骨植骨等包裹植骨治疗节段性骨缺损,并取得良好的效果。

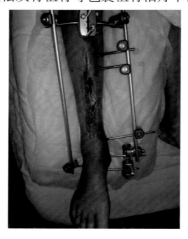

图 10-2 开放植骨术治疗感染性骨缺损

（2）带血供骨移植。

带血供骨移植被广泛应用于骨缺损的治疗,其在治疗严重创伤、骨肿瘤、骨髓炎等导致的四肢大段骨缺损时都取得了良好的效果(图 10-3)。移植骨的来源有很多,包括腓骨、髂骨、肩胛骨等,移植腓骨长度可达 6~35 cm,而髂骨移植的长度则不宜超过 8 cm,腓骨的血供来自腓骨中 1/3 的腓骨血管,髂骨的血供来自旋髂深血管的分支以及经内层骨质进入骨的血管。其中带血管蒂骨移植修复骨缺损时常采用腓骨移植。腓骨为密质骨,骨量大,其切取范围上可至腓骨头下 4 cm,下可至踝上 6 cm。此外腓骨在下肢承担的重力少,取出后对该侧肢体影响小,用于修复胫骨骨缺损可逐渐增粗胫骨化。

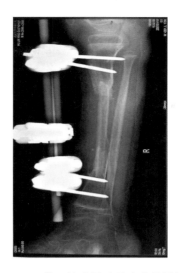

图 10-3　带血管腓骨移植治疗骨缺损

带血管蒂骨移植具有良好的血运,除了能填充骨缺损外,由于是带血供的活骨,还能通过血液循环增加局部抗生素的浓度提高局部抗感染能力;此外,带血管骨移植因保持良好的生物活性潜能,将传统骨移植的爬行替代过程转化为直接的骨愈合过程,缩短了病程。一般在彻底清创后,感染不复发 3 ~ 6 个月行带血供骨移植修复骨缺损。但带血管蒂骨移植亦存在一些不足之处:①对术者的显微外科技术要求较高;②受区在胫骨化前有发生应力性骨折风险;③供区存在医源性损伤、疼痛等并发症;④供区的移植骨骨量受限。

(3)骨搬运技术。

骨搬运自 Ilizarov 提出后得到了临床的广泛应用,是目前修复骨缺损的主要方法之一(图 10-4)。骨搬运技术主要基于"张力-应力"原则,通过外固定器持续、平稳牵引产生的张力刺激组织细胞的增殖和再生,进而实现骨与周围软组织的同步生长。

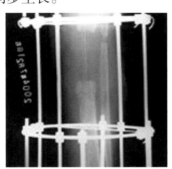

图 10-4　骨搬运技术治疗胫骨骨缺损

骨搬运技术治疗骨缺损的优点为:无须植骨或仅在会师端少量植骨就可达到修复骨缺损的目的;应用外固定支架可同期矫正肢体畸形;随着骨的搬运,软组织也可随着牵拉再生,避免皮瓣手术所导致的供区损伤。值得一提的是该技术无须考虑骨缺损范围大小,在应对传统骨科方法难以处理的骨不连、骨肿瘤切除术后修复重建等方面均获得了满意疗效。同时,应用骨搬运技术可以早期负重活动,减少骨质疏松及关节僵硬等并发症的发生。

骨搬运技术也存在缺陷:骨不愈合的风险较高,且治疗周期长;治疗过程中需多次拍摄 X 线片密切观察,随时调整轴向偏移;骨缺损范围较大时,易发生术后再骨折;患者对长时间外固定治疗的耐受性较差;术后易发生钉孔感染、钢针松动、关节僵硬、血管神经损伤等并发症。

（4）诱导膜技术。

Masquelet首次提出"诱导膜"的理念后,该技术被不断改进并成功用于治疗长骨大段骨缺损(图10-5)。诱导膜技术主要包含两阶段:一期彻底地清创及骨缺损区填充含或不含抗生素的聚甲基丙烯酸甲酯(polymethyl methacrylate cement,PMMA)骨水泥,以此形成诱导膜;二期为骨水泥取出及诱导膜内植骨。该技术可用于严重创伤、骨肿瘤术后、骨髓炎清创后等各类型骨缺损的治疗。高度血管化的诱导膜不仅可以减少松质骨的吸收,还能分泌骨形态发生蛋白-2(bone morphogenic protein 2,BMP-2)、血管内皮生长因子(vascular endothelial growth factor,VEGF)、TGF-β等多种细胞因子促进骨生长、加速骨愈合。诱导膜技术在应用过程中需注意:①在骨水泥硬化过程中应避免局部组织的热损伤。②置入骨水泥至少超过骨端1cm且环形覆盖骨端的外侧部分。③骨缺损处须有良好的软组织覆盖。若存在大面积软组织缺损,局部皮瓣及带血管的游离皮瓣都可用于修补软组缺损。④二期移除骨水泥时,注意避免医源性因素对诱导膜的损伤,同时要保证髓腔的通畅。⑤一期以外固定为宜,二期根据情况可采用内固定或外固定。

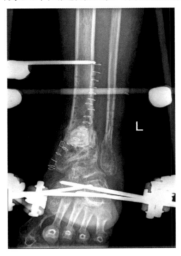

图10-5　诱导膜技术中植入骨水泥阶段

应用诱导膜技术治疗感染性骨缺损,两阶段或三阶段治疗都被学者提出并取得不错临床效果。对于两阶段治疗,该方法是一期病灶扩大切除植入骨水泥,二期行植骨术。三阶段治疗则在于尽可能保留有血供骨质,一阶段彻底清创伴术后VSD持续灌洗,二阶段待炎症控制后植入骨水泥,三阶段行植骨术。在感染控制良好的情况下(至少8周无感染复发),植入充分混合抗生素的移植骨修复骨缺损。根据局部缺损情况,亦可以采用改良的Masquelet技术,即用显微骨移植、骨搬运或假体植入的方式修复骨缺损。

与带血管蒂骨移植技术相比,诱导膜技术对显微外科技术的要求相对较低。与骨搬运技术相比,诱导膜技术具有操作简单、治疗周期短等优点。但仍然存在一些不足之处:①对于骨缺损范围较大的患者,自体骨的来源有限;临床治疗中对于大段骨缺损的植骨,可将自体骨与异体骨或人工骨混合,但自体骨的比例不应小于2/3。②应用外固定支架固定时,也存在针道松动和感染等并发症。

4. 其他处理方法

（1）病骨切除术。

对于不影响功能的感染性骨缺损病灶,局部病骨切除是一种有效的手术方式,同时患者术后恢复较快。如腓骨中上段、髂骨、肋骨、股骨大粗隆、肩胛骨、尺骨下段等部位的感染性骨缺损。

（2）截肢术。

对于病程长且病灶骨质广泛、肢体严重畸形、患肢失用或周围皮肤有恶变者,如足部感染性骨缺损病变广泛且不能彻底清除病灶的失功能患肢,则可采用截肢治疗。

5. 总结

目前,针对感染性骨缺损缺乏统一的治疗规范,单一治疗技术尚不足以满足患者对临床骨重建及功能恢复的要求。因此,实现骨缺损患者治疗方案个性化,同时减少手术创伤,降低治疗风险,减少术后恢复时间,提高手术精确度及成功率应是该手术方案的核心问题,必要时可以联合应用多种治疗方法,为感染性骨缺损拓展新的治疗模式,以获得最佳的治疗效果。

二、先天性胫骨假关节的治疗

先天性胫骨假关节(congenital pseudarthrosis of the tibia,CPT)是一种发生在儿童当中的罕见疾病,治疗相当困难,直至目前,仍有部分患儿需行截肢手术。报道该病发生率在 1/14 万～1/25 万之间,男女比例相当,通常单侧发生,左侧受累稍多于右侧。由于发育异常导致胫骨中、下 1/3 骨干畸形,胫骨前外侧弯曲和节段性发育不良,在患儿刚学走路时出现病理性骨折,胫骨骨折部分之间存在纤维组织导致持续特殊性的骨不连接,经常规治疗后愈合不良,预后不佳。

(一)病因与发病机制

目前,CPT 的发病原因尚不明确。主要存在血供障碍、基因改变等学说。有些学者认为发病部位骨组织末梢营养血管障碍,尤其胫骨下 1/3 肌肉附着少,来自骨膜的血液供应不充分,导致成骨障碍。另有研究报道,50% 的 CPT 病例与 I 型神经纤维瘤病(neurofibromatosis type I,NF I)有关,提示神经纤维瘤病即使不是先天假关节的病因,也与其有密切的联系。

I 型神经纤维瘤病系常染色体显性遗传性疾病,发病率在 1/3 000～1/4 000。该基因位于 17q11.2,编码一种分子量接近 28KD 的胞内蛋白,即神经纤维瘤蛋白。NF I 基因序列显示,其由 360 个氨基酸组成类似鸟苷三磷酸酶激活蛋白的结构域。鸟苷三磷酸酶激活蛋白通过抑制 RAS 原癌基因调控细胞生长分化。NF I 基因的缺陷导致 RAS 通路活性增强,激活一系列信号通路,影响成骨细胞的分化,并增强破骨细胞的活性,导致骨质吸收与骨折复发率的升高。

研究证明,单纯 CPT 患者髂骨处比胫骨病变部位的骨髓间充质干细胞的成骨分化能力高;而 NF I 合并 CPT 患者,胫骨骨髓细胞的成骨能力低于髂骨,且也低于单纯 CPT 患者。病理性骨膜在很大程度上导致了假关节的形成,病理性骨膜形成的纤维带,使包绕的骨局部压力增高,导致血管形成障碍与骨萎缩;同时,病变骨膜机械性嵌入也阻碍骨性愈合。

(二)病理与分型

先天性胫骨假关节的大体病理改变为胫骨向前向外弯曲,形成骨折和假关节,胫骨中段沙漏样萎缩,胫骨囊性病变,病变骨端骨质硬化,髓腔闭锁,大部分患者合并腓骨损害。在假关节周围形成明显的由成纤维细胞构成的纤维组织,即纤维错构瘤,并伴有异常的骨膜增厚。假关节与正常骨连接处存在着大量破骨细胞,这些成分随年龄增长而逐渐消失,直至骨发育成熟。纤维错构瘤和病理性骨膜通过介入作用阻止了正常的骨愈合,导致骨血管缺陷,造成骨萎缩。

先天性胫骨假关节有 Crawford 分型、Boyd 分型、Anderson 分型等,其中以 Crawford 分型最为常用。

1. Crawford 分型(图 10-6)

I 型:胫骨前弓弯曲,髓腔通畅狭窄,皮质密度增加。

II 型:前弓弯曲,髓腔细小,髓质狭窄硬化。

III 型:前弓弯曲,囊性变或者前骨折征兆。

IV 型:前弓畸形伴有明显的骨折形成假关节。

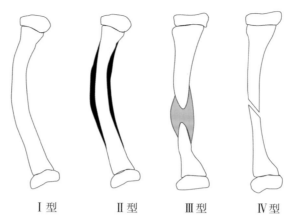

Ⅰ型   Ⅱ型   Ⅲ型   Ⅳ型

图 10-6 先天性胫骨假关节的 Crawford 分型示意图

2. Boyd 分型

Ⅰ型:出生时即出现胫骨向前弯曲和胫骨缺损,也可能伴有其他先天性畸形。

Ⅱ型:胫骨向前弯曲伴沙漏样狭窄,2 岁前常发生自发骨折或轻微创伤后骨折,胫骨变细、变圆和硬化。此类型常与 NF Ⅰ 相关,预后较差。生长期间常反复骨折,随年龄增长,骨折频率减少,骨骼成熟后,一般不再发生骨折。

Ⅲ:胫骨中、下 1/3 处发生先天性骨囊肿,胫骨向前弯曲可先于骨折或于骨折后发生。愈合率较高,复发少见。

Ⅳ型:骨质硬化无病理性弯曲,髓腔部分或完全消失,骨折发生在胫骨皮质,并逐渐扩展至硬化骨。可能进展为假关节,骨折发生前治疗预后较好。

Ⅴ型:胫骨假关节伴腓骨发育不良,可发生腓骨假关节或者胫骨假关节,如果病变仅位于腓骨上预后良好。

Ⅵ型:假关节以骨内神经纤维瘤或者神经鞘瘤形式出现,预后取决于骨内病变侵袭程度与治疗方式。

3. Apoil 分型

Ⅰ型:萎缩性假关节,骨端细薄,骨质流失,下段通常小且脱落,以萎缩的骨骺结束,无髓管,腓骨也伴有类似病变。

Ⅱ型:肥大型假关节,紧密且广泛,骨端致密,宽阔,髓管消失,凹侧皮质增厚,腓骨常弯曲且畸形。

(三)临床表现

先天性胫骨假关节的患儿有些在出生时外观正常,并不能发现明显的弯曲畸形,只有胫骨中、下 1/3 出现前外侧的轻微凸出。在发育过程中,轻微的活动或行走,容易发生病理性骨折,出现骨不连,形成假关节;有些患儿出生时便伴有骨折,胫骨段骨畸形不连续,经治疗后仍不愈合。最后,骨折部位成角畸形,患肢短缩,假关节部位可有反常活动。患儿通常局部无肿胀疼痛等不适,但患儿皮肤常常发现浅棕色斑。

(四)影像学

典型胫骨假关节患者 X 线片可见胫骨中、下 1/3 弯曲畸形,髓腔狭窄无法正常形成,骨量丢失,骨小梁破坏,凹侧骨皮质增厚,腓骨可有或无相应改变。胫骨或形成囊性病变及相关的完全或不完全骨折,骨折两端骨质吸收,硬化萎缩和逐渐变细,呈漏斗状。值得一提的是,MRI 能够对假关节周围软组织、正常/病变骨膜及血管情况提供更全面的分析,有助于确定术中切除的范围(图 10-7)。

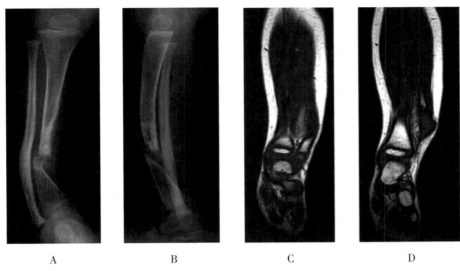

图 10-7　先天性胫骨假关节患者 X 线片及 MRI 影像学表现

A、B 为先天性胫骨假关节患者 X 线表现,可见骨力线异常,局部骨质硬化伴骨缺损;C、D 示先天性胫骨假关节的 MRI 影像学特征。

胫骨假关节畸形严重程度的影像学评价。

(1)胫骨短缩长度的测定。Paley 曾提出在 X 线片中测量患者下肢胫骨近端骺板中点至远端骺板中点的距离即胫骨长度,计算健侧与患侧胫骨长度差值(图 10-8)。

(2)胫骨远端力线角度的测量。胫骨远端外侧角:胫腓骨 X 线正位片,或 CT 额状面上胫骨远端骨骺平面和胫骨远端骨干解剖轴之间的夹角,正常值为 89°±3°;胫骨远端前倾角:胫腓骨 X 线侧位片,或 CT 矢状面上胫骨远端骨骺和胫骨远端骨干解剖轴之间的夹角,正常值为 80°±2°(图 10-8)。

(3)Malhotra 踝外翻分级(图 10-9)。0 级:无踝外翻,腓骨远端骨骺线与踝穴距骨顶水平平齐;Ⅰ级:腓骨远端骨骺线居于距骨顶和胫骨远端骨骺线间;Ⅱ级:腓骨远端骨骺线与远端胫骨骨骺线平齐;Ⅲ级:腓骨远端骨骺线居胫骨远端骨骺线近端。

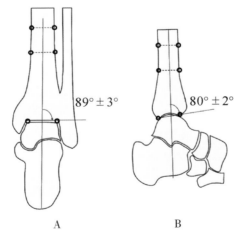

图 10-8　胫骨短缩长度及远端力线角度的测量

A.胫骨远端外侧角;B.胫骨远端前倾角。

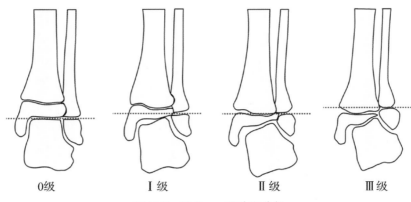

0级　　　　Ⅰ级　　　　Ⅱ级　　　　Ⅲ级

图10-9　Malhotra踝外翻分级

（五）诊断

主要依据临床表现及X线片检查结果确诊。单侧小腿中下1/3向前弯曲畸形,多数患儿全身皮肤散在浅棕色斑或者神经纤维瘤结节;X线片表现为胫骨中下1/3处假关节向前成角,两断端萎缩变细,呈漏斗样萎缩硬化,无骨痂形成,骨端囊性变,常合并腓骨弯曲或假关节。

（六）鉴别诊断

(1)骨折不愈合:小儿外伤性胫骨骨折,可以发生畸形愈合,而骨折不愈合极为罕见,即使不愈合,骨折局部会有大量骨痂形成

(2)成骨不全症:该病系全身性疾患,多次骨折历史,骨折大多为青枝型,移位少,疼痛轻,愈合快,除此以外,该病还有特殊症状如巩膜发蓝,听力障碍,第二性征早期出现及家族遗传史。

(3)佝偻病:四肢长管状骨均有变化,下肢因负重引起膝内翻畸形,多为双侧,X线片表现干骺端变宽,骺线增宽,且有杯状典型改变,佝偻病治愈可遗留胫骨内翻畸形,X线片表现骨干变粗,胫骨内侧骨皮质有增厚,但无明显骨质硬化,髓腔通畅。

（七）并发症

(1)踝外翻:最常见并发症,约45%患者出现,主要与外踝近端迁移有关。踝外翻导致胫骨外侧骨骺应力增加,形成不对称生长。可以通过经皮螺钉固定内踝骺板进行纠正。

(2)踝关节僵硬:亦常见,在治疗移植过程中,刚性的固定是必须的,且时间一般较长,导致踝关节疼痛,足踝部、足弓畸形

(3)胫骨短缩:由于疾病本身或医源性不可避免引起。短缩不超过5 cm时,可行对侧的骺板阻滞;当短缩较大时,Ilizarov技术将是更好的选择。

(4)再骨折:尽管临床上和X线片均显示牢固愈合,再骨折仍比较常见。可以通过保护性支具预防;如果发生了再骨折,可采取石膏固定或者更换内固定并植骨。

（八）治疗

先天性胫骨假关节的治疗目的是获得长期的骨愈合,防止再骨折,治疗肢体不等长,避免力线异常与矫正畸形。

1. 非手术治疗

正常情况下,先天性胫骨假关节都朝着恶化方向发展,造成难以恢复的畸形短缩。有文献报道CPT截肢率高达50%以上,且很多患者在经历多次手术失败后,最终不得不考虑截肢。采用稳定的膝-踝-足一体的矫正器进行固定的非手术治疗,一定程度上可以延缓骨折及假关节的形成,可以为之后的手术

提高愈合率,但不能从根本上解决骨发育问题。

总的来说,通常在患儿行走之前,假关节很少需要治疗,行走之后,就必须予以支具加以固定保护,如果未出现骨折情况,可以在严密的随诊下运用支具直至骨成熟;当发展成胫骨假关节时,就不能单独应用支具治疗。

2. 手术治疗

CPT 的外科治疗目前来说仍是骨科医生的一大挑战。据统计,每例 CPT 患者平均手术次数高达 5 次以上,为了假关节的长期骨性愈合,避免患肢力线异常,防止或者减少双侧肢体的长度差异和再次骨折的出现,目前,CPT 的外科治疗以假关节切除、髓内棒(intramedullary rod, IR)固定、植骨、带血管的游离腓骨移植术(vascularized fibular graft, VFG)、外固定架固定、近年来辅助使用的间充质干细胞(MSC)和骨形态发生蛋白(BMP),以及诱导膜技术(masquelet 术)等为主。随着外科技术的成熟,2000 年 EPOS 的多中心研究报道其截肢率已经大幅降低至 2.9%。2000 年欧洲儿童骨科协会多中心研究结果表明 3 岁以下患儿很难实现胫骨假关节愈合,手术时年龄 3 岁以下患儿的初期愈合率为 64.28%,6～9 岁患儿的初期愈合率为 91.66%,15 岁以上患儿的初期愈合率为 100%。因此建议患儿 3 岁以后再行手术。

1)髓内棒加自体骨移植。

此术式于 1956 年由 Charnley 所创,其基本原则是切除假关节病变组织和稳定内固定加大块的骨移植:切除假关节周围病变的纤维和瘢痕组织,并切除假关节两端硬化骨,打通髓腔,进行 IR 固定,最后取自体骨植骨。即使术后最初术后 X 线片显示植骨与内固定的位置比较满意,但是由于疾病的特殊性,仍可能导致手术失败,假关节重新形成。病变骨切除后,自体传统骨移植无血运,爬行替代时间长,往往会导致植骨的吸收、病灶的复发,因此文献报道的早期愈合率差异较大。Joseph 等报道小于 3 岁患儿行胫骨假关节切除 + 髓内棒固定 + 皮质骨移植治疗可获得 92% 的初期愈合率,3～12 岁组为 71.4%,大于 12 岁组为 66.6%。目前采取的髓内棒固定,是在假关节彻底切除的基础上,增加了髓内棒的直径,而且包括足踝部的内固定,延长了髓内棒的力臂,增加了髓内棒固定的稳定性,为假关节愈合提供了良好的生物学环境和力学环境,从而提高了 CPT 的术后初期愈合率。

髓内棒固定的优点包括:①手术操作相对简单,而且 1 次手术完成假关节切除、髓内棒固定和自体骨移植。②髓内棒固定的适应证比较宽泛。有作者认为不仅适用于年幼儿童的初期治疗,特别是对其他多次手术失败的病例,具有良好的治疗作用和治愈的可能,因为此种方法不受假关节远端长短的限制。③由于髓内棒可以长期保留在胫骨内,可防止在骨骼发育成熟之前发生再骨折。④通过髓内棒的固定,矫正畸形的胫骨及关节,同时在后期骨发育过程中引导骨骼的生长,早期干预可延缓畸形的发展,降低再次手术难度。

髓内棒固定的并发症:髓内棒固定有发生踝关节僵硬、胫骨远端骺板早闭、胫骨远端骨骺发育异常、踝外翻等潜在的并发症。但其他研究者长期随访观察的结果表明,上述并发症的发生率很低。Kim 等认为胫骨远端骨骺发育异常或迟缓,是胫骨假关节病理改变的组成部分,并非髓内棒固定的后果。Johnston 指出腓骨发育不良或有假关节,是发生踝外翻的真正原因。髓内棒固定和表面自体植骨治愈的胫骨假关节,主要存在再骨折、胫骨短缩,以及踝关节僵硬等问题。

2)带血管游离腓骨移植。

自 1978 年 Judet 与 Gilbert 描述,游离腓骨移植已经在 CPT 治疗中广泛应用,治愈率可达 94%,成功率随患者年龄的增长而增加。通过广泛切除胫骨假关节,将带血管的腓骨取而代之,即可立即建立有良好血液循环的受骨区,该方法将传统的植骨后骨爬行替代成骨过程转化成相对容易的骨折愈合过程。这就大大提高了骨愈合的成功率,是目前较好的治疗方法之一。手术一般取健侧带血管蒂的腓骨移植。腓骨的存在有利于维持患侧小腿的长度,使得肢体的长度不会较健侧短缩太多;另外,虽然同侧腓骨移植操作似乎更方便,但对小腿血供破坏太大,可能会出现小腿的血管危象;即使同侧移植的腓骨成活,但由于整个小腿只有一根单薄的腓骨支撑,也很容易发生再骨折。健侧腓骨移植手术效果优于患侧,且并发症少。但胫骨和移植腓骨交界处或者腓骨移植体内发生再骨折发生率风险仍较高,30%以上的患者需要进行第二次手术。

3)Ilizarov 技术。

根据回顾性病例分析,Ilizarov 技术用于 CPT 的治疗骨折愈合率在 60% ~ 100%。Paley 等报道病灶清除、植骨加 Ilizarov 外固定器固定治疗的 CPT 患儿术后随访愈合率为 94%。Grill 等代表欧洲儿童矫形外科学会,收集 13 个国家治疗的 CPT 340 例,进行了回顾性分析。这 340 例经过了不同方法治疗,共做了 1287 次手术,每例平均经历了 3.8 次手术。其中采取 Ilizarov 技术者,获得了 75.5% 的愈合率。

Ilizarov 技术治疗 CPT 既可实现假关节处的加压,也可对现有畸形进行矫正或延长。根据患者个体假关节类型情况,可以选择切除或者不切除病变假关节以及是否伴有肢体短缩畸形,通过调整外形环与克氏针的组合,确定 Ilizarov 外固定器组合方式,对治疗区域进行多方向的压力固定,有效固定较小的骨块。加压同时进行外部调整 Ilizarov 架,可以对生长发育中造成的肢体长短不一、足外翻等畸形进行矫正。尤其在运用其他手段治疗 CPT 失败后,或者存在肢体短缩超过 5cm、有症状的踝外翻、腓骨近端移位时,该技术的优势便显现出来。并且由于该技术很少损伤骨质主要结构,若此技术失败后,仍可以换用其他措施治疗。如果有必要,此技术可以很好联合其他方式达到更好的效果。

Ilizarov 技术治疗萎缩型 CPT 的基本原则包括:彻底切除假关节硬化骨边缘及纤维错构瘤组织,打通髓腔,尽可能在假关节平面实现最大化的愈合横截面,并对断端实行加压固定;纠正所有角度的畸形,恢复和维持轴向对位;力求踝关节稳定,以防踝外翻、胫骨远端畸形;尽可能远离病灶处建立环形固定器;结合保护性的支具甚至髓内针以防再骨折。

Ilizarov 外固定器的优点:①由于 Ilizarov 外固定器使用直径 1.5 ~ 2mm 的克氏针,对非常细的骨骼节段也能提供确实的加压作用;②通过调节杆的连接,可实现多个方向的矫形,可矫正成角、旋转和横向移位,从而恢复胫骨的正常力线;③1 次手术既能够实现假关节局部加压固定,同时可进行近端胫骨牵伸延长矫形。

但 Ilizarov 技术需要长时间的固定,不仅患儿难以耐受,而且还容易发生针道感染、持续性轴向畸形与针道感染风险,其骨折复发率高,约半数患者需要二次手术干预。

4)四(三)合一骨融合术。

切除病变的假关节及纤维错构瘤后,在假关节水平面用髂骨皮质骨植骨块包裹胫腓骨,中间间隙用小块松质骨填充,使用 Ilizarov 架固定,使胫腓骨近远端后期融合成单一骨块。若腓骨完整,则是胫骨假关节远近端和完整腓骨的 3 个骨段的包裹植骨,称之为三合一骨融合术;若腓骨亦有假关节形成,则是胫腓骨假关节远近端的 4 个骨段的包裹植骨,为四合一骨融合术。假关节愈合区域横截面积最大化是预防儿童先天性胫骨假关节术后发生再骨折最重要的原则之一。通过植骨融合的方式最大化横断面后,将显著减少再骨折发生率。其对萎缩型 CPT 伴 B2 型腓骨假关节患者具有良好的疗效。该术式有以下几个优点:①促进胫骨假关节的愈合;②使愈合区域横断面积最大化;③维持了踝关节的活动及稳定;④防止腓骨远端部分向近端移位。

联合手术 + 四合一骨融合术手术方案(图 10-10)包括经足踝髓内固定、Ilizarov 外固定架固定、胫腓骨假关节融合和包裹式自体髂骨植骨。在植骨前将病变组织切除,创建良好的、促进胫骨假关节愈合的生物学环境;胫腓骨假关节融合能增加胫骨假关节愈合区域的横截面积,预防再骨折;而外固定架加压固定或联合足踝髓内固定,可恢复和维持胫骨力线,并为胫骨假关节愈合创建稳定的力学环境。

2011 年,Choi 等比较了联合手术 + 四合一骨融合术及其他手术方式(假关节端对端骨融合术、胫腓骨远端融合术)治疗 13 例萎缩型先天性胫骨假关节伴 B2 型腓骨假关节患儿的疗效,其中 8 例(平均年龄 6.3 岁)行联合手术 + 四合一骨融合术、5 例(平均年龄 3.2 岁)采用其他手术方式。术后平均随访 7.4 年,联合手术 + 四合一骨融合术组 8 例均未发生再骨折,其他手术方式组 4 例发生再骨折,但两组术后踝关节功能无差异。Kaplan-Meier 方法分析联合手术 + 四合一骨融合术组的不再骨折累积生存率达 100%,而其他手术方式组的不再骨折累积生存率呈进行性下降,术后 1.8 年为 60%,术后 2.7 年下降至 20%。

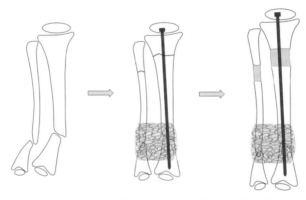

图 10-10 联合手术 + 四合一骨融合术手术示意图

5)骨膜移植。

低成骨细胞活性和高破骨细胞生成是常规治疗技术治疗 CPT 复发和失败的主要原因。早在多年前,Codvilla 就发现 CPT 周围骨膜属于病理性,遂主张可以采用骨膜移植作为治疗方式。Paley 基于骨膜中含有骨祖细胞,将游离的骨膜移植物替代病变的骨膜,再结合内固定或/和外固定,术后骨折愈合率高达 100%。其后 Thabet 也取得了非常满意的结果,但是,由于术中除了使用骨膜移植以外还使用了其他形式的固定或移植,目前骨膜本身的疗效并不能确定。

6)诱导膜技术。

自 Masquelet 首次提出"诱导膜"的理念,该技术被不断改进并成功用于治疗长骨大段骨缺损。诱导膜技术原理基于手术的两个阶段:第一阶段彻底清创及在骨缺损区填充骨水泥,骨水泥填补了与内固定有关的待重建的缺损外,后期形成生物膜;第二阶段为骨水泥取出及诱导膜内植骨。原本病变的血流障碍的区域被高度血管化的诱导膜替代,不仅可以减少松质骨的吸收,还能分泌骨形态发生蛋白-2(BMP-2)、血管内皮生长因子(vascular endothelial growth factor,VEGF)、TGF-β 等多种细胞因子促进骨生长、加速骨愈合。

在胫骨假关节方面,通过胫骨前外侧入路,将假关节、骨膜彻底切除,修整骨端,直到达到近远端可见健康的骨组织及髓腔。测量骨缺损长度,使用 Ilizarov 外固定器,然后将载有庆大霉素的骨水泥填充于缺损间隙中。4~6 周后行第二阶段,取自体髂前嵴的松质骨或/和腓骨皮质,通常腓骨皮质移植物比一阶段测量的骨缺损长度略长 1~2cm,然后小心打开诱导的生物膜,去除填充的骨水泥,查看两端髓腔,将移植物固定于胫骨两端,小心闭合诱导膜。

2011 年,Gouron 等报告应用 Masquelet 技术治疗 1 例 CPT 患者;2012 年,Dohin 等报道 Masquelet 技

术联合 BMP 治疗 3 例 CPT,2015 年我国学者应用 1 例,均获得了成功。因此,Masquelet 技术的有效性仍需更大样本的临床病例证实。

7)辅助技术。

(1)间充质干细胞(MSC)移植。

干细胞疗法提供了一种再生方法来改善常规外科治疗的结果。MSC 具有成骨细胞分化能力,已逐步被用于治疗股骨头坏死及假关节。研究表明,取髂骨 MSC 体外培养后注入病变的胫骨骨髓腔及假关节周围,可以促进正常骨的形成,重塑异常骨组织。

(2)骨形态发生蛋白。

骨形态发生蛋白(BMP)由 Urist 于 1956 年首次提出,利用脱钙骨基质诱导宿主异位间充质干细胞分化成骨,后来从中分离出具有骨诱导活性的生物蛋白。目前,BMP 家族中已经有超过 20 多种蛋白,同属于转化因子 β 超家族,BMP 无种属特异性,能够在体内外诱导血管周围游走的间充质干细胞或骨髓基质干细胞转化为软骨细胞和骨细胞。目前 BMP-2,BMP-3,BMP-4,BMP-5,BMP-7 等多个亚型证实具有骨诱导活性,其中 BMP-2 具有最为广泛、诱导成骨最强的特点,其与 BMP-7 的安全性及有效性已经得到证实,美国 FDA 已经批准 BMP-2 运用于脊柱融合。

髓内棒联合 rhBMP-2 后,胫骨假关节达到骨性愈合的时间更短,骨愈合率更高,能够维持骨愈合稳定的时间更长。虽然 BMP 可以促进间充质细胞定向分化为成骨细胞,达到缩短骨折愈合时间的目的,但是目前大多数研究都属于小样本研究,儿童生理有别于成人,在儿童当中存在未知的生物风险及伦理问题,其相关适应证与禁忌证还未明确,使用仍受到限制,需要进一步的临床研究获得更加充足的证据。

(3)双膦酸盐。

由于假关节周围错构瘤中破骨细胞活性的增加,因此有些学者认为可以通过使用双膦酸盐(BP)来抑制破骨细胞活性来治疗先天性胫骨假关节。BP 作为抗骨质疏松药物,为内源性焦磷酸类似物,通过碱性磷酸酶抑制药物水解发挥作用,其对故表面的羟基磷灰石具有高度亲和性,能够使 BP 快速、高效靶向作用于骨矿物质,在骨骼内抑制钙化和羟基磷灰石分解,有效抑制骨吸收。儿童应用双膦酸盐的安全性仍在进一步证实中。

(九)临床疗效的评估

随访时按照 Johnston 提出的临床分级方法进行评估。

Ⅰ级:胫骨假关节骨性愈合较好,在完全负重之下功能正常。

Ⅱ级:骨性连接不完全但功能尚可,仍需要佩戴支具保护,X 线显示胫骨骨皮质存在横向或者纵向缺损,伴或不伴额状面或矢状面的成角畸形。有超过 3cm 的肢体短缩畸形,需要或预期行手术治疗。

Ⅲ级:胫骨假关节持续存在或者发生再次骨折。

(十)总结与展望

2012 年 Paley 等报道采用骨膜移植、自体松质骨植骨、胫腓骨融合、足踝髓内棒固定、Ilizarov 外固定架固定、双膦酸盐和 BMP 的联合方式治疗 15 例 CPT 患儿,所有病例均实现胫骨假关节的愈合。平均随访 2 年,未发生再骨折。因此 Paley 认为该方案是目前 CPT 治疗的最佳组合方案。因此,CPT 的治疗仍是一个综合治疗的过程,外科手术治疗的关键在于病变骨膜的切除、假关节的固定及植骨。综合治疗联合多种手段,改变 CPT 的内在生物环境,平衡成骨细胞与破骨细胞的作用,也是治疗的重要方面。目前,关于 CPT 的治疗仍存在争议。为了达到更好的骨愈合和较小的再骨折风险的治疗目标,最佳的手术年龄与手术时机,理想的固定方式,标准化的胫腓骨假关节处理等问题仍待探索。

三、胫骨骨缺损合并软组织损伤的治疗

随着社会经济的发展,工业事故、矿难和交通事故也在不断上升,造成了下肢严重开放性骨折逐年增加。胫骨开放性骨折在下肢开放性损伤中最为常见也最严重,多为 Gustilo Ⅲ 型骨折,除了骨骼粉碎、缺损外,往往伴有广泛软组织的挫伤、缺损,并伤及血管及神经,一期或二期截肢率很高。胫骨骨缺损并软组织缺损的治疗,需要解决三个问题:一是骨骼固定的问题;二是清创后长段骨缺损修复的问题;三是软组织缺损后创面修复的问题。

(一)开放性骨折的骨骼固定选择

常用的骨骼固定的方法有钢板、螺钉内固定系统,髓内钉固定系统,外固定支架系统。而多数学者认为外固定支架系统在 Gustilo Ⅲ 型骨折固定中具有不可替代的优势。Hessmann M. 研究认为,下肢开放性骨折合并有严重的软组织创伤,使用外固定架固定是安全稳定的,可以获得满意的效果。冯琼华等国内学者对 106 例胫骨中下段开放性骨折采用外固定支架治疗,优良率达 88.7%。

用于肢体功能重建的外固定架系统在临床上使用最广泛的是 Ilizarov 环形张力外固定架和 orthofix LRS 外固定架。Ilizarov 环形张力外固定架是俄罗斯学者 Ilizarov 等在 20 世纪 50—60 年代初发现了张力-应力法则(law of tension-stress,LTS)这一组织再生的生物学原理,据此发明了全环式 Ilizarov 外固定架,被广泛地用于各种创伤、骨髓炎、骨不连、骨缺损、骨关节畸形等疾病的治疗。Madhusudhan TR. 等对 22 例感染性胫骨骨不连患者应用 Ilizarov 外固定架治疗,术后随访获得良好临床效果。它的缺点主要是外固定架构型复杂、安装操作繁复,难度较大,尤其是急诊保肢治疗时安装耗时过长,而且过多钢针交叉固定使得瘢痕过多,局部软组织有损伤,影响肌肉组织滑动,易出现关节僵硬、功能障碍等并发症。单侧延长器的概念是 Wagner 在 1971 年首先提出并用于临床的。De Bastsiani G. 在 1984 年对 Wagner 延长器进行了改良,该单侧外固定架技术的生物学反应与全环式 Ilizarov 外固定架基本相同,均符合张力-应力法则(law of tension-stress,LTS)这一组织再生的生物学原理。在 De Bastsiani G. 的临床应用分析研究中指出全环式 Ilizarov 外固定架并不是牵拉成骨良好的首要条件,而黄雷等应用 orthofix 重建单边外固定架治疗骨缺损的研究也表明 orthofix LRS 外固定架完全可以满足骨痂牵拉的要求。orthofix LRS 外固定架在 Gustilo Ⅲ 型骨折的急诊保肢治疗中优势明显,构型简单、容易安放,可以有效缩短骨骼固定时间。尤其对于胫骨而言,外固定针位于内侧,皮肤紧贴骨面,对局部肌肉几乎不造成任何损伤,有利于关节活动,功能锻炼。

(二)骨缺损的修复

目前,骨缺损修复的常用方法概括起来有自体骨移植(包括无血运游离骨移植和带血管骨移植)、异体/异种骨移植、骨移植替代材料与骨组织工程技术、Ilizarov 技术等。

1. 自体骨移植

游离自体骨移植不带任何血供,主要依靠自然重建受区血供后的"爬行替代"作用和自身诱导成骨作用完成骨愈合,其愈合过程极其缓慢,一般认为对小于 3cm 的骨缺损有一定的修复效果。

带血管的自体骨移植是应用显微外科技术修复骨缺损传统而有效的治疗方法之一,在临床上被广泛应用。王学明等报道,应用带血管腓骨(33 例)和带血管髂骨(16 例)移植治疗四肢骨缺损取得较好的临床疗效。Minami A. 等研究了 102 例应用带血管腓骨移植治疗的患者,提出带血管腓骨移植或转位可以有效治疗大段骨缺损,但术后需要较长时间完成"胫骨化",因此有较高的再骨折发生率。带血管自体骨(常取用腓骨、髂骨、肋骨或肩胛骨)通常较受区骨纤细,需要很长时间完成塑形、增粗的过程,不能尽早负重,容易出现骨质疏松、肌肉萎缩、膝关节僵直等不良后果,即使骨愈合,下地负重时仍然易再

次骨折。而且带血管的自体骨移植相对来说,技术要求高,往往被受区局部条件所制约,有时手术实施较为困难。

2. 异体/异种骨移植

异体/异种骨移植主要是依靠骨传导作用和骨诱导作用使得骨缺损修复、愈合,BMP 具有较强的骨诱导活性,起到了很大的作用。异体/异种骨的主要优点是大小、形态不受限,可以大量取用等优点,理论上是替代自体骨移植的良好材料,目前临床上主要用于修复骨肿瘤切除后大块骨缺损。异体/异种骨移植主要存在免疫排斥反应、不愈合、传染供主疾病、感染及再骨折等问题。

3. 骨移植替代材料与骨组织工程技术

骨移植的替代材料目前主要有:骨水泥、生物陶瓷、脱钙骨基质、骨基质明胶(bone matrix gelatin, BMG)、骨髓及其复合移植物和纳米材料等。这些替代材料在临床上通常用于骨肿瘤切除、胫骨平台压缩性骨折、跟骨骨折等骨缺损的填充修复,或是脊柱、髋及踝等关节的融合,极少用于创伤性长骨大段骨缺损的治疗。

组织工程学技术是利用工程学和生命科学原理,培育活组织,研制生物替代物,修复或重建所缺组织结构,恢复其功能的一项科学技术。骨组织工程应用于临床,目前还处在起步阶段。国外学者 Swieszkowski W 等对 3 例长骨缺损的患者使用组织工程骨进行修复,肢体功能均获得恢复。现在的组织工程骨构建方法尚且比较单一,新生组织工程骨的数量和质量不能满足对大范围、长段骨缺损修复的临床需要。

4. Ilizarov 技术

Ilizarov 技术的应用开创了骨缺损治疗的一个新时代,可以一期应用,也可以在其他治疗方法失败后成为避免截肢的良好选择。Ilizarov 技术包括两个方面,即骨延长技术(bone lengthening)和骨运输技术(bone transport)。骨延长技术是首先短缩闭合骨缺损区,然后逐渐牵开延长至与健肢等长。很多学者在临床应用研究中指出,肢体短缩长度不应超过 15%~20% 或 5~7 cm。如果缺损过多,过度短缩肢体时,残留的软组织会堆积,形成褶皱,其内的血管、神经迂曲折叠,易出现血管危象、腓总神经麻痹、马蹄内翻足等并发症。骨运输技术对于腓骨完好的患者可能更适用,是通过外固定牵引使得骨段在软组织袖内滑动,缓慢地输送到骨缺损区与对侧骨端会师并愈合。肢体的长度不会被改变,不会造成皮肤、软组织褶皱,不存在血管、神经迂曲折叠的问题,手术相对简单,易于掌握,临床效果确切。缺点是骨运输骨端会师后可能需再次手术清除嵌压在骨端间的软组织及刮除硬化骨,骨运输骨愈合的时间比骨延长骨愈合的时间要稍延迟一些。

(三)软组织缺损创面的修复

1. 负压封闭引流

负压封闭引流(vacuum sealing drainage, VSD)是 Wim Fleischmann 于 1992 年首先在临床应用,修复创面的效果较好,简单易行,可有效控制感染、清除坏死组织,被国内外学者广泛应用。李绍光等分析应用 VSD 敷料覆盖四肢皮肤缺损伴感染创面患者 25 例,结果伤口感染控制,创面缩小,肉芽新鲜,植皮后创口愈合,愈合平均时间为 15 d。但对于合并大面积软组织缺损的长段骨外露的治疗仍不能替代骨科常规手术。

2. 显微外科皮瓣

目前应用显微外科方法修复软组织缺损、骨外露,具有独特优势。国内外有大量关于应用不同种类的皮瓣(或肌皮瓣)修复软组织缺损获得良好疗效的文献报道。谭海涛等应用游离股前外侧皮瓣血管与健侧胫后血管桥接方式修复软组织缺损 11 例,为保肢成功创造条件。王爱国等指出吻合血管的游离组织移植具有其他方法不可比拟的优势,可以一期修复创面,并且能够将两种以上组织缺损一次修复。创面一期修复的重要性是毋庸置疑的,可以有效降低伤口感染的发生率,防止感染性骨不连、慢性骨髓炎的发生,极大地缩短病程。因此,在病情允许的情况下,可以耐受较长时间手术的患者应当争取急诊一期修复。

3. Ilizarov 技术修复软组织缺损

Ilizarov 技术可以通过两种方式达到闭合创面的目的:一是骨短缩后一期封闭创面的骨延长术,二是同时可对皮肤、软组织搬运的骨搬运术。但两种方法都有一定的局限性,即可以修复的软组织缺损创面有限,当软组织缺损大于骨缺损时两种方法均不是闭合创面的最佳选择。另外利用骨搬运术闭合创面时并非一期修复,创面开放、骨外露的时间较长,出现感染、骨髓炎、骨不连的风险增大。

第四节 胫骨骨缺损相关护理

近年来,随着社会经济的高速发展,高能量损伤导致的四肢开放骨折频发,骨缺损的发病率也逐渐增多,由于胫骨局部解剖结构的特殊性,胫骨骨缺损的发病率较其他四肢长骨更高,且因胫骨周围软组织薄弱,若出现损伤,极易合并感染,常伴有大面积皮肤软组织缺损,因此其治疗难度大,周期长,并发症多,给患者带来了极大的经济及心理负担,而胫骨是负重骨,其长度及力线对于膝、踝关节的功能非常重要,严重影响患者的生活质量。

术后快速康复(enhanced recovery after surgery,ERAS)是采用有循证医学证据的围手术期处理的一系列优化措施,以减少手术患者的生理及心理的创伤应激,达到快速康复。ERAS 在骨科中的应用始于关节外科。由于关节外科患者的疾病及其临床路径相对单一,可根据循证医学证据采取 ERAS 措施。既往研究中,人工关节置换患者实施快速康复后,平均住院天数和首次下床时间明显缩短,疼痛评分和深静脉血栓发生率显著降低。在创伤骨科领域,目前发展相对较快的是老年髋部骨折的 ERAS。快速康复的理念贯穿在胫骨骨缺损患者护理的整个过程,以期提高护理服务水平,提升患者满意度。

一、入院评估

1. 全身评估

(1)基本资料评估。评估患者的基本资料,包括年龄、文化程度、现病史、既往史、过敏史等;有无冠心病、高血压病、糖尿病、肺炎、脑卒中、骨质疏松等疾病。

(2)生命体征评估。评估患者的生命体征,尤其是体温、血压等;评估患者每日的尿量。

(3)实验室检查及其他辅助检查评估。评估患者的实验室指标,包括肝肾功能、出凝血时间、血常规、尿常规等;通过辅助检查确定胫骨缺损的位置、大小、是否移位等。

(4)其他。评估患者的生活自理能力、营养状况、压疮、跌倒风险及患者皮肤黏膜的情况,有无水肿、破溃、瘙痒等。

2. 专科评估

(1)患肢外观及功能评估。评估受伤部位是否有肿胀、淤血;是否有渗液;观察患肢是否有内收、外展、成角及缩短畸形等。可用 Paley 骨与功能评价标准进行评估,依据 5 条标准:严重跛行,踝关节马蹄足内翻足,软组织营养不良(皮肤感觉过敏、感觉减退或褥疮),疼痛,活动受限(因腿伤失业或不能进行日常活动）。

（2）循环及感觉评估。评估患肢血循环情况（患肢皮肤颜色、温度、肿胀的程度、动脉搏动），患肢活动情况等，以了解是否合并有血管、神经损伤。

（3）疼痛情况。评估患者有无疼痛及疼痛的部位、程度、性质。

（4）用药史。是否有使用阿司匹林等非甾体消炎药、泼尼松等糖皮质激素类药物、活血化瘀类药物等。

（5）并发症的评估。评估患者深静脉血栓、针道感染、关节僵硬等的风险。

3. 心理-社会支持系统评估

评估患者的心理状态、家庭及社会支持情况、对该疾病的相关知识了解程度。

二、术前护理

（一）术前沟通

胫骨骨缺损患者一般病程较长，甚至需要多次手术，易出现情绪不稳定，经过多次手术，术前表现为质疑胫骨骨缺损能否修复及肢体功能能否恢复，表现出明显的焦虑及恐惧心理。结合以上心理特征，主要采用认知教育方法安慰和鼓励患者配合医生的术前手术告知程序，介绍文献报道和笔者医院类似手术的成功案例，增强患者信心，缓解其紧张情绪，告知患者如何配合手术及术后相关注意事项，让其有充分的心理准备，树立手术信心，积极配合治疗。ERAS 要求进行入院前咨询，用多元化、多模式的方式对患者进行一些必要的术前教育，包括手术和 ERAS 路径的全面宣教和疑难问题解答。例如口头或书面告知患者围手术期各项相关事宜；告知患者预设的出院标准；告知患者随访时间安排和再入院的途径等。

（二）术前常规护理

（1）指导训练床上生活能力，练习床上排便、进食、服药方法。

（2）肠道准备。提高耐受力，口服乳果糖预防术后便秘。术前机械性肠道准备对于患者是应激因素，特别是老年患者，因此不推荐常规进行机械性肠道准备。

（3）血糖控制。ERAS 强调不应过分控制血糖，提出麻醉清醒后 18～24 h 血糖应控制到 <10 mmol/L；对于非糖尿病患者，目标血糖 <11 mmol/L 即可减少术后感染可能。

（4）指导患者及家属配合观察患肢的皮肤色泽、温度、感觉、动脉搏动及足趾、关节活动情况。

（5）教会患者术后肢体功能锻炼的方法，以及拐杖、助行架的使用方法，为术后康复训练做准备。

（6）针对外固定器治疗易出现针道感染情况，修剪趾甲，每日肥皂水清洁术肢。

（7）术前准备好抬高、固定患肢的枕垫、巾单，为术后回病房做好准备。

（三）营养支持及术前饮食指导

加强全身营养支持，术前进食高蛋白、高维生素饮食，改善营养状况，提高手术耐受性。营养支持是 ERAS 中最重要的一环，术前应进行营养风险筛查和营养干预，缩短禁食周期。护士在入院 24 h 内采用营养风险评分表（NRS2002）对患者进行营养风险评估判断患者存在的营养风险，给予相应的支持治疗。

对患者进行适当的术前营养支持，但避免使用时间过长。对严重营养风险患者可能需要长时间的营养支持，以改善患者营养状况，降低术后并发症发生率。

麻醉前 2 h 可口服清饮料。清饮料是指白开水、淡糖水、清茶、无渣果汁、碳酸类饮料，不包括含奶和酒精类饮品。研究证实，术前一晚口服碳水化合物 800 ml，术前 2 h 口服 400 ml，并不增加患者的误吸风险。术前禁食 6 h,之前可进食淀粉类固体食物(牛奶等乳制品的胃排空时间与固体食物相当),但油炸、脂肪及肉类食物则需要更长的禁食时间。对于婴幼儿而言,最后一次进食母乳的时间是麻醉前 4 h,牛奶、配方奶则是 6 h。

(四)预防深静脉血栓

从入院第一时间起应当进行凝血功能检测和血栓风险评估,权衡血栓/出血风险,尽早给予足量抗凝药物治疗。①基本预防:手术操作轻柔、规范使用止血带、术后抬高患肢、进行静脉血栓宣教、适度补液;②物理预防:足底静脉泵、间歇充气加压装置等;③药物预防:普通肝素、低分子肝素、Xa 因子抑制剂、维生素 K 拮抗剂。针对抗凝药物的使用,相关指南推荐:术前 12 h 内不使用低分子肝素,术后 12 ~ 24 h(硬膜外腔导管拔除后 4 ~ 6 h)皮下给予常规剂量低分子肝素;术后 6 ~ 10 h(硬膜外腔导管拔除后 6 ~ 10 h)开始使用利伐沙班 10 mg/d 口服,每日 1 次。

(五)术前预防性使用抗生素

术前预防性使用抗生素有助于降低择期手术术后感染的发生率。使用原则如下:

(1)预防用药应同时包括针对需氧菌及厌氧菌。

(2)应在切开皮肤前 30 min 至 1 h 输注完毕。

(3)单一剂量与多剂量方案具有同样的效果,如果手术时间 >3h 或术中出血量 >1 000 ml,可在术中重复使用 1 次。

(六)心理疏导及健康宣教

胫骨骨缺损患者由于患病时间较长,经历手术次数较多,反复的治疗失败、巨额的治疗费用和长时间肢体外观的畸形、行走步态的异常导致多数患者伴有自卑、悲观、焦虑等心理问题。而心理状态直接影响治疗效果及疾病的康复,良好的心理干预可以有效增强患者对治疗的信心,减轻术后的痛苦,提高疗效。患者既有迫切接受手术治疗,恢复正常的强烈愿望,同时又往往因知识面不足,缺乏对手术的正确了解,存在对手术达不到预期效果和治疗费用的担心。针对患者的这些心理问题,责任护士术前应深入病房,通过与患者的反复沟通与交流,多安慰、鼓励。用通俗易懂的语言将手术的大致方法和优缺点、手术的预期效果、麻醉方式、术中如何配合及注意事项、术后可能出现的问题及护理康复计划等向患者及家属详细解释清楚,使其了解整个治疗过程,消除对手术的恐惧心理。同时鼓励患者及家属与病室内同样疾病的患者多沟通交流,介绍成功病例,了解正面的手术效果,帮助患者及家属树立治愈疾病的信心,从而以积极的心态配合治疗和护理。

三、术后护理

(一)术后常规护理

(1)病室环境及要求。病房室温保持在 22 ~ 25℃,相对湿度为 50% ~ 60%。行石膏固定者,备好软枕、肢体架等,需要做牵引者备好牵引架、牵引绳、重量锤和钩等器材。

(2)到病房后及时向麻醉师及手术医生了解术中患者情况,密切观察生命体征变化,如发现体温持续升高或生命体征波动,及时通知医生对症处理。

(3)患者搬运。搬运患者时注意维持患肢有效固定,搬运时术肢远近端受力要均匀,避免移位;妥善放置引流管及输液器等.

(4)体位管理。术肢置于准备好的枕垫上,抬高 15° ~ 30°以促进静脉回流,减轻术肢肿胀,可局部冷敷 1 d,减轻出血及切口肿胀疼痛。保持术肢高于心脏水平,尤其是夜间要加强巡视,避免患者睡着时术肢不自主垂落,减轻术肢肿胀及防止局部组织长时间受压坏死。

(5)皮肤护理。保持皮肤清洁,预防压疮,做到勤观察、勤翻身、勤擦洗、勤更换,在工作中严格交接班及落实相应护理措施。

(6)用药护理。患者用药期间,应加强巡视,观察穿刺部位有无外渗,有无出现药物不良反应等,如有异常及时处理。

(二)骨延长速度的调整

骨搬移的护理调整支架时要操作准确,每日分次延长要做好护理记录,以防遗忘。截骨术后 1 周术肢肿胀消退后开始骨搬运、调节 Ilizarov 外固定架骨延长速度,按照 1 mm/d 均等分为 4 次,即 0.25 mm/次(1/4 圈)快速牵拉 5 d。X 线复查判断截骨是否完全,之后改为 0.75 mm/d 的速度牵拉,均等分为 3 次。骨延长超过 4 cm 后,让患者每周停止牵拉 1~2 d。在牵拉期间每 2~4 周摄 1 次患肢正、侧位 X 线片。如有骨折成角或移位,及时调整牵引针的方向及骨搬运速度。骨延长达到预计的长度后停止牵拉,长度可以通过直接测量肢体和(或)在 X 线片上测量来确定。

延长过程中,嘱咐患者及家属切记不要因着急自行加快调整速度。延长期间,仍需密切关注术肢皮温、肤色、感觉和足趾活动情况,警惕术肢因过度牵伸造成的血运、感觉障碍,如有异常,及时通知医生调整或暂停延长计划,防止血管神经损伤。开始时由医护人员操作,注意给患者及家属说明及演示操作步骤和目的,然后在医护人员指导下让患者或家属操作,使其掌握延长方法,以便其出院后自己操作。

责任护士应观察患者情况,并进行相应的安抚,消除患者紧张、恐惧心理。同时责任护士也应了解并熟悉外固定器的调整过程和滑移的幅度及速度,以便对患者更好地解释和沟通。Ilizarov 外固定器结构复杂,应每天检查支架有无松动,螺丝帽有无脱落,钢针张力是否降低,一旦发现外固定环、螺丝、钢针、迁移杆等有松动或无法旋转调整等异常情况应及时通知医生处理,避免由于外固定器松动而影响治疗。

(三)针道护理

针道感染是外固定治疗最常见的并发症,同时也是造成骨髓炎复发的重要因素。Ilizarov 外固定架通过穿针的方式与患肢固定,其针道破坏了皮肤及深部软组织的完整性,导致机体内部与外界相通,细菌容易经针道入侵机体,从而引发感染。同时搬移过程中钢针会对皮肤软组织产生牵拉、切割作用,导致骨周围软组织的过度移动而产生局部的炎症。因此,治疗期间做好外固定器的针道护理工作是保证治疗成功的关键。

对于针道感染的预防,常规护理方法为用体积分数 70% 的酒精棉签消毒针道及周围皮肤,但此方法的有效性并不高。有研究者认为碘附是一种安全有效的消毒剂,渗透强、稳定性好,所以每天 0.5% 碘附涂擦针道及周围皮肤可预防针道感染,但碘附的浓度不易控制,且消毒后易在针道口形成膜状物,阻碍分泌物流出,从而形成新的感染。近年来,经过对比多种消毒剂的消毒效果,目前认为葡萄糖酸氯己定醇是一种更优的选择。葡萄糖酸氯己定醇消毒剂由 1.8% ~ 2.2% 的葡萄糖酸氯己定和 63% ~ 77% 的乙醇构成,是一种长效消毒剂,具有杀菌强、皮肤刺激性小、作用迅速等特点。其杀菌机制为:葡萄糖酸氯己定是一种阳离子表面活性剂,可以破坏细菌胞膜的渗透屏障,使细菌胞浆渗漏或变性,达到杀菌效果;乙醇在此起促进和协同作用,能快速杀灭细菌繁殖体,此外乙醇还具有长期抑菌作用。因此,目前来说葡萄糖酸氯己定醇可以作为一种优先考虑的护理试剂,用于降低针道感染率。

针道具体的护理内容如下。

（1）严密观察针眼及周围皮肤有无渗血、渗液及红肿热痛，保持针眼及其周围皮肤清洁，及时处理牵引针松动、针道感染。

（2）延长期间，换药时要求严格无菌操作，注意保持外固定器的清洁，尤其是针眼周围皮肤的清洁。做到一棉签一针眼，棉签不得重复和交叉使用。

（3）每日用葡萄糖酸氯己定醇消毒剂消毒针眼，注意蘸取消毒液时液量不宜过多，防止消毒液渗入针眼造成局部组织坏死变性。

（4）注意保留针眼周缘痂皮，因其具有屏障作用，可防止细菌及污染物进入针道。

（5）治疗过程中，应密切观察针眼处有无红肿、渗出情况，针道分泌物多时，做分泌物细菌培养和药物敏感试验，使用有效的抗生素，如针眼部位出现可疑感染应及时告知医生，并行相应处理。

（6）不可用纱布或棉球包扎堵塞针孔，而是要暴露针孔，保持针孔引流通畅。

（7）患者疼痛可予口服镇痛药物对症治疗，疼痛剧烈时可适当减缓搬移速度，必要时可于钢针周围做小切口减轻皮肤张力。

（四）VSD 的护理

VSD 技术是近年被证实的治疗深度创面较理想的方法，和常规换药相比，可以缩短创面愈合时间，有着快速封闭创面、控制感染、减轻创面间质水肿、促进创面肉芽组织生长等诸多优势。目前 VSD 技术是深度创面治疗的主要方法，VSD 材料为创面提供了密闭空间，阻止了外来细菌的侵入，避免了交叉感染，减少了耐药菌株的形成，能将留存于创面局部的坏死组织、分泌物、细菌及渗出液等自创面吸出，减少细菌繁殖，降低细菌负荷，在局部形成一个相对封闭的环境。使用 VSD 技术可以使闭塞的毛细血管在负压作用下重新开放，增加创面的血液循环，促进创面内各种代谢产物转运，为创面提供丰富的血流和营养物质 VSD 技术还能够刺激血管内皮生长因子水平升高，从而诱导创面血管再生。VSD 技术还可以通过负压机械应力改变创面内上皮细胞骨架，引发细胞内信号级联反应，增加细胞分裂速度，从而促进肉芽组织的形成，肉芽组织在组织损伤修复过程中具有填补创面及其他组织缺损，机化或包裹创面坏死组织及炎性渗出物的重要作用。创面局部血流量的增加以及皮肤软组织扩张形成的机械应力可促进组织细胞的增殖从而促进创面愈合。可变性弹性培养基离体细胞培养进一步证实，机械性应力可以诱导表皮细胞、成纤维细胞、血管内皮细胞增殖及蛋白产物合成，促进创面愈合。

由于上述优点，VSD 在治疗软组织缺损和预防溃疡性伤口感染中得到了广泛的应用。医用高分子聚乙烯醇水合盐海藻泡沫用于 VSD 作为临时皮肤代用品，无毒、无皮肤刺激，具有良好生物相容性，该物质不会降解，不会有泡沫物质进入血液循环。结合生物半透膜，创面引流采用多孔硅胶管。负压吸走创面渗出液，维持创面液体平衡，产生湿润环境，有效保持创面清洁，抑制细菌生长。此外，可以减少毒素的吸收，从而预防急性肾功能衰竭。早期腔室减压还可以防止神经肌肉缺血性坏死和永久性组织损伤。真空还能改善局部微循环，促进伤口血液供应和水肿液的排出，从而促进受损组织的修复。

VSD 护理的具体内容如下。

（1）维持有效负压。检查负压吸引装置状态完好后，接通负压引流装置。如果引流管没有漏气现象，表明封闭良好，负压引流有效；如果引流装置内出现漏气，表明封闭不良，不能进行有效地负压引流。阻断负压时，如果海绵不能回弹，说明负压封闭良好，负压引流有效；如果海绵回弹，说明封闭有空隙，负压封闭不良。正常的负压源压力为 $0.04 \sim 0.06$ MPa。

（2）密切观察患者生命体征变化、皮肤颜色、肢体感觉和运动等情况，加强营养，及时纠正电解质紊乱，预防便秘与压疮。

（3）创面观察。注意引流液的颜色、性状、量的变化，并及时做好记录。同时注意敷料区是否有渗血，皮肤是否出现张力水疱等情况。

（4）保持引流管通畅。妥善固定引流管，翻身或者活动时防止引流管的扭曲、折叠以及受压情况的发生，确保引流管的通畅。如果出现引流管堵塞、敷料区液体聚集，应及时使用生理盐水冲洗引流管。

（五）疼痛管理

在全世界范围内，疼痛管理受到越来越多的关注，病房内应该依据收治病种、患者具体情况，构建无痛化病房。无痛化病房应该建立疼痛管理的规范化处理流程，通过正确的疼痛评估，制订个体化的镇痛计划，有效地减轻患者的痛苦。

由于术中对感染部位的彻底清创和截骨手术的创伤，疼痛是术后康复道路上所面对的第一个困扰，往往会加重紧张、焦虑的心态，同时影响早期活动和功能锻炼。使用 Ilizarov 外固定架前 2 周，由于彻底清创、外固定架牵拉力的作用，骨折断端的移位引起组织牵拉刺激等，大部分患者均有不同程度的疼痛，应给予耐心解释。可采用 VAS 疼痛评分对患者的疼痛进行评估，≥3 分者，采用抬高患肢、舒适卧位、分散注意力、减少刺激、三阶梯用药等多模式镇痛方法对症处理，必要时睡前加用镇静催眠药，改善患者睡眠。骨搬运过程中若患者主诉疼痛明显，可停止牵拉 1 周或适当减慢牵拉速度。对于因皮肤牵拉较大导致疼痛明显的患者，应及时分次沿针道滑动轨迹的方向切开皮肤，一般患者术后 2 周疼痛逐渐缓解。同时耐心向患者及家属告知疼痛的原因及持续时间，告知疼痛将在短时间内缓解，嘱咐患者家属配合多对患者进行鼓励和支持，分散患者注意力，提高疼痛的阈值，增加对疼痛的耐受性。

（六）神经、血管的护理

手术过程中血管、神经可能受到牵拉或损伤，手术创伤会造成肢体肿胀以及局部软组织受压，术后应密切观察术肢肢端皮肤温度、色泽、动脉搏动以及足趾的感觉、活动情况，并与健肢以及术前情况进行比较，如出现异常，及时通知医生进行相应处理。术后抬高患肢，有利于减轻肢体肿胀，密切观察患肢末端血运、感觉及运动情况。

周围神经对牵张非常敏感，快速延长或过度牵拉可造成神经暂时性或永久性麻痹。缓慢牵伸对周围神经造成的临床损害是可逆的，1 mm/d 的牵伸速度正好小于轴突的生长速度，神经损害可在短期内逐渐修复。血管被快速牵拉延长后血管痉挛，血管内径变小，血流量减少，使延长区组织生长缓慢，严重时甚至可致血流完全中断，肢体缺血坏死。搬移过程中密切观察患肢的感觉、关节活动、动脉搏动及末梢循环情况，发现异常及时采取措施。如发现足趾主动活动消失、剧烈疼痛、麻木等神经损伤迹象，或出现足部发绀、苍白、肿胀等血管危象表现，需要检查去除肢体压迫、包扎过紧等外部因素，报告医生给予处理。

（七）营养支持

术后患者不再等恢复肠道通气或排便后才恢复口服进食，患者麻醉清醒后即可进食清水，无不适反应则逐渐进食流质、半流质饮食（不含牛奶），防治恶心呕吐。术后第 1 天进食高热量、高蛋白、钙质丰富、高维生素、清淡且易消化的饮食，戒烟酒。食欲欠佳者使用胃肠动力药和助消化药。争取在术后 3～4 d 不再进行静脉输液。

患者由于病程长、创伤严重、疼痛、睡眠不足、住院期间食物品种单调、就餐环境不良等因素，一般都有经口进食营养低于机体需要量的情况，应指导患者加强营养，纠正患者负氮平衡，必要时输血及白蛋白，增强抵抗力。由于长期活动受限，多数患者伴有失用性骨质疏松、肌肉萎缩等并发症。应指导患者适量多进食一些高热量、高蛋白、高维生素和高含钙量的各种食物，改善营养状况，提高机体的免疫力，减少感染概率及并发症发生率。卧床期间增加纤维素的摄入,预防便秘。

(八)导管护理

术中各种置管是一把双刃剑。ERAS不推荐常规放置导尿管,若患者有较大风险发生尿潴留,如手术时间较长、术中出血较多、老年患者有泌尿系统疾病,术前可置入导尿管。术前在侧卧位下置入导尿管可减少术前搬动,减少应激。放置尿管时间也不应超过24 h,术后第1天静脉输液前拔除,拔除前不夹闭尿管。

ERAS不推荐术后常规放置预防性引流管,不仅会增加患者不适感以及切口感染率,而且会延长患者开始功能锻炼的时间,不利于术后早期康复。若术中出血量较大、组织损伤较重可留置引流管,但尽量在24 h内拔除。

(九)功能锻炼

科学合理的早期功能锻炼对恢复患肢功能具有重要意义,Ilizarov理论认为,在持续的张力-应力下,延长区域内的血管、神经、肌肉等软组织会遵循张力-应力法则与骨延长同步再生,但腓肠肌(包括跨越踝关节的腓骨长肌和胫后肌等)在踝关节不固定的情况下,不会形成持续不变的牵伸张力,也就不会产生使这些组织再生的基本条件。因此,胫骨大幅度延长后,会导致肌肉组织再生失控而发生挛缩,关节屈伸受限,甚至出现肌肉僵直。同时必然发生这些肌肉、肌腱相对短缩性足下垂,或足下垂内翻、外翻畸形。为预防和减轻这类并发症,需要加强膝踝关节伸屈功能锻炼或理疗,踝关节用足托固定于中立位,这样既不影响关节活动,又可防止跟腱挛缩出现马蹄畸形。

为预防并发症的发生,术后康复锻炼起到了至关重要的作用。术后早期行主被动患肢功能锻炼,对于快速恢复患肢肌肉力量,恢复邻近关节功能,防止压疮、下肢深静脉血栓等卧床并发症具有重要作用。功能锻炼是预防关节僵硬、畸形、肌肉萎缩以及恢复患肢功能的关键,能减轻术肢水肿,促进新骨形成,防止出现肌肉萎缩及关节挛缩僵硬等并发症,许多术后患者存在外固定器松动、骨折移位、疼痛等顾虑,不敢自行活动,应向患者耐心地讲解功能锻炼的重要性,是保证手术成功、恢复肢体功能的重要环节,鼓励患者尽早进行功能锻炼。

根据患者全身及局部情况制订个体化功能锻炼计划,具体如下。

(1)手术完成后,应尽可能提前实施主动或被动的锻炼。一般术后麻醉清醒即开始指导患者行床上股四头肌等长收缩及踝泵练习,并可使用关节持续被动活动仪(CPM)等器械辅助肢体关节功能锻炼。训练时予以督促保护,训练量以患者能够耐受为宜,逐渐增加锻炼时间及次数,并配合局部按摩、理疗等康复措施。

(2)术后第1天即可开始进行股四头肌和踝关节的肌肉锻炼,指导患者做踝关节的跖屈和背伸动作,开始每日3次,每次10 min,循序渐进,防止静脉血栓形成。膝关节早期行蹬踏训练,被动结合主动活动,防止关节僵硬。

(3)术后2~3 d开始膝踝关节主被动屈伸运动。

(4)术后1周,可指导患者扶双拐或助行架进行不负重行走练习,逐步增加行走时间和次数,并根据X线片骨痂生长情况逐渐开始术肢负重,开始下地时要求有护理人员保护,防止摔倒。且不宜时间过长,以免加重下肢的肿胀。

(5)术后2周后患肢部分负重,依据X线片显示的骨痂生长情况,逐渐过渡到完全负重。锻炼过程需循序渐进,不能操之过急,以保证患者安全。

(6)术后3周软组织愈合后,助力行走,预防马蹄足及膝关节屈曲畸形,患肢适当负重。早期下床

（7）出院后每日仍要坚持锻炼，骨折在正常愈合时间（一般为 4 个月内），仍未达到愈合标准，称为延迟愈合，如超过 9 个月仍未见明显骨痂形成，则称为骨不愈合。

（十）心理护理

骨搬移患者一般病程较长，甚至需要多次手术，易出现情绪不稳定。护理人员要细致耐心地做好解释工作，向患者和家属介绍骨搬移手术与其他手术的差异，说明骨搬移术是现在治疗骨缺损最有效的方法，说明其同期修复骨和皮肤缺损、恢复肢体长度的优点，展示成功病例，增强患者信心，缓解其紧张情绪，做好长时间治疗的心理准备。

（十一）预防并发症

（1）血管、神经损伤。安装 Ilizarov 外固定架操作过程中，要细心避开大的血管及神经，术后观察有无针道及创面大量渗血、足趾麻木、活动受限等血管神经损伤的表现。骨延长中后期，因神经、血管延长速度比骨延长速度慢，神经血管易受到牵拉，应密切观察患肢的颜色、温度、运动、感觉、肿胀程度及动脉搏动情况，警惕有无神经血管危象，检查有无包扎过紧，及时排除受压因素，必要时适当减慢骨延长速度。

（2）轴向偏移。轴向偏移是在延长过程中发生的截骨端向一侧偏移或成角，可影响临床疗效。其与钢针张力不均匀、肌肉拉力、钢针距截骨处太远、钢针松动失张力后未及时拉紧而照常负重行走等因素有关。护士应督促患者早期下床活动，通过活动时的轴向微动效应，纠正轴向偏移。术后在观察过程中如发现肢体偏移、成角、扭转等情况，定期摄 X 线片，若有异常及时通知医生早期调整处理。

（3）肌肉萎缩、足下垂及关节挛缩。肌肉关节挛缩 Ilizarov 理论认为，在持续的张力－应力下，延长区域内的血管、神经、肌肉等软组织会遵循张力－应力法则与骨延长同步再生，但腓肠肌（包括跨越踝关节的腓骨长肌和胫后肌等）在踝关节不固定的情况下，不会形成持续不变的牵伸张力，也就不会产生使这些组织再生的基本条件。因此，胫骨大幅度延长后，则会导致肌肉组织再生失控而发生挛缩，结果肌肉挛缩关节屈伸受限，甚至出现肌肉僵直。同时必然发生这些肌肉、肌腱相对短缩性足下垂，或发生足下垂内翻、外翻畸形。为预防和减轻这类并发症，需要加强膝踝关节伸屈功能锻炼或理疗，踝关节用足托固定于中立位，这样既不影响关节活动，又可防止跟腱挛缩出现马蹄畸形。肌肉、关节张力的维持需要适宜速度和频率的牵拉，护士指导、协助、督促患者进行适度的关节屈伸锻炼及肌肉收缩运动，避免肌肉比骨再生慢而发生关节挛缩、肌肉失用性萎缩及足下垂畸形。

（4）骨折愈合不良。骨折在正常愈合时间（一般为 4 个月内），仍未达到愈合标准，称为延迟愈合，如超过 9 个月仍未见明显骨痂形成，则称为骨不愈合。牵伸过度、血供障碍、固定不牢固、营养不良是导致此并发症的主要原因。因此，在搬移过程中最佳的延长速度一般为 0.7 mm/d，最快不超过 1 mm/d，叮嘱患者不可急于求成，擅自加快延长速度。要定期拍摄 X 线片，以调整延长速度，维持支架固定的稳固，并对患者进行饮食指导，加强营养，增加机体抵抗力，促进骨折愈合。

（5）下肢静脉血栓。观察患肢疼痛、肿胀、足背动脉搏动、下肢皮肤颜色及温度、小腿周径，询问有无麻痹的感觉；选择合适的预防方式，如使用抗凝药物，如利伐沙班及低分子肝素等，定期复查凝血象，用药期间需要观察皮肤黏膜的出血情况，定期复查凝血功能，预防突发性出血。密切观察术后有无突然出现胸部疼痛、呼吸短促、唇色青紫、心动过速、痰中带血、疲劳低热等肺栓塞表现。

（十二）出院指导

由于治疗周期较长，大部分患者经过一段时间的治疗和康复，即可出院回家治疗。对于携带固定器回家的患者,应为患者制订详细的出院后的康复训练和外固定器护理的注意事项,并以书面形式交予患者,嘱咐患者按照出院指导进行肢体功能锻炼和自我护理。鼓励患者树立信心,坚持治疗,争取早日康复。具体指导内容如下。①出院前向患者反复演示正确的骨段滑移的操作步骤,直至确认患者能独立准确操作。告知患者严格按照医生指导进行,把握调节速度,切忌因为着急而自行加快调整速度。②嘱咐患者保持外固定器干燥清洁。向患者详细告知针眼及创面发生感染时的症状,如发生感染或可疑感染,应及时来院就诊。③定期复诊,交代患者每 2 ~ 4 周来院门诊复诊 1 次,根据 X 线片骨痂生长情况及术肢功能情况,妥善保存每张 X 线片及相关资料,以便复诊时对比、判断疗效。④坚持功能锻炼,预防关节僵硬、肌肉萎缩、足下垂,注意早下地、逐步负重,早期下地时有家属陪伴,避免发生再骨折或跌倒,完全康复后避免重体力劳动及剧烈运动。⑤在 X 线片显示新生骨痂坚实、骨折愈合而且患肢可以完全负重的情况下,先拧松外固定架螺钉夹,继续完全负重 2 个月。摄 X 线片复查,若仍无异常方可拆除外固定架,或逐渐减少外固定架固定针的数量,直至完全拆除外固定架。拆除后仍要保护性行走 2 周,预防拆除外固定架后发生再骨折或跌倒。

(十三)随访

可采用电话复诊、微信(云随访系统)复诊、家庭访视等形式进行随访。在患者出院后 24 ~ 48 h 内应常规进行电话随访及指导;以后每 2 ~ 4 周 1 次。内容包括骨及软组织愈合情况、骨延长速度、有无并发症、功能锻炼依从性、疼痛程度、日常生活自理能力及作业能力等,并根据情况及时给予指导。可进行术后门诊回访,行伤口拆线、告知病理学检查结果、讨论进一步的治疗等。一般而言,ERAS 的临床随访至少应持续到术后 30 d。

胫骨骨缺损一般治疗周期较长,患者很大一部分时间为在家中治疗,给我们的日常护理工作带来更多的困难和挑战。在整个治疗过程中可采用整体护理的全新护理模式:①在每位患者治疗期间,对其从疾病情况、全身状态、心理状况、家庭环境等多方面进行整体评估,并根据评估情况制订相应的护理计划,实施针对性的护理措施;②治疗期间,做到治疗的全程参与,从术前的治疗计划的制订,术后的延长治疗和康复训练,到出院后的电话指导和随访,不仅仅是手术医生和管床医生,也有相关护理人员的参与,以便能够准确地了解和领会治疗方案,因人而异地制订每个患者的术前、术后及家庭护理计划,更好地指导患者进行治疗和康复;③重视护理工作的持续性和专一性,在每位患者从住院开始,即安排专门的责任护士实施全程护理,患者出院在家中治疗时,仍由同一责任护士定期进行电话随访并指导患者的日常护理和治疗,保证对患者治疗情况了解的完整性;④治疗期间,通过责任护士的自我评价、护士长评价、医生评价及患者评价等多个方面评价护理效果,根据评价结果,调整改进护理工作,提升患者满意度和护理质量,减少并发症的发生,从而保证治疗效果。

第五节　胫骨骨缺损围手术期的康复治疗策略

胫骨骨缺损经过手术处理固定后,达到临床愈合一般需历时数月,患者被迫长期卧床和患肢制动。长期卧床容易引起下肢深静脉血栓形成、肺部感染、尿路感染和结石等并发症;长时间制动则可能会出现失用性肌萎缩、肌力下降、关节挛缩和僵硬、骨质脱钙疏松、骨痂形成缓慢等情况,最终导致患者的日常生活活动能力下降,生活质量降低。围手术期的康复治疗对患者的功能恢复及预后有益,无疑是改善患者预后,让患者尽早恢复功能,重返家庭和工作的有效策略。康复治疗的内容主要包括物理治疗、作业治疗、运动治疗和心理康复等。科学的物理治疗可有效控制感染、消除肿胀、促进创面和骨修复、软化瘢痕等;作业治疗是通过日常生活活动能力康复训练来重建个人、生活与环境的和谐互动;运动疗法则是以恢复功能为目标的治疗性训练;此外,还需要对患者进行健康教育和心理康复治疗,使其充分了解病情并主动参与到康复治疗中,重建信心。

胫骨骨缺损围手术期的康复治疗主要分为术前康复和术后康复两个部分。康复治疗计划的制订与胫骨骨缺损的部位(胫骨近端、胫骨干、胫骨远端)及手术固定的方式(石膏、外固定架、内固定等)密切相关。康复医生必须根据患者的手术方案以及患者自身生理条件来制订短期及长期的康复目标,但无论何种类型的骨缺损及手术方式,其康复的原则是相同的,即以恢复功能为治疗导向。在制订康复计划时,亦有必要对患者进行详细而全面的康复评估,其有助于我们了解患者的身体状况及可能存在的风险,以便制订个体化的康复治疗方案,从而安全高效地开展康复治疗。胫骨骨缺损的康复评估通常包括感觉运动功能评估、疼痛评估、日常生活活动能力评估、心肺功能评估和心理评估等。感觉运动功能评估包括感觉功能、双下肢的肌力、关节活动度和双下肢围度;疼痛评估常采用视觉模拟评分法(visual analogue score,VAS)、数字疼痛评分表(numerical rating scale,NRS)等;日常生活活动能力评估常用的是改良 Barthel 指数量表等;心肺功能评估应全面评估患者的基础疾病和心肺功能,通过心肺病史和肺功能结果分级等了解患者的心肺功能状态。围手术期一系列系统的康复评定可以帮助治疗师清晰全面地了解患者的身体状况和功能状况,以便为患者制订个性化的康复治疗方案。

一、术前康复

术前康复的目的是通过综合的康复治疗手段,包括术前康复宣教及认知行为疗法、物理因子治疗和运动疗法等,帮助患者降低创伤应激反应持续时间,减轻水肿和缓解疼痛不适,加强患者的体能储备,降低术后全身性并发症的风险,最终提高手术治疗效果。有效的术前康复可以使患者于术后能更好地维持肌肉力量、心肺功能和邻近关节活动度的功能状态,从而缩短术后康复进程及减少并发症,促进患者尽早出院。

(一)康复宣教与认知行为治疗

在术前对患者进行康复教育,向患者介绍康复治疗的重要性和必要性,告知患者康复的相关内容以及注意事项,使患者知晓其在康复治疗中发挥的重要作用,并获取患者及家属的理解,动员家庭成员参与患者的康复治疗,并对患者进行监督、支持和陪伴,增加患者的依从性。术前的康复宣教与认知行为治疗,在改善患者功能,缓解情绪方面作用显著。

(二)疼痛及肿胀的处理

疼痛和肿胀是骨外科手术患者常见的症状,二者也给患者的心理造成了很大困扰,部分患者因疼痛和肿胀不能进行早期功能锻炼,从而严重影响手术的疗效。急性疼痛的控制对围手术期生理状况的调整及术后疼痛控制至关重要,骨科医生应根据患者的具体情况,给予镇痛药、镇静药、抗焦虑或抗抑郁药进行干预。高能量的创伤常常伴有软组织损伤水肿,处理肿胀主要遵循 PRICE[保护(protect),休息(rest),冰敷(ice),加压(compress),抬高(elevate)]原则,可给予冰敷、伤侧下肢弹力绷带包扎、冰敷加压装置(比单独冷敷或加压的效果好),冰敷可降低伤口局部温度,减缓细胞代谢,收缩毛细血管,减少渗出,缓解疼痛和减轻水肿;抬高患肢和加压可以减少灌注以减轻水肿。一些物理治疗也有减轻炎症和肿胀、缓解疼痛和改善血液循环的作用,康复治疗师应辅以适当的理疗来帮助缓解疼痛和肿胀,例如超短波(注意带有金属内植入的患者禁用)、紫外线和超声波等。

(三)功能康复训练

术前的功能康复训练适用于择期手术、需要卧床等待较长时间的患者,其目的以预防并发症为主,主要包括心肺功能锻炼、肌力训练及关节活动度训练。患者由于应激和卧床等因素,普遍存在身体运动机能和心肺功能下降情况,因此在术前便可以开始心肺功能锻炼,主要包括深呼吸训练、腹式呼吸训练、咳嗽训练等,尤其对于老年患者和长期吸烟的患者,应特别强调和鼓励其主动积极地排出痰液。同时,术前患肢因疼痛、肿胀或软组织损伤等导致的活动量下降均会影响患肢的肌肉力量,甚至上肢、躯干和健侧肢体也可能会因活动量下降出现不同程度的肌力下降和肌肉萎缩,这将不利于患者后期的日常生活活动能力的恢复,因此,针对肌力的维持性功能锻炼非常有必要,患者应对除患肢以外的其他部位(如双上肢、躯干核心、健侧下肢)肌群展开适当的力量训练。尤其不要忽视对上肢肱三头肌力量的训练,这对后期使用辅助器具至关重要。胫骨骨缺损可能会影响邻近关节(如膝关节、踝关节、跖趾关节等)的正常活动范围,对于已经关节活动受限的患者,应首先评估其受限的原因,对尚未出现关节活动受限的患者,也应该评估相关风险,根据评估结果制订适当的功能活动方案。总之,在术前应对邻近未受累关节选择低强度的主/被动关节活动锻炼,以维持现有关节活动度,避免关节活动受限进一步加重,但需注意在治疗操作中避免对骨折断端产生相对运动。

(四)心理康复

无论是何种原因导致的胫骨骨缺损,在治疗初期患者常常伴有一定的焦虑和抑郁情绪,康复治疗师应改善患者的心理和认知状况,使其充满信心,使其以积极的心态参与到康复训练中,从而增加训练质量,提高临床疗效。了解患者的心理变化过程,做好早期心理介入,对患者的全面康复具有重要意义。

二、胫骨骨缺损固定术后康复

过去的康复模式认为骨科手术的患者应在关节周围受损组织愈合后再开始康复训练,但因康复介入的时间较晚,易出现关节僵硬、肌肉萎缩及骨质疏松等并发症。如今,骨科术后早期介入康复治疗已成为众多研究者的共识。在康复治疗项目实施之前,康复治疗师应核查患者接受的手术方式,以及是否存在禁忌证和注意事项,这些均会影响患者的康复进程。术后许多患者由于疼痛、惧怕影响伤口愈合和内固定移动而不敢活动,或者缺乏对康复的认识,担心过早活动锻炼对关节预后产生不良影响,这些心理状态会在一定程度上影响后期的康复进展,治疗师应使用通俗易懂的语言积极帮助患者学习理解相关康复知识,并对患者及家属进行耐心解释,使其认识到术后早期功能锻炼的重要性,以消除患者的恐惧心理,使患者主动积极地配合医护人员。术后康复的主要目标分为短期目标和长期目标,短期目标包括减少水肿,降低疼痛,增加下肢关节活动范围,使患者能够独立完成不负重情况下的短距离步行;长期目标包括恢复膝关节和踝关节的正常活动范围,完全恢复肌肉力量和本体感觉。当然,康复目标也应基于患者的年龄、病因(何种原因导致的骨缺损)、术前的功能状态及患者的恢复期望来决定。关节的稳定性、固定强度和软组织的损伤范围等因素决定了各个愈合阶段的治疗进度。

(一)物理疗法

物理因子治疗具有缓解疼痛、减轻肿胀、改善血液循环、促进骨修复、软化瘢痕、松解粘连等作用,常用的方法有超短波、经皮神经电刺激、超声波、直流电、脉冲电磁场等。这些治疗方法根据相应的情况在术后选择性应用。

(二)运动疗法

1. 肌力训练

长期制动或活动量下降甚至神经损伤,会导致患肢肌力下降甚至肌肉萎缩,除了术前已制订的全身肌力及耐力训练外,还应增加患肢肌群的等长静力收缩训练,包括股四头肌、腘绳肌、髋外展肌群、髋内收肌群、臀中肌、臀大肌、踇长与趾长伸肌、小腿三头肌等肌肉的肌力训练,根据伤口情况,相关肌群的训练应从局部等长收缩训练逐步过渡到等张收缩训练,其机理是肌肉在收缩时能增加组织液的静水压,起到血液回流、消除肿胀的作用;同时收缩负荷的变化传达到骨质上,形成有效应力刺激,从而促进骨折愈合。需要注意的是,有学者认为对有石膏外固定的患者,尽量避免做直腿抬高,因为股四头肌收缩产生的力与骨折远端肢体的重力会形成剪应力,将不利于骨折愈合。

2. 关节活动度训练

患者在伤口状况良好的状况下,除术前已经开始的邻近关节活动度的训练以外,应尽早开始已受累关节(膝关节或踝关节)的屈伸活动,活动幅度应由小至大,训练的方式有辅助-被动关节活动范围训练(assisted-passive range of motion,APROM)或主动-辅助关节活动范围训练(active-assisted range of motion,AAROM),也可借助仪器持续被动运动,训练过程中,尤其要注意伤口的情况,对于应用石膏托或夹板固定的患者,由于患者膝关节、踝关节和小腿固定,康复治疗只能在非固定部位如足趾、髋关节上进行。对于累及膝关节和踝关节的胫骨骨缺损,术后关节僵硬的发生率会明显增加,可采用关节松动术来重新获得关节的附属运动,但必须要考虑骨和软组织修复的情况,应和手术医生共同讨论关节松动术开展的时间和强度。整个关节松动过程中患者应是无痛的,若出现疼痛,则康复治疗师需停止操作,或调整手或者治疗带的位置以避免引起再次损伤,关节松动术后粘连、痉挛的组织会松懈,这时往往需要冰敷,防止肿胀。

3. 负重训练

持续性负重或生理压力训练,可促进骨组织生长,加速骨折愈合。对于胫骨骨缺损术后的患者,应始终在外科医生的指导下进行负重训练,并根据复查的影像学结果指导患者从部分负重慢慢过渡到完全负重。

4. 本体感觉训练

本体感觉是感觉的一种,包括关节的运动觉和位置觉。研究证实骨损伤的患者存在本体感觉的缺失并影响关节功能和稳定性,一个完善的康复计划应包含提高肢体本体感觉的训练运动。

(三)日常生活活动训练

胫骨骨缺损术后患者可能出现床上转移、床-椅转移和步行能力下降等生活活动能力障碍,日常生活活动(activities of daily living,ADL)训练可以更好地提高患者的生活能力和生存质量。可根据患者不同的负重程度、下肢力量和平衡能力等,予以合适的辅助工具如手杖、助行器等来进行步行训练,以尽快恢复患者 ADL 的安全性和独立性。在患者生命体征平稳,无明显不适及伤口愈合良好的情况下,应鼓励患者尽早下地活动。但应注意避免患侧过早负重,并在必要时佩戴支具;还应随时注意观察患者伤口、肿胀及肤色等情况,以判断训练耐受程度,渐进性地增加活动量,并保障患者安全。鼓励患者主动完成各体位之间的转移,包括翻身转移、仰卧-起坐转移、长腿坐-床旁坐转移、坐-站转移、站-坐转移、如厕及应用坐式马桶等。

三、胫骨骨缺损截肢术后康复

部分胫骨骨缺损的患者最终可能会采取截肢治疗。肢体的部分残缺对于任何一位患者都意味着生理、功能、社会和心理等多方面的改变,除了较好的心理支持和残端的精心护理外,系统的康复治疗对于疗效的保证仍然至关重要。围手术期全面评估患者的截肢高度、感觉、疼痛敏感性、灵活性、耐力和功能性能力是整个康复过程的基础。心理康复应贯穿在截肢者康复的整个过程。一般分为佩戴假肢前的康复训练和佩戴假肢后的康复训练,两者的侧重点不同。

(一)佩戴假肢前的康复

此期的重点是积极促进残端伤口的愈合、减轻疼痛和水肿,为患者后期佩戴假肢做好生理准备,减轻任何可能限制患者便利应用假肢的因素(例如挛缩、萎缩等)。

1. 体位管理

引流装置通常在术后 48 h 后去除。指导患者在卧床、坐立和站立时保持残端的正确位置,通过升高床脚以抬高残端,这有利于控制血肿和术后疼痛。经胫骨水平的截肢发生膝屈肌群的挛缩很常见,出现这种情况最主要的原因是长时间的依赖体位和不当的残肢固定休息位,胫骨平面截肢的患者应保持伸膝位,并加以固定,以预防残端屈曲或外展痉挛。

2. 水肿控制和疼痛控制

截肢术后,为保证残端的形状和大小及切口的完整性,积极控制水肿至关重要。加压是截肢术后控制水肿最重要的方法,最常用的方法有"8"字缠绕交叉加压法和假肢收缩法,加压应在术后积极进行。冰敷法亦十分常用,但需密切关注患肢感觉减退的部位,以避免冻伤和皮肤损害。截肢术后疼痛常常是困扰患者的一大问题,术后应尽早向患者介绍脱敏技术,包括用不同的物体和纹理摩擦/触碰残肢,软组织松动、冷热疗法和电刺激也有一定效果,患者每天都应进行可耐受的脱敏治疗。幻肢痛也可能会成为患者康复进展中的一大障碍,除脱敏技术和药物治疗外,镜像疗法和神经调控技术亦有积极的治疗作用。

3. 功能性训练

通过相关的功能性训练,如肌力训练、关节活动度训练、平衡训练、辅助移动训练等,为后期假肢的安装创造良好的身体条件和生理条件。

(1)残端关节活动度训练。对患肢残端膝关节进行被动运动训练、主动运动训练、关节功能牵伸等训练,可增加残端关节的运动活动范围,预防挛缩畸形,为假肢安装提供良好的关节运动范围。

(2)肌力训练。残端肌力训练以抗阻训练为主,目的是避免残肢肌肉萎缩,为控制假肢提供足够的肌力。对于胫骨骨缺损的患者,除了膝关节的屈曲和伸展训练,髋关节和核心肌群的训练也应尽早开始,在训练过程中,应根据患者的耐受情况和总体情况循序渐进地进行。

(3)平衡和转移训练。由于患者的重心已发生了改变,因此平衡训练也应尽早开始。在治疗师的指导下训练坐位平衡和转移平衡,平衡训练的关键部分包括改变支撑面、施加阻力和(或)者在平衡训练时基于患者增加额外的任务/动作。可尽早地使用恰当的辅助器具(拐杖/助行器)或者在平行杠内训练步行功能。

(二)佩戴假肢后的康复

当外科医生明确患者可以安装假肢并且能够完全或者部分负重时,假肢矫形师就会为患者铸造和转配初始假肢,一般而言,胫骨截肢的患者通常在残肢恢复后 4~8 周就可以进行假肢训练,此期的主要目的是教育患者正确地穿/卸假肢,学会正确地移动,进行步行训练及其他的功能性训练(例如上下斜坡/楼梯训练、不平整地面或者障碍物的训练、跌倒/恢复/训练等),让患者佩戴假肢步行和完成所有日常生活活动时达到接近正常的生物力学水平。

规范的康复治疗的重要性不亚于手术,胫骨骨缺损的康复应尽早介入,循序渐进,功能训练则需要在保证关节稳定性的前提下进行,推荐临床采用综合的康复治疗方法,根据相关的临床评估和康复评估,因人因病而异,制订科学、合理、安全和个体化的康复治疗计划。

参考文献

[1]周宗科,翁习生,曲铁兵,等.中国髋、膝关节置换术加速康复-围术期管理策略专家共识[J].中华骨与关节外科杂志,2016,9(1):1-9.

[2]张树立,张勇,王景彦,等.应用 Ilizarov 双段骨搬运技术治疗大段胫骨骨缺损[J].中国中医骨伤科杂志,2018,26(10):60-62.

[3]韦旭明,孙振中,芮永军,等.一期缩短二期 Ilizarov 延长技术治疗小腿 Gustilo ⅢC 型高能量损伤[J].中国骨与关节损伤杂志,2013,28(12):1152-1154.

[4]顾三军,王建兵,吴永伟,等.一期短缩二期骨延长治疗胫腓骨开放性长段骨缺损的体会[J].中国骨与关节损伤杂志,2014,29(10):1058-1059.

[5]余黎,余国荣,陶圣祥,等.小腿软组织缺损合并节段性骨缺损的显微外科修复[J].武汉大学学报(医学版),2012,33(5):705-707.

[6]秦泗河.突破骨不连与骨缺损治愈的瓶颈[J].中国骨伤,2013,26(4):267-270.

[7]殷渠东,顾三军,芮永军,等.松质骨包裹植骨技术治疗长骨节段性骨缺损[J].中华创伤骨科杂志,2017,19(9):775-781.

[8]臧谋圣,王成琪.四肢长骨骨缺损的临床分型及意义[J].中国矫形外科杂志,2015,23(3):246-249.

[9]胥少汀,葛宝丰,徐印坎.实用骨科学[M].北京:人民卫生出版社,2012.

[10]肖卫东,喻爱喜,潘振宇,等.皮瓣移植联合 Masquelet 技术治疗骨及软组织缺损[J].中华显微外科杂志,2018,41(1):9-13.

[11]张一,田晓滨,佘荣峰,等.诱导膜技术结合抗生素硫酸钙颗粒治疗下肢感染性骨缺损[J].中华骨科杂志,2017,37(9):513-519.

[12]刘尧喜,刘昆,杨戈,等.可延伸髓内棒在儿童先天性胫骨假关节联合手术中的应用[J].中华小儿外科杂志,2019(12):1123-1124.

[13]张贵春,郑润泉,邹林,等.抗生素骨水泥联合 Ilizarov 技术在长骨感染性骨缺损治疗中的应用[J].实用骨科杂志,2019,25(1):25-28.

[14]王岩,毕文志,陈继营.坎贝尔骨科手术学[M].北京:人民卫生出版社,2013.

[15]谢添,马彬彬,李荣娟,等.加速康复外科在老年髋部骨折的研究现状[J].中国修复重建外科杂志,2018,32(8):1038-1046.

[16]孙旭,李庭,杨明辉,等.加速康复外科的发展与在骨科的应用[J].骨科临床与研究杂志,2017,2(2):114-116.

[17]中国健康促进基金会骨病专项基金骨科康复专家委员会.骨科康复中国专家共识[J].中华医学杂志,2018,98(3):164-170.

[18]武进华,冯志斌,张建河,等.骨段滑移术治疗胫骨缺损合并软组织缺损[J].实用骨科杂志,2012,18(2):132-136.

[19]张永红,秦泗河,王栋,等.骨搬运治疗胫骨慢性骨髓炎,是否需要加用抗生素骨水泥?[J].中国矫形外科杂志,2017,25(4):331-335.

[20]殷渠东,孙振中,顾三军,等.骨搬运与骨短缩-延长治疗胫骨骨缺损合并软组织缺损的疗效比较[J].中国修复重建外科杂志,2014,28(7):818-822.

[21]郝光亮,张贵春,曹学成.骨搬移术治疗胫骨骨折术后感染性大段骨缺损的疗效分析[J].中国骨与关节外科,2014,7(5):370-373.

[22]梁斌,张锴.骨搬移并发症对接点不愈合的研究与进展[J].中国组织工程研究,2018,22(8):1275-1280.

[23]张瑗,张峡,周跃.高龄患者髋部骨折围术期损害控制与加速康复[J].创伤外科杂志,2018,20(10):797-801.

［24］张超，李文波，孙英杰，等. 感染性骨缺损的手术治疗现状［J］. 中国骨与关节损伤杂志，2017,32（10）:1116-1118.

［25］张群，唐佩福，陶笙，等. 腓骨横向搬移治疗胫骨大段骨缺损［J］. 中华创伤骨科杂志，2011（6）:513-516.

［26］谭琪，刘光军，田清业，等. 腓骨瓣加内外固定结合治疗先天性胫骨假关节［J］. 中华小儿外科杂志，2011（3）:206-209.

［27］梅海波，赫荣国，刘昆，等. 儿童先天性胫骨假关节愈合后应用 Ilizarov 技术行胫骨近端延长的疗效分析［J］. 中华创伤骨科杂志，2013,15（10）:858-862.

［28］乔林，夏志林，刘健，等. 多中心创伤后慢性骨髓炎的细菌谱特点及药敏分析［J］. 中华创伤骨科杂志，2016,18（9）:769-774.

［29］程楚红，漆白文，潘振宇，等. 带血管蒂腓骨瓣游离移植修复长段骨缺损的临床经验［J］. 中华显微外科杂志，2017,40（4）:313-315.

［30］许世维，朱咏梅，廖基楚，等. 本体感觉训练对膝关节骨折术后膝关节功能恢复的影响［J］. 中外医学研究，2020,18（13）:169-171.

［31］Shah H, Joseph B, Nair B, et al. What Factors Influence Union and Refracture of Congenital Pseudarthrosis of theTibia? A Multicenter Long-term Study［J］. J Pediatr Orthop, 2018,38（6）:e332-e337.

［32］Kovoor C C, Jayakumar R, George V, et al. Vascularized fibular graft in infected tibial bone loss［J］. Indian J Orthop, 2011,45（4）:330-335.

［33］Post V, Wahl P, Richards R G, et al. Vancomycin displays time-dependent eradication of mature Staphylococcus aureusbiofilms［J］. J Orthop Res, 2017,35（2）:381-388.

［34］Apard T, Bigorre N, Cronier P, et al. Two-stage reconstruction of post-traumatic segmental tibia bone loss withnailing［J］. Orthop Traumatol Surg Res, 2010,96（5）:549-553.

［35］Sadek A F, Laklok M A, Fouly E H, et al. Two stage reconstruction versus bone transport in management of resistantinfected tibial diaphyseal nonunion with a gap［J］. Arch Orthop Trauma Surg, 2016,136（9）:1233-1241.

［36］Wu H, Shen J, Yu X, et al. Two stage management of Cierny-Mader type IV chronic osteomyelitis of the longbones［J］. Injury, 2017,48（2）:511-518.

［37］Karger C, Kishi T, Schneider L, et al. Treatment of posttraumatic bone defects by the induced membrane technique［J］. Orthop Traumatol Surg Res, 2012,98（1）:97-102.

［38］Ashman O, Phillips A M. Treatment of non-unions with bone defects: which option and why?［J］. Injury, 2013,44 Suppl 1:S43-S45.

［39］Berner A, Reichert J C, Muller M B, et al. Treatment of long bone defects and non-unions: from research to clinicalpractice［J］. Cell Tissue Res, 2012,347（3）:501-519.

［40］Repo J P, Barner-Rasmussen I, Roine R P, et al. Treatment of compound tibia fracture with microvascular latissimus dorsi flap andthe Ilizarov technique: A cross-sectional study of long-term outcomes［J］. J Plast Reconstr Aesthet Surg, 2016,69（4）:524-532.

［41］Sahu R L, Ranjan R. Treatment of complex nonunion of the shaft of the tibia using Ilizarov techniqueand its functional outcome［J］. Niger Med J, 2016,57（2）:129-133.

［42］Winkler H. Treatment of chronic orthopaedic infection［J］. EFORT Open Rev, 2017,2（5）:110-116.

［43］Walter G, Kemmerer M, Kappler C, et al. Treatment algorithms for chronic osteomyelitis［J］. Dtsch Arztebl Int, 2012,109（14）:257-264.

［44］Rao N, Ziran B H, Lipsky B A. Treating osteomyelitis: antibiotics and surgery［J］. Plast Reconstr Surg, 2011,127 Suppl 1:177S-187S.

［45］Windolf M, Ernst M, Schwyn R, et al. The relation between fracture activity and bone healing with special reference tothe early healing phase-A preclinical study［J］. Injury, 2021,52（1）:71-77.

［46］Abulaiti A, Yilihamu Y, Yasheng T, et al. The psychological impact of external fixation using the Ilizarov or Orthofix LRS-method to treat tibial osteomyelitis with a bone defect［J］. Injury, 2017,48（12）:2842-2846.

［47］Gupta S P, Garg G. The Huntington procedure: still a reasonable option for large tibial defects inpaediatric patients［J］. J

Child Orthop, 2014, 8(5):413-421.

[48]Atabaki S, Haghani S, Dorri S, et al. The effect of rehabilitation education on anxiety in knee replacement patients[J]. J Educ Health Promot, 2020, 9:115.

[49]Masquelet A C, Begue T. The concept of induced membrane for reconstruction of long bone defects[J]. Orthop Clin North Am, 2010, 41(1):27-37.

[50]Xu J, Zhong W R, Cheng L, et al. The Combined Use of a Neurocutaneous Flap and the Ilizarov Technique forReconstruction of Large Soft Tissue Defects and Bone Loss in the Tibia[J]. Ann Plast Surg, 2017, 78(5):543-548.

[51]Huntington T W. The classic: Case of bone transference. Use of a segment of fibula to supply adefect in the tibia. 1905[J]. Clin Orthop Relat Res, 2012, 470(10):2651-2653.

[52]Kutikov A B, Skelly J D, Ayers D C, et al. Templated repair of long bone defects in rats with bioactive spiral-wrappedelectrospun amphiphilic polymer/hydroxyapatite scaffolds[J]. ACS Appl Mater Interfaces, 2015, 7(8):4890-4901.

[53]Spellberg B, Lipsky B A. Systemic antibiotic therapy for chronic osteomyelitis in adults[J]. Clin Infect Dis, 2012, 54(3):393-407.

[54]Amouyel T, Deroussen F, Plancq M C, et al. Successful treatment of humeral giant aneurysmal bone cyst: value of the inducedmembrane reconstruction technique[J]. J Shoulder Elbow Surg, 2014, 23(9):e212-e216.

[55]Aime V L, Kidwell J T, Webb L H. Single-Stage Treatment of Osteomyelitis for Digital Salvage by Using anAntibiotic-Eluting, Methylmethacrylate Joint-Spanning Spacer[J]. J Hand Surg Am, 2017, 42(6):480-481.

[56]Mathews J A, Ward J, Chapman T W, et al. Single-stage orthoplastic reconstruction of Gustilo-Anderson Grade III opentibial fractures greatly reduces infection rates[J]. Injury, 2015, 46(11):2263-2266.

[57]Pneumaticos S G, Triantafyllopoulos G K, Basdra E K, et al. Segmental bone defects: from cellular and molecular pathways to the developmentof novel biological treatments[J]. J Cell Mol Med, 2010, 14(11):2561-2569.

[58]Reiestad F, Kulkarni J. Role of myofascial trigger points in post-amputation pain: causation andmanagement[J]. Prosthet Orthot Int, 2013, 37(2):120-123.

[59]Palestro C J. Radionuclide Imaging of Musculoskeletal Infection: A Review[J]. J Nucl Med, 2016, 57(9):1406-1412.

[60]Kertzman P, Csaszar N, Furia J P, et al. Radial extracorporeal shock wave therapy is efficient and safe in the treatmentof fracture nonunions of superficial bones: a retrospective case series[J]. J Orthop Surg Res, 2017, 12(1):164.

[61]Panyi L K, Labadi B. Psychological adjustment following lower limb amputation[J]. Orv Hetil, 2015, 156(39):1563-1568.

[62]Bleakley C M, Glasgow P, MacAuley D C. PRICE needs updating, should we call the POLICE? [J]. Br J Sports Med, 2012, 46(4):220-221.

[63]Mansour T M, Ghanem I B. Preliminary Results of the Induced Membrane Technique for the Reconstruction ofLarge Bone Defects[J]. J Pediatr Orthop, 2017, 37(1):e67-e74.

[64]Iliopoulos E, Galanis N. Physiotherapy after tibial plateau fracture fixation: A systematic review of theliterature[J]. SAGE Open Med, 2020, 8:2108037316.

[65]Wood P, Small C, Mahoney P. Perioperative and early rehabilitation outcomes following osseointegration in UKmilitary amputees[J]. BMJ Mil Health, 2020, 166(5):294-301.

[66]Khira Y M, Badawy H A. Pedicled vascularized fibular graft with Ilizarov external fixator forreconstructing a large bone defect of the tibia after tumor resection[J]. J Orthop Traumatol, 2013, 14(2):91-100.

[67]Meselhy M A, Elhammady A S, Singer M S. Outcome of Induced Membrane Technique in Treatment of failed previously operatedCongenital Pseudarthrosis of the Tibia[J]. Orthop Traumatol Surg Res, 2020, 106(5):813-818.

[68]Li H K, Rombach I, Zambellas R, et al. Oral versus Intravenous Antibiotics for Bone and Joint Infection[J]. N Engl J Med, 2019, 380(5):425-436.

[69]Park K H, Cho O H, Lee J H, et al. Optimal Duration of Antibiotic Therapy in Patients With Hematogenous VertebralOsteomyelitis at Low Risk and High Risk of Recurrence[J]. Clin Infect Dis, 2016, 62(10):1262-1269.

[70]Pederson W C, Grome L. Microsurgical Reconstruction of the Lower Extremity[J]. Semin Plast Surg, 2019, 33(1):54-58.

［71］王贵忻，阚世廉，舒衡生，等. MESS 评分在 Gustilo Ⅲ b、Ⅲ c 型下肢损伤截肢与保肢治疗中的临床意义［J］. 中国矫形外科杂志，2012，20（06）：495-498.

［72］刘家国，喻爱喜，赵猛，等. Masquelet 技术治疗开放性 pilon 骨折骨缺损［J］. 中华创伤骨科杂志，2013，15（09）：742-746.

［73］李宗原，唐诗添，王军，等. Masquelet 技术联合组织瓣移植修复骨软组织复合缺损［J］. 中国修复重建外科杂志，2016，30（08）：966-970.

［74］Tong K，Zhong Z，Peng Y，et al. Masquelet technique versus Ilizarov bone transport for reconstruction of lowerextremity bone defects following posttraumatic osteomyelitis［J］. Injury，2017，48（7）：1616-1622.

［75］Wong T M，Lau T W，Li X，et al. Masquelet technique for treatment of posttraumatic bone defects［J］. Scientific World Journal，2014，2014：710302.

［76］Ronga M，Ferraro S，Fagetti A，et al. Masquelet technique for the treatment of a severe acute tibial bone loss［J］. Injury，2014，45 Suppl 6：S111-S115.

［77］Nauth A，McKee M D，Einhorn T A，et al. Managing bone defects［J］. J Orthop Trauma，2011，25（8）：462-466.

［78］Kopf A. Managing a chronic pain patient in the perioperative period［J］. J Pain Palliat Care Pharmacother，2013，27（4）：394-396.

［79］Siboni R，Joseph E，Blasco L，et al. Management of septic non-union of the tibia by the induced membrane technique. What factors could improve results？［J］. Orthop Traumatol Surg Res，2018，104（6）：911-915.

［80］Semaya A，Badawy E，Hasan M，et al. Management of post-traumatic bone defects of the tibia using vascularised fibulargraft combined with Ilizarov external fixator［J］. Injury，2016，47（4）：969-975.

［81］Mouzopoulos G，Kanakaris N K，Kontakis G，et al. Management of bone infections in adults：the surgeon's and microbiologist'sperspectives［J］. Injury，2011，42 Suppl 5：S18-S23.

［82］Panteli M，Puttaswamaiah R，Lowenberg D W，et al. Malignant transformation in chronic osteomyelitis：recognition and principles ofmanagement［J］. J Am Acad Orthop Surg，2014，22（9）：586-594.

［83］Hemery X，Ohl X，Saddiki R，et al. Low-intensity pulsed ultrasound for non-union treatment：a 14-case seriesevaluation［J］. Orthop Traumatol Surg Res，2011，97（1）：51-57.

［84］Elmarsafi T，Oliver N G，Steinberg J S，et al. Long-Term Outcomes of Permanent Cement Spacers in the Infected Foot［J］. J Foot Ankle Surg，2017，56（2）：287-290.

［85］Sanders J，Mauffrey C. Long bone osteomyelitis in adults：fundamental concepts and current techniques［J］. Orthopedics，2013，36（5）：368-375.

［86］Chimutengwende-Gordon M，Mbogo A，Khan W，et al. Limb reconstruction after traumatic bone loss［J］. Injury，2017，48（2）：206-213.

［87］Simpson A H，Halliday J，Hamilton D F，et al. Limb lengthening and peripheral nerve function-factors associated withdeterioration of conduction［J］. Acta Orthop，2013，84（6）：579-584.

［88］Bradshaw L，Wasiak J，Cleland H. Is operative management of fractures safe in the collocated burn and fractureinjury？［J］. Injury，2015，46（6）：1145-1149.

［89］Karakoyun O，Kucukkaya M，Sokucu S. Intramedullary skeletal kinetic distractor in lower extremity lengthening［J］. Acta Orthop Traumatol Turc，2014，48（3）：307-312.

［90］Fitoussi F，Masquelet A C，Rigal S，et al. Inter-tibiofibular graft for traumatic segmental bone defect of the tibia［J］. Orthop Traumatol Surg Res，2012，98（2）：214-219.

［91］Mankin H J，Hornicek F J，Raskin K A. Infection in massive bone allografts［J］. Clin Orthop Relat Res，2005（432）：210-216.

［92］Accadbled F，Mazeau P，Chotel F，et al. Induced-membrane femur reconstruction after resection of bone malignancies：threecases of massive graft resorption in children［J］. Orthop Traumatol Surg Res，2013，99（4）：479-483.

［93］Han W，Shen J，Wu H，et al. Induced membrane technique：Advances in the management of bone defects［J］. Int J Surg，2017，42：110-116.

［94］Pannier S, Pejin Z, Dana C, et al. Induced membrane technique for the treatment of congenital pseudarthrosis of thetibia：preliminary results of five cases［J］. J Child Orthop, 2013,7(6):477-485.

［95］Wang X, Wang Z, Fu J, et al. Induced membrane technique for the treatment of chronic hematogenous tibiaosteomyelitis［J］. BMC Musculoskelet Disord, 2017,18(1):33.

［96］Chotel F, Nguiabanda L, Braillon P, et al. Induced membrane technique for reconstruction after bone tumor resection in children：a preliminary study［J］. Orthop Traumatol Surg Res, 2012,98(3):301-308.

［97］Auregan J C, Begue T. Induced membrane for treatment of critical sized bone defect：a review ofexperimental and clinical experiences［J］. Int Orthop, 2014,38(9):1971-1978.

［98］Szulc P. Impact of Bone Fracture on Muscle Strength and Physical Performance-NarrativeReview［J］. Curr Osteoporos Rep, 2020,18(6):633-645.

［99］厉孟, 甄平, 蓝旭, 等. Ilizarov 技术同期治疗感染性胫骨大段缺损并小腿软组织缺损［J］. 中国骨与关节损伤杂志, 2017,32(02):156-159.

［100］庄乾宇, 翁习生, 秦泗河. Ilizarov 技术基础及临床应用研究进展［J］. 中华骨科杂志, 2012(03):277-282.

［101］肖卫东, 喻爱喜, 潘振宇, 等. Ilizarov 骨搬运技术治疗 Gustilo ⅢB 型、C 型胫骨大段骨缺损合并软组织缺损的效果分析［J］. 局解手术学杂志, 2019,28(01):42-45.

［102］Choi I H, Cho T J, Moon H J. Ilizarov treatment of congenital pseudarthrosis of the tibia：a multi-targetedapproach using the Ilizarov technique［J］. Clin Orthop Surg, 2011,3(1):1-8.

［103］Wani N B, Syed B. Ilizarov ring fixator in the management of infected non-unions of tibia［J］. SICOT J, 2015,1:22.

［104］Feng Z H, Yuan Z, Jun L Z, et al. Ilizarov method with bone segment extension for treating large defects of thetibia caused by infected nonunion［J］. Saudi Med J, 2013,34(3):316-318.

［105］Britten S, Ghoz A, Duffield B, et al. Ilizarov fixator pin site care：the role of crusts in the prevention ofinfection［J］. Injury, 2013,44(10):1275-1278.

［106］Aktuglu K, Erol K, Vahabi A. Ilizarov bone transport and treatment of critical-sized tibial bone defects：anarrative review［J］. J Orthop Traumatol, 2019,20(1):22.

［107］Jia W T, Zhang C Q, Sheng J G, et al. Free vascularized fibular grafting in combination with a locking plate for thereconstruction of a large tibial defect secondary to osteomyelitis in a child：acase report and literature review［J］. J Pediatr Orthop B, 2010,19(1):66-70.

［108］Eralp L, Bilen F E, Rozbruch S R, et al. External fixation reconstruction of the residual problems of benign bone tumours［J］. Strategies Trauma Limb Reconstr, 2016,11(1):37-49.

［109］Meena U K, Bansal M C, Behera P, et al. Evaluation of functional outcome of pilon fractures managed with limited internalfixation and external fixation：A prospective clinical study［J］. J Clin Orthop Trauma, 2017,8(Suppl 2):S16-S20.

［110］Papakostidis C, Bhandari M, Giannoudis P V. Distraction osteogenesis in the treatment of long bone defects of the lowerlimbs：effectiveness, complications and clinical results；a systematic review andmeta-analysis［J］. Bone Joint J, 2013,95-B(12):1673-1680.

［111］Hatzenbuehler J, Pulling T J. Diagnosis and management of osteomyelitis［J］. Am Fam Physician, 2011,84(9):1027-1033.

［112］Kesireddy N, Kheireldin R K, Lu A, et al. Current treatment of congenital pseudarthrosis of the tibia：a systematic reviewand meta-analysis［J］. J Pediatr Orthop B, 2018,27(6):541-550.

［113］El-Rosasy M A. Congenital pseudarthrosis of the tibia：the outcome of a pathology-orientedclassification system and treatment protocol［J］. J Pediatr Orthop B, 2020,29(4):337-347.

［114］Panteli M, Giannoudis P V. Chronic osteomyelitis：what the surgeon needs to know［J］. EFORT Open Rev, 2016,1(5):128-135.

［115］Carlier A, Brems H, Ashbourn J M, et al. Capturing the wide variety of impaired fracture healing phenotypes inNeurofibromatosis Type 1 with eight key factors：a computational study［J］. Sci Rep, 2016,7:20010.

［116］Marais L C, Ferreira N. Bone transport through an induced membrane in the management of tibial bonedefects resulting from chronic osteomyelitis[J]. Strategies Trauma Limb Reconstr, 2015,10(1):27-33.

[117]Rigal S, Merloz P, Le Nen D, et al. Bone transport techniques in posttraumatic bone defects[J]. Orthop Traumatol Surg Res, 2012,98(1):103-108.

[118]Sala F, Thabet A M, Castelli F, et al. Bone transport for postinfectious segmental tibial bone defects with a combinedilizarov/taylor spatial frame technique[J]. J Orthop Trauma, 2011,25(3):162-168.

[119]Auregan J C, Begue T. Bioactive glass for long bone infection: a systematic review[J]. Injury, 2015,46 Suppl 8:S3-S7.

[120]Conterno L O, Turchi M D. Antibiotics for treating chronic osteomyelitis in adults[J]. Cochrane Database Syst Rev, 2013 (9):D4439.

[121]Bernard L, Dinh A, Ghout I, et al. Antibiotic treatment for 6 weeks versus 12 weeks in patients with pyogenicvertebral osteomyelitis: an open-label, non-inferiority, randomised, controlledtrial[J]. Lancet, 2015,385(9971):875-882.

[122]Tarakji B, Cil A, Butin R E, et al. Adverse Effects of Smoking on Musculoskeletal Health[J]. Mo Med, 2017,114(4): 268-271.

[123]Jansen H, Jordan M, Frey S, et al. Active controlled motion in early rehabilitation improves outcome after anklefractures: a randomized controlled trial[J]. Clin Rehabil, 2018,32(3):312-318.

[124]Yin P, Ji Q, Li T, et al. A Systematic Review and Meta-Analysis of Ilizarov Methods in the Treatment ofInfected Nonunion of Tibia and Femur[J]. PLoS One, 2015,10(11):e141973.

[125]Ulger O, Yildirim S T, Celik S E. A systematic literature review of physiotherapy and rehabilitation approaches tolower-limb amputation[J]. Physiother Theory Pract, 2018,34(11):821-834.

[126]陶一明, 王志明.《外科手术部位感染的预防指南(2017)》更新解读[J]. 中国普通外科杂志, 2017,26(07):821-824.

[127]袁凯涛, 石汉平.《欧洲临床营养和代谢学会指南:外科临床营养》解读[J]. 中国实用外科杂志, 2017,37(10): 1132-1134.

[128]Choi I H, Lee S J, Moon H J, et al. "4-in-1 osteosynthesis" for atrophic-type congenital pseudarthrosis of the tibia[J]. J Pediatr Orthop, 2011,31(6):697-704.

第四篇 胫骨骨缺损的手术技术

第十一章 骨移植技术

第一节 骨 移 植

胫骨骨缺损在临床上发病率较高,其治疗仍是骨科目前较为棘手的问题。目前临床上胫骨骨缺损治疗可以根据具体情况采用骨移植、骨搬运技术、诱导膜技术及组织工程技术等方法,但仍以骨移植方法治疗胫骨骨缺损最为常见。骨移植根据移植材料的来源不同可大致分为自体骨移植、同种异体骨移植、异种骨移植、人工骨和各种复合材料移植。其中自体骨移植骨材料生物来源与宿主完全一致,所以不用考虑组织相容性和移植后的排异反应。自体骨移植的骨诱导性好且无须提前取骨储存,术中同时完成取骨、移植过程,愈合率高。自体骨移植仍是目前临床上治疗胫骨骨缺损采用最多的治疗方法。

一、骨移植修复骨缺损机制

移植骨有两个主要功能,即提供结构性支持和促进骨形成。理想的骨移植材料应同时具有骨传导基质、骨诱导因子和骨生成细胞三大要素,分别对应骨传导、骨诱导和骨生成三项作用机制。

骨传导作用是指将多孔材料置入骨内或骨邻近部位时所观察到的一种三维演变过程,在此过程中毛细血管、血管周围组织和骨祖细胞逐渐由宿主组织长入多孔结构的孔隙中,形成新骨,并最终使多孔材料与周围骨结合为一体。这个过程的典型特征是:①新生的纤维血管组织长入多孔材料的孔隙中;②紧贴其壁形成新骨。

骨诱导作用是指通常无成骨性质的间充质干细胞在各种内外因子作用下分化为骨形成细胞的过程。1934 年,Lavander 借鉴 Spemann 胚胎诱导理论,提出了骨诱导学说。Urist 于 1965 年报道脱钙骨基质可异位诱导成骨,证实了骨诱导学说,并进一步从骨基质中分离出具有重要意义的骨诱导作用物质骨形态发生蛋白(BMP),从而开创了骨诱导理论,为骨诱导理论科学建立奠定了坚实的基础。BMP 可募集并诱导血管周围游动的间充质细胞不可逆地转化为骨系细胞,从而在骨骼或骨骼以外部位产生软骨和骨组织。

骨生成作用是指骨生成细胞直接沉积新骨基质进而形成新骨结构的过程,当新骨在移植物上面或其周围形成时,新骨可能来源于移植骨细胞,也可能来源于宿主区细胞,这些细胞包括成骨祖细胞和成骨细胞。新鲜自体骨,不论是骨皮质还是骨松质,如经适当处理,细胞可以在其表面存活并产生新骨。自体骨细胞通常在移植后能暂时存活并在术后 4 ~ 8 周生成新骨。有学者在定量研究骨密质不同细胞在成骨中的作用后指出,在前 4 周内新骨形成主要来自移植骨细胞,而在 4 周后新骨形成主要来自宿主骨。松质骨表面被大片休眠的骨衬细胞和活跃的成骨细胞所覆盖,所以松质骨形成新骨的潜能大于皮质骨。

二、骨折的一般愈合过程

骨折愈合是一个复杂的过程,可分为血肿炎症机化期、原始骨痂形成期及骨痂改造塑形期,这三个阶段是相互交织演进的,不能截然分开。

(一)血肿炎症机化期

骨折后,髓腔、骨膜下、周围组织出血,形成血肿。骨折端由于血供中断,发生几毫米的骨质坏死,伤后6~8 h,血肿形成凝血块,并和损伤坏死的软组织引起局部无菌性炎症反应,新生的毛细血管、吞噬细胞、成纤维细胞侵入血肿,逐渐形成肉芽组织,进一步演化成纤维组织。这一过程大约需要2周。

(二)原始骨痂形成期

骨膜内层的成骨细胞开始增殖、分化,形成骨样组织,即膜内化骨,逐渐向骨折处汇合,形成梭形骨痂,将两断端的骨密质和其间由血肿机化来的纤维组织夹在中间,形成内骨痂和外骨痂;骨折端之间及髓腔内的纤维组织亦逐渐转化为软骨组织并随着软骨细胞的增生,钙化而骨化,称为软骨内化骨,在骨折处形成环状骨痂和髓腔内骨痂。此阶段一般需要6~8周。

(三)骨痂改造塑形期

原始骨痂为排列不规则的原始骨组织组成,尚欠牢固,随着肢体的活动和负重,在应力轴线上的骨痂,不断地得到加强和改造,骨小梁的排列逐渐规则和致密。在应力轴线以外的骨痂,逐步被清除,使原始骨痂逐渐被改造成为永久骨痂,并逐渐改建成为正常的骨组织。骨髓腔亦逐渐再通。这一过程需要8~12周。

三、骨移植愈合过程

自体骨移植和同种异体骨移植已在临床应用多年。其中自体移植因其移植的骨组织中含有生物活性分子、活细胞,是最理想的骨移植方法,是临床上骨缺损修复的"金标准"。无论是皮质骨移植还是松质骨移植,都有相似的愈合过程。然而,组织学上,也存在一定区别,自体松质移植物比皮质移植物的血管重建更快、更彻底,自体松质移植物随着时间的推移可以达到完全愈合。而自体皮质骨移植仍然是坏死骨和活骨的混合愈合。

(一)自体松质骨移植

自体松质骨移植愈合分为早期和晚期。早期主要发生在最初4周内,以炎症、血运重建和骨诱导为特征。存活的骨细胞前体和骨细胞开始产生新骨,同时,移植骨也会发生部分骨髓坏死,宿主肉芽组织则随后长入。在骨移植后最初2 d,血运重建进展迅速,骨形态发生蛋白和其他生长因子诱导成骨前体细胞向移植骨迁移。这些干细胞在早期末段分化成成骨细胞并产生新生骨。4周时,移植骨内部出现活跃的骨吸收和新骨形成。

晚期则是一个相对连续的过程,通过骨传导机制,移植骨和宿主骨最终发生整合。新骨形成、骨吸收及新生毛细血管长入继续进行。成熟的成骨细胞排列在死亡小梁的边缘,骨样细胞沉积在坏死骨周围。骨重建也继续进行,移植骨最终被新生骨完全取代。随着骨小梁结构逐渐趋于正常,骨骼强度也随之恢复,根据沃尔夫定律,周围骨痂逐渐重塑并改建成为新的皮质骨。

(二)自体皮质骨移植

自体皮质骨移植的愈合模式与自体松质移植类似。然而,皮质骨血运重建明显较慢,因此延长了整合时间。其中一个原因可能是皮质骨的结构更为致密。其孔隙度的降低和密度的增加可阻止血管长入,直到第6天,随着破骨细胞不断发挥作用,新生毛细血管才开始侵袭 Volkmann 和 Haversian 管。与自体松质骨移植不同,自体皮质骨整合开始于破骨细胞活动,而不是成骨细胞活动。到第2周时,皮质骨移植发生广泛的吸收。这种再吸收在前6个月逐渐增加,导致明显的机械强度降低。在第3周时,可以看到新骨形成,但在很长一段时间内,自体皮质移植骨的转归仍然是活骨和坏死骨的混合物。即

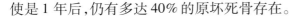

使是 1 年后,仍有多达 40% 的原坏死骨存在。

(三)骨瓣移植

由于是具备血供的"活骨",骨瓣移植后的愈合过程,和常规的骨折愈合过程较为类似,也分为血肿炎症机化期、原始骨痂形成期及骨痂成型塑形期。同时,就像所有组织瓣移植一样,骨组织瓣移植也存在局部甚至完全的缺血,这种情况下,缺血部分的骨质愈合就类似不带血供骨移植的愈合过程,取决于是皮质骨瓣还是松质骨骨瓣,最终的愈合过程也有所不同。

四、诱导膜技术植骨愈合过程

从本质上讲,诱导膜技术中涉及的植骨,是在已形成的生物膜内部,植入自体优质松质骨,伴或不伴人工骨;若为单纯的松质骨移植,其过程则与传统松质骨移植极其类似。当然,由于诱导膜的存在,其愈合也与传统松质骨有所不同;诱导膜在组织形态学上与滑膜组织相似,厚为 0.5 ～ 2.0 mm,其内层由滑液样的上皮细胞构成,外层由成纤维细胞、肌成纤维细胞及胶原构成,诱导膜中含有丰富的血管,不具有渗透性;动物实验研究表明,诱导膜可分泌多种生长因子,如骨形态发生蛋白-2、血管内皮生长因子、转化生长因子-β1 等,且第 4 周时诱导膜分泌骨形态发生蛋白-2 的含量达到最高值。Masquelet 等认为,骨水泥周围形成的诱导膜既可以促进植入骨的重建和再血管化,又避免了植入骨被吸收。为骨的重建提供了有利的成骨微环境。也就是说,自体松质骨移植诱导膜技术具备传统松质骨移植的特性,但由于诱导膜的优良特性存在,其愈合过程更为迅速,可以修复更大体积的骨缺损。

若应用自体松质骨与人工骨相结合进行植骨,则愈合过程在上述基础上,又带有人工骨移植愈合特性;人工骨材料主要通过骨传导作用(osteoconduction)与骨诱导作用(osteoinduction)促进骨质愈合。一方面,植入材料通过促进宿主骨与移植材料表面的结合,通过骨传导作用,引导骨形成;另一方面,人工骨材料提供一种生物刺激,诱导局部细胞或移植的细胞分化形成成熟的成骨细胞。理想的人工骨在体内应能诱导新骨形成,即诱导间充质干细胞趋化、分化成骨细胞,并在局部分泌矿化基质及 Ⅰ 型胶原蛋白,进而促进新骨长入。

五、自体骨移植选择

目前临床上可用于修复骨质缺损材料较多,但理想的骨移植材料应具有成骨性、骨诱导性、骨传导性及完全生物相容性等特性。自体骨移植由于具有上述所有特性,所以在临床上应用较广泛,目前自体骨仍是骨移植的"金标准",包括传统植骨(松质骨、皮质骨)和带血运自体骨移植等。

1. 皮质骨移植

皮质骨不但可提供功能性支持,并且具有骨传导和骨诱导作用。主要取自股骨、胫骨、腓骨、桡骨或者肋骨。而 Christopher 等发现,虽然皮质骨移植可为受区提供较好的结构支撑,并且具有骨传导和骨诱导作用,但不带血管蒂的皮质骨在移植后 6 周强度弱于带血管蒂的皮质骨移植,原因是前者移植后要经过吸收和再血管化。自体皮质骨移植的并发症远高于松质骨移植。Tang 等报道 42% 患者在自体腓骨移植后供区出现感觉异常。

2. 松质骨移植

自体松质骨表面积大,可提供大量的骨细胞。松质骨表面的骨细胞由于受组织液的弥散而得以存活,并积极参与骨形成,此种移植骨可迅速与宿主骨相融合。松质骨的孔隙状结构使血管重建容易,可有效发挥骨诱导和骨传导的作用,诱导新骨形成,但松质骨不能提供机械支持,常用于对移植骨强度无特殊要求时。松质骨主要取自髂骨、股骨远端、大转子和胫骨近端,供骨量有限,且手术时间长,供区损伤、疼痛等并发症高达 25% ~30% 。

带血运自体骨移植血管化骨可得到充足的血供,不必依赖受植床,移植骨中具有大量活的成骨细胞,移植后不必经过传统的非血管化骨移植的爬行替代过程,移植骨与骨床之间像骨折一样以骨生长的方式愈合,而且可同时修复与骨缺损并存的软组织缺损,骨折愈合的时间短,对感染和负荷的抵抗能力强。

自体骨移植由于具有诸多优势,所以在胫骨骨缺损的治疗中应用较多,但进行自体骨移植取骨时必将增加新的创伤,术后供骨区有可能出现一系列并发症,常见的并发症包括:供骨区感染、失血、血肿、神经损伤、畸形、慢性持续性疼痛等,同时受到供"量"不足影响。此外,松质骨植骨后容易发生松动和骨吸收现象,移植骨生长比较缓慢,可发生骨不连、再次骨折、肢体功能差等情况。而且传统植骨技术仅适用于小段骨缺损(小于 3 ~4 cm)。尽管自体骨移植亦存在缺陷与不足,然而目前临床上胫骨骨缺损仍以自体骨移植包括游离骨移植(传统植骨)和带血运的骨移植等自体骨移植修复方式效果最佳。

第二节　带血供骨移植、异体骨、带血供异体骨瓣

带血管蒂骨瓣移位或移植是临床修复节段性胫骨缺损的常用手术方式。带血管蒂骨瓣简称为骨瓣,是指自身带有完整血液循环系统的骨组织块,按照其血供来源,可分为肌蒂骨瓣、筋膜蒂骨瓣和血管蒂骨瓣,临床用于骨不连、骨缺损、骨坏死等的修复。骨瓣能加速骨愈合的过程,以肌、皮、筋膜和骨膜为蒂的自体骨移植是矫形外科广泛应用的方法。1973 年 Mccullough 首先在动物实验中成功应用吻合血管的游离肋骨移植修补狗的下颌骨缺损。1975 年 Taylor 报道了首例吻合血管的腓骨移植,这类手术的成功使移植骨的愈合过程转化为类似一般骨折的愈合过程。胫骨因为其解剖学和力学、损伤机制等原因,常常造成长度不一的骨性缺损,有节段性骨缺损和局灶性骨缺损,临床 4 ~ 10 cm 的骨缺损或者骨、软组织复合缺损,常常选择骨瓣来修复,临床常用游离髂骨瓣、腓骨瓣及肩胛骨骨瓣修复胫骨节段性缺损。

骨瓣应用于胫骨骨缺损的修复主要适用于以下情况:各种原因如创伤、炎症、肿瘤及骨坏死切除后、先天畸形等引起的骨缺损,常包括有长段骨缺损和腔隙性骨缺损。当骨缺损的长度超过 6 ~8 cm 或在儿童超过骨长度的 1/4 时,需要进行吻合血管的游离自体骨移植。由于移植骨血供正常,故与受区骨的愈合过程类似于骨折骨的愈合,不需要经过漫长的爬行替代,病程大大缩短。当骨缺损的长度在 2 ~ 6 cm 时,也可据情选择骨瓣移植或移位修复,因为它具有传统不带血供骨移植无可比拟的效果。当骨缺损的长度在 2 cm 以内则按骨不连处理。对于腔隙性骨缺损选用骨瓣移植或移位充填,同样使移植骨的愈合过程大大缩短。同时骨瓣也可以应用于骨折延迟愈合或骨不连的小范围骨缺损,该术式可使骨愈合时间大为缩短。

骨瓣的供区及受区选择应该根据骨的解剖位置,血管条件以及结构特点的不同选用合适的骨瓣。一般来说,骨瓣的切取应遵循非功能区修复功能区,次要功能区修复主要功能区,先非主干血管后主干血管,先移位骨瓣后移植骨瓣的原则,以修复其支撑作用为主的骨缺损时,宜选用皮质骨为骨瓣的供体,充分发挥其支架作用,如腓骨等。对骨愈合效应要求高的骨缺损修复,可选用松质骨作为供体,如髂骨、肩胛骨等。

骨瓣移植的手术时机选择:对于软组织覆盖较好的骨缺损、骨不连患者,一般要求全身无感染病

灶,骨折部位的伤口或窦道完全愈合6个月后行骨瓣移植或移位,这样可减少继发骨感染的机会;骨与关节开放性损伤一期清创后能否同期行骨瓣移植则据情选择,原则上慎行此手术,但对于污染不严重、清创彻底、有有效抗生素支持的骨瓣移植也可以应用;开放性骨关节损伤清创后伤口一期愈合,若需要行骨瓣移植,也可参照上述标准,但根据经验建议伤口愈合3~6个月再施术较为妥当;对于感染性伤口需行骨瓣移植手术时机存在不同意见,原则上需伤口愈合6个月后再施术,但近年来采取高效彻底清创及局部有效抗生素的应用等措施,一期骨瓣移植也有很多成功的临床报道。

一、髂骨瓣(iliac flap)

髂骨因其部位隐蔽,兼有骨松质和骨密质的特点,取骨后对其功能影响不大,是自体骨移植最常用的供骨区。同时髂骨血运丰富,具有多源血供,多根血管均能作为游离髂骨移植的营养血管。1978年,Taylor首先报道以旋髂浅血管为蒂游离髂骨皮瓣移植取得成功;1979年,又做了吻合血管的旋髂深血管的髂骨皮瓣移植的相关报道,认为后者优于前者。1980年,黄恭康报道了国人的以旋髂深血管为蒂的髂骨瓣移植的解剖学资料。范遗恩等(1980)用臀上血管深支,朱景斌等(1983)用第3腰血管,陈振光、徐达传等(1985)用旋股外侧血管升支,Mialne等(1985)用臀上血管浅支,赵炬才等用第4腰血管,臀上血管深上支,髂腰血管也有报道。此后,带血管蒂髂骨瓣转位或吻合血管的髂骨瓣移植在临床上的应用不断发展。各种不同血管蒂的髂骨瓣均具有各自的特点,为临床医生选择最佳手术方案提供了有利条件。

(一)旋髂深血管蒂髂骨(膜)瓣 [iliac(periosteal)flap pedicled on the deep iliac circumflex vessels]

以旋髂深血管为营养血管蒂的髂骨(骨膜)组织块,可以局部移位用于股骨头、股骨颈疾病的治疗,还可以切取带血管蒂游离髂骨移植瓣修复其他部位骨缺损。1979年Taylor首先报道了旋髂深血管蒂的髂骨皮瓣,1980年黄恭康报道了旋髂深血管蒂髂骨瓣的临床应用和应用解剖(图11-1)。

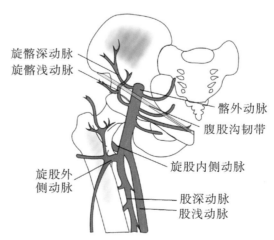

图 11-1 旋髂深动脉的走行、分支与分布

1. 应用解剖

旋髂深动脉起于髂外动脉与股动脉移行处附近。起始后的分支有腹股沟段的腹壁肌支、髂嵴内段的肌骨支和髂嵴上段的肌皮穿支。腹壁肌支有2~4支,动脉外径为0.2~1.8 mm,其中在旋髂深动脉起始约3 cm处常可见1支比较粗大的腹壁优势肌支。该支发出后穿腹横肌走行于腹内斜肌与腹横肌之间,向外上方走行途中发出分支与腹壁下动脉、腰动脉的分支吻合。优势肌支的长度为9.0 cm,起

点外径为1.4 mm。肌骨支贴近髂嵴内唇下2 cm，走行于髂嵴内侧的双层筋膜鞘内，沿途发出3~8支、外径为0.2~0.7 mm的肌骨支穿过腹壁肌附壁进入髂嵴前份内唇，供养髂嵴前部及其表面皮肤。肌皮穿支为旋髂深动脉终末段的延续。该动脉穿过筋膜愈合线进入髂嵴上缘向后走行进入腹壁肌中，除供应肌肉外，终末支穿过深筋膜分布其表面皮肤。①肌皮穿支穿出部位：通常在髂前上棘上约5.2cm与髂前上棘外约1.5cm交点处；②肌皮穿支供皮面积：皮动脉穿出深筋膜后，在浅筋膜内放射状分支与肋间动脉外侧皮支的前支、腹壁下动脉脐旁穿支、腹壁浅动脉、旋髂浅动脉等分支吻合。旋髂深动脉远端有两条伴行静脉，分别位于动脉的上下方，汇入髂外静脉。

2. **手术设计**

①体位与切口：仰卧位，于髂嵴中部及腹股沟韧带中点沿髂嵴作斜行切口再向下延伸3~4 cm。②显露蒂部：摸清股动脉搏动点后，切开腹股沟韧带，显露股血管及旋髂深血管。沿旋髂深血管由近而远解剖，在血管蒂髂嵴内段可见向髂嵴发出的肌骨支穿过肌肉附着而营养髂骨。根据骨块所需长度，显露其髂嵴段。亦可采取逆行法分离血管，在髂前上棘外侧沿髂嵴向后外切开3层腹壁肌的止部，推开髂筋膜，在距髂嵴内唇下方约2 cm处，于髂肌表面即可找到旋髂深血管的髂嵴段。此后，沿该血管逆行，向其近端游离，以所需血管蒂长度为限。③切取髂骨瓣：按受区需要切取一定体积的髂骨块。④骨瓣转位：待受区处理完毕后即将骨瓣转位于骨病损处。其固定方式以不影响骨瓣的血供为宜，一般为克氏针或拉力螺钉等（图11-2，图11-3，图11-4）。

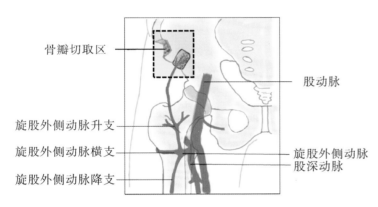

图11-2 旋股外侧动脉升支髂骨瓣血供及设计示意图

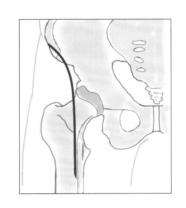

图11-3 旋股外侧动脉升支髂骨瓣手术入路

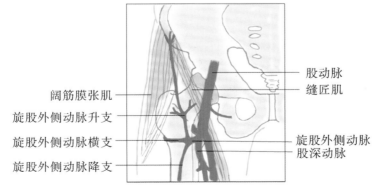

图11-4 选股外侧动脉升支髂骨瓣手术步骤

3. **优缺点**

旋髂深动脉管径粗、主干长、行程恒定，供血范围广，一般可切取10 cm×4 cm大小，可视受区需要设计为单纯骨瓣、骨膜瓣、骨皮复合瓣。既可局部移位也可游离移植。髂骨部位隐蔽,骨瓣切取后不影响美观,对功能无妨。缺点是局部转位时常受髂腰肌阻挡,蒂部稍紧张,此时需切断部分髂腰肌。并发症有供区出血、股前外侧皮神经损伤、疼痛和感染等。

(二)旋髂浅血管蒂髂骨瓣(iliac flap pedicled on the superficial iliac circumflex vessels)

以旋髂浅血管为营养血管蒂的髂骨组织块,旋髂浅动脉主要是皮动脉,营养骨(膜)的范围较小,一般设计为骨肌皮复合组织瓣,用于骨皮复合组织缺损的修复。1978 年由 Talor 首先报道,1985 年苗华报道了旋髂浅血管蒂髂骨皮瓣的应用解剖。

1. 应用解剖

旋髂浅动脉多起源于股动脉,其次是旋髂深动脉。旋髂浅动脉多在腹股沟韧带下缘5.2 cm 以内发出。独立起始的旋髂浅动脉外径约1.5 mm,共干动脉外径为 2.1 mm。旋髂浅动脉以单支穿过卵圆孔外侧壁或缝匠肌内侧缘的阔筋膜,在浅筋膜内行向外上,分布于腹股沟区及髂前上棘附近的皮肤、皮下组织及腹股沟浅淋巴结等。其向上的分支常见与腹壁浅动脉吻合。浅支基本上与单支的行径和分布相似,深支多数先在阔筋膜或其夹层中走行一段距离然后浅出(少数未见浅出),其分支至髂前上棘表面及其附近的肌肉(主要是缝匠肌)和筋膜。旋髂浅静脉与动脉伴行。

2. 手术设计

①体位与切口:仰卧位,供侧臀部垫一方枕。以髂前上棘为中心,平行髂嵴和腹股沟韧带作梭形皮瓣,并在腹股沟韧带稍下方,股动脉搏动处向皮瓣内侧端斜行作 5～6 cm 长切口。②显露蒂部:先切开内侧段纵切口,解剖出旋髂浅血管起始部,并分离至皮瓣内侧缘。③切取髂骨皮瓣:在腹股沟韧带下约2 cm 处扪到股动脉搏动,以此点为基点向髂前上棘作连线,并沿髂嵴向外上延长此轴线,沿此轴线设计骨皮瓣,除去蒂部 8～10 cm 的长度外,皮瓣的长宽较创面大 1～2 cm。

3. 优缺点

一般设计为骨肌皮复合组织瓣,因血管蒂口径较细,目前应用于游离移植较少。并发症有供区出血、股前外侧皮神经损伤、疼痛和感染等。

二、腓骨瓣

腓骨为致密的长管状骨,质地坚硬,其上、中段仅为肌肉附着部,无承重作用,可利用部分很长,在成人可达 26 cm 左右。同时腓骨具有独立的血供,其血管解剖位置恒定、变异小、口径粗,适宜于显微手术吻合。1975 年,Taylor 首次报告运用吻合腓血管的游离腓骨移植治疗 2 例外伤性胫骨大段骨缺损,并经动脉造影证实移植骨已重获血运。1977 年,Taylor 又将此法作详细介绍并补充报告 1 例外伤性股骨远端缺损,利用同侧带血管蒂腓骨转位架接于股骨与胫骨之间。1979 年,陈中伟将腓骨应用于治疗先天性胫骨假关节,取得成功。从此吻合血管的游离腓骨移植术为修复长管骨大段骨缺损提供了新的途径。目前该手术已广泛应用于临床,并可做成带血管蒂的骨膜瓣和骨皮复合瓣(图 11-5)。

1. 应用解剖

腓骨是小腿的非主要负重骨,腓骨上端称腓骨头,不参与膝关节的组成,与胫骨构成上胫腓关节,下端参与踝关节的组成。成人腓骨全长约 34 cm,上段呈四边形,下段呈三边形。下 1/4 稳定踝关节,上 3/4 主要为小腿外侧肌群的附着部,系非负重骨,成人可提供 20 cm 左右的骨干,适用于修复四肢骨损伤,特别是对伴软组织损伤的长骨大段缺损的修复有其优越性。

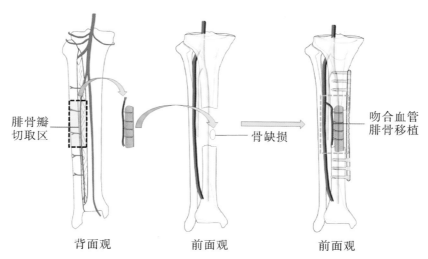

腓骨瓣
切取区

吻合血管
腓骨移植

骨缺损

背面观　　　　　前面观　　　　　前面观

图 11-5　吻合血管的腓骨瓣修复胫骨骨缺损示意图

腓骨的血供主要为腓动脉,起于胫后动脉者占 90%,胫前动脉者 1%,腘动脉者 1%,以腓动脉代替胫后动脉者 8%。腓动脉起始处外径平均 3.7(1.5~6.0)mm,伴行静脉 2 条,外径约 4.5(1.7~6.7)mm。

腓动脉起始后向外下,其起始处距腓骨约 1 cm,越向下越靠近腓骨,跨过胫骨后肌上部后面,再沿腓骨、胫骨后肌与姆长屈肌之间下行,终支至外踝部参与踝关节动脉网的组成。

腓动脉在下行中有 5 种类型的分支。①腓骨滋养动脉:多数为一支,起点距腓骨头下 14.2(10.3~23.4)cm,从腓动脉起始处至腓骨滋养孔外口平均长 1.8 cm,起始处外径平均 1.2(0.4~2.2)mm,滋养动脉进入腓骨髓腔后即分为深支和降支,从深支或降支再发分支到骨质。②弓状动脉:4~5 支,起始处外径平均 1.4(0.4~1.8)mm。弓状动脉由腓动脉起始后,有的紧贴骨膜表面,有的则先穿行一小段肌纤维后再达腓骨表面,成为骨膜支,由后向外向前环绕腓骨。弓状动脉互相之间存在丰富的吻合,分布于邻近的骨膜和肌肉。其骨膜支分布于骨干,组成骨膜血管网,供养骨膜和骨干。③肌支:腓动脉除通过弓状动脉发出肌支外,也可直接发出至腓肠肌、比目鱼肌、姆长屈肌、趾长屈肌和胫骨后肌等的肌支,但至各肌的支数差异较大,至姆长屈肌最多,约 16 条,至胫骨后肌约 8 条,其他肌肉支数较少,管径也较细。肌支贴近骨面时发出骨膜支,参与骨膜血管网的组成。④皮支、肌皮支:平均有 4~8 支,经小腿后肌间隙营养小腿外侧皮肤,其中尤以腓骨小头下 9~20 cm 之间有 3 支较为粗大而恒定,外径约 1.6 mm。腓动脉供应小腿外侧皮瓣范围可达 30 cm×15 cm。⑤踝部吻合支:Ⅰ,穿支,自外踝上方 6~7 cm 发出,向内经屈肌深侧与胫后动脉至外踝的分支及足背动脉跗外侧支吻合,此外尚存一些较小穿支,有时可多至 8 支,均穿骨间膜至小腿前面;Ⅱ,交通支,自外踝上 6~7 cm 发出,向内经屈肌深侧与胫后动脉相交通。由于上述穿支、交通支以及腓动脉的终支等在踝关节形成交通网,故在临床上可作为带血管蒂逆向腓骨瓣和逆向小腿外侧岛状皮瓣。

2. 手术设计

①体位与切口:侧卧位或俯卧位均可,一般为硬膜外麻醉。取小腿后外侧 Henry 入路。切口始自腓骨小头,沿股二头肌腱斜向后上方 5~6 cm,再沿腓骨外侧向下延伸至所需长度,切口下段略呈弧形向后外侧,该切口相当于腓骨肌与比目鱼肌间隙所在,上端则为腓总神经走行方向。②显露蒂部:切开皮肤及小腿筋膜首先在股二头肌腱后下缘分离腓总神经,并向远端游离至腓骨长肌入口处,予以保护。自下而上,钝性分离腓骨长、短肌与比目鱼肌的间隙,向后拉开比目鱼肌,在姆长屈肌起始部的内上缘,即可见腓动、静脉从后上方斜行向下进入该肌深面。③切取骨瓣:锐性分离附着于腓骨外面的腓骨长、

短肌。以腓骨的滋养动脉进入腓骨处为中心,按手术所需长度,在腓骨近、远端选好截骨平面,用线锯截断腓骨。若骨段需包含腓骨头时,则将腓骨头从胫骨的关节处离断,保留腓骨头周围部分软组织,以便重建时将之与受区的软组织缝合。此时,腓骨可被推动和旋转,便于显露腓骨的周围组织,这对进一步解剖腓骨是非常有利的。将腓骨按其长轴向后旋转,锐性分离腓骨前面的伸肌及骨间膜。当切离腓骨前外侧面时只能在腓骨上保留一薄层肌袖,厚度2~3 mm。继之将腓骨段改向前旋转以便清楚显露后侧组织,沿腓动静脉切开部分踇长屈肌及胫后肌,使腓骨后侧保留含有腓动、静脉的厚0.5~1.0 cm肌袖。先切断远端腓血管束后,在移植腓骨段已充分游离情况下可进一步游离上段腓骨血管,其游离范围以受区手术要求为准,可以分至胫后血管分叉处。至此骨瓣完全游离待用。④骨瓣移植:待受区准备妥当,切断腓血管蒂,腓骨段与受区骨桥接,固定后将腓动静脉分别与受区相应血管吻合(图11-6,图11-7)。

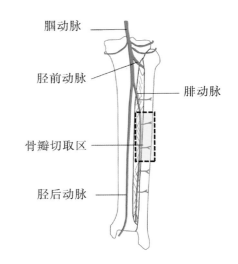

图11-6　腓骨瓣切取示意图

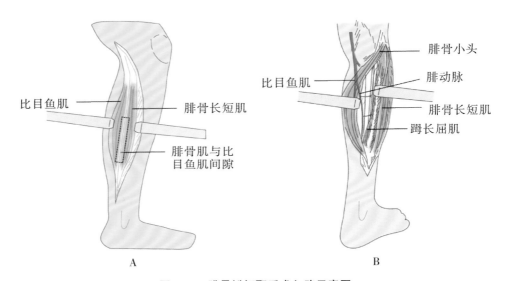

图11-7　腓骨瓣切取手术入路示意图

A.腓骨肌与比目鱼肌间隙分离;B.继续向深部暴露踇长屈肌及腓动静脉。

3. 相关问题

(1)关于手术入路选择。切取带血管蒂游离腓骨的入路,常用者有两种,即后外侧入路与前外侧入路。两种入路各有特点,可按照受区情况与手术者习惯进行选择。后外侧入路分开腓骨肌与比目鱼肌间隙后,即可见腓动静脉及其进入踇长屈肌的起始部,这样在切断腓骨四周组织的过程中不易损伤腓骨血供的完整性。再者,后外侧入路在手术体位方面,适应性较大,可采取仰卧位,俯卧位或侧卧位,故优先考虑。

(2)连同腓骨头取材时,腓骨上端截骨面的选定。利用带血管蒂腓骨修复肱骨近端或桡骨远端缺损时,为了重建肩、腕关节功能,腓骨取材必须连同腓骨头。对连同腓骨头取材是否需要包括滋养动脉,尚有不同意见。目前认为在成人连同腓骨头取材时,可不必强求包括滋养动脉在内,但是最好能留下两支弓状动脉,其截骨面以距腓骨头下方12~14 cm处较恰当。当受骨区对上述长度仍无法接受时,则可采取超骨膜切取的方法,即腓骨骨膜仍应在腓骨头下方12~14 cm处切断以包括两支以上弓形动脉。

也可选择膝下外侧血管为蒂的腓骨瓣移植,该血管蒂可以满足 10 cm 以内的含腓骨头的腓骨瓣移植。

(3)单根腓骨双段折叠的应用。切取带血管腓骨后,将其折断并折叠成平行的两段,而伴行的腓血管干仍与两端相连,即"骨断膜连,血供不变"。可作吻合血管的游离移植,或带血管蒂的局部移位。由于一根腓骨折成双段并列,故可加强其支撑力,适用于股骨或胫骨缺损。

(4)带骨骺的腓骨移植。1985 年朱盛修曾报告对上肢长骨干缺损的儿童进行吻合血管的带骨骺的腓骨移植,取得成功。骨骺发育良好,骨长度正常生长。吻合血管的带骨骺的腓骨移植,对治疗儿童长骨大段缺损,具有一定的意义。手术关键在于要保证移植的腓骨骨骺区有充分的血液供应并应尽量缩短手术时移植骨缺损时间。

(5)腓血管蒂的腓骨瓣还可与踇长屈肌瓣复合移植,修复骨与肌组织联合缺损,也可以构成腓骨肌皮复合组织瓣,切取皮瓣可达 6 cm × 10 cm 大小。

(6)腓骨下 1/4 必须保留,否则会影响踝关节的稳定性。若切取过多的腓骨也可也可以行下胫腓关节融合,对儿童尤为重要。

三、肩胛骨骨瓣

肩胛骨血供丰富,是良好的骨瓣供区。常见的肩胛骨骨瓣包括旋肩胛血管深支蒂肩胛骨骨瓣、胸背血管肩胛骨支蒂肩胛骨骨瓣、颈横血管肩胛冈支蒂肩胛冈骨瓣、肩胛上血管冈下支蒂肩胛冈骨瓣等。本书中简要介绍如上四种。

(一)旋肩胛血管深支蒂肩胛骨骨瓣(scapula flap pedicled on the deep branch of circumflex scapular vessels)

以旋肩胛动静脉深支为营养血管蒂的肩胛骨外侧缘骨组织块,可局部移位,也可游离移植,1983 年杨立民等首先报道了其临床应用。

1. 应用解剖

旋肩胛动脉由肩胛下动脉发出,在三边间隙处肩胛骨外侧缘分为深支和浅支,浅支营养肩胛部皮肤,深支参加肩胛骨血管网的构成,发出众多的骨膜支(包括肩胛骨的背面和胸面)、肌支并与皮支相沟通。旋肩胛动脉长约 3.3 cm,外径约 3.3 mm。

2. 手术设计

①体位与切口:取侧卧位,由腋后线腋后皱襞向肩胛冈中点切开皮肤、皮下组织。②显露血管蒂:旋肩胛动脉及两条同名静脉由小圆肌表面越过,紧贴肌肉表面进行解剖分离,注意保护好深支,切断、结扎浅支及与骨瓣无关的血管分支;逆行游离旋肩胛血管至三边孔深部,直至获得足够的血管蒂长度,甚至可以游离至肩胛下动脉。③切取骨瓣:切断小圆肌,在肩胛骨外缘肩关节盂下 1 cm 及肩胛骨下角上 1 cm 之间,切取长 8 cm、宽 3 cm 的肩胛骨外缘骨瓣。④骨瓣转位或移植:受区准备好后行骨瓣转位。

3. 优缺点

旋肩胛血管变异少,管径较粗,蒂较长,易于解剖。肩胛骨外侧缘骨质较坚韧,支撑力强,切取后供区不受影响,但骨瓣的体积有限。

(二)胸背血管肩胛骨支蒂肩胛骨骨瓣(scapula flap pedicled on the scapula branch of thoracodorsal vessels)

以胸背动静脉肩胛骨支为营养血管蒂的肩胛骨外侧缘骨组织块,可作为吻合血管的游离骨移植,也适用于带血管蒂的局部转位修复肱骨中上段的骨不连、骨缺损和施行肩关节融合。1987 年由徐达传、陈振光分别报道了其解剖学研究及临床应用。

1. 应用解剖

胸背动脉多为肩胛下动脉的直接延续,向下越过大圆肌,沿背阔肌外侧缘的深面下行,恒定地发出较粗大的肩胛骨支、前锯肌支。主干在背阔肌深面继续下行,分为内侧支和外侧支。胸背动脉起始处外径约为 2.7 mm。在其起点下方约 4.1 cm 处,发出肩胛骨支,该支起始处外径约 1.5 mm。肩胛骨支起始后有两种类型:肩胛骨支与前锯肌支共干者占 80%,共干长约 3.0 cm,外径约 1.9 mm;肩胛骨支单起始占 20%,肩胛骨支有 1～2 支,1 支的占 87.5%,2 支的占 12.5%。然后斜向内侧在肩胛下肌、大圆肌外侧缘与前锯肌之间的间隙内,紧贴肩胛骨外侧缘中下部走行,沿途发出 4～9 支外径约 0.5 mm 的肌骨支。

2. 手术设计

①体位与切口:取侧卧位,供骨侧在上。切口线相当于肩胛骨外侧缘的体表投影线,据移位或移植术式的不同,适当弧形延伸。②显露血管蒂:切开皮肤,钝性分离大圆肌与背阔肌,然后将背阔肌上缘在与肩胛骨纵行延长线交叉处向下切开 3～5 cm,并向外侧拉开背阔肌,此时可见自胸背动脉发出的肩胛骨支斜向内侧,贴近肩胛骨外侧缘中部下行。沿肩胛骨支进行小心分离并向胸背血管延伸,此时需结扎前锯肌支。如单纯切取骨瓣,则于胸背血管分出肩胛骨支的远端切断结扎。根据所需血管蒂的长度,沿胸背血管向腋顶分离,必要时可结扎切断旋肩胛血管后分离至肩胛下血管。③切取骨瓣:切断附着于肩胛下角的前锯肌下方肌束,根据受区需要截取肩胛骨外侧缘的骨瓣。④骨瓣转位或移植:如施行肩关节融合术,应将血管蒂分离至肩胛下血管,骨瓣经大、小圆肌深面转至肩关节后方。需移位至肱骨中、上段者,可穿三边孔后经皮下隧道引入。作游离移植者,待受区准备就绪后切断血管蒂进行移植。

3. 优缺点

该骨瓣具有解剖位置恒定,血管蒂长,管径粗,易于操作等特点。供区可设计成单纯骨瓣或骨(肌)皮复合组织瓣,可局部转位或远位游离移植。骨瓣支撑力不如腓骨,骨量也有限。

(三)颈横血管肩胛冈支蒂肩胛冈骨瓣(scapula spine flap pedicled on the scapular spine branch of transverse cervical vessels)

以颈横动静脉肩胛冈支血供为营养血管蒂的肩胛冈骨块,可切取含骨、肌、皮的复合组织瓣移位修复下颌骨并软组织缺损,也可切取带血管蒂游离骨瓣修复骨缺损,1990 年吴仁秀及陈振光等报道了其应用解剖及临床应用。

1. 应用解剖

颈横动脉由锁骨下动脉发出后行向外上方,在胸锁乳突肌和颈内静脉后方,穿越斜角肌、膈神经及臂丛神经,在斜方肌前缘距锁骨相交点上方约 3.4 cm 进入斜方肌深面,然后继续走行至肩胛提肌前缘处,距肩胛骨上角外上方平均约 1.5 cm,分为深、浅二支。浅支在斜方肌深面走行,分为肩胛冈支、升支、横支和降支。肩胛冈支发出后走向外下方,沿肩胛冈的前上缘至冈中隆凸,沿途发出 4～8 支骨膜支营养肩胛冈,其外径约 0.8 mm,后与肩胛上动脉冈上支、冈下支在肩胛冈周围形成吻合。

2. 手术设计

①体位与切口:取侧卧位,采用倒"T"形切口,先作垂直于肩胛冈的纵切口,起于斜方肌前缘与锁骨相交点上约 3.4 cm,切口垂直于肩胛冈向肩胛冈中点稍偏内侧走行至肩胛冈。横切口以肩胛冈为轴作双弧形切口。切开皮肤分离皮下组织,显露斜方肌。②显露血管蒂:在肩胛冈上方 3～4 cm 处分开斜方肌,在其深面即可见肩胛冈支,沿该血管束向上内方跟踪寻觅颈横血管浅支,进一步沿向心端追寻至颈横血管背段起始处。显露血管蒂后予以保护。③切取骨瓣:沿肩胛冈的上、下缘切断斜方肌,冈上、下肌和三角肌附着部,保留一定的肌袖,按受区需要凿取肩胛冈骨瓣。游离骨瓣和血管蒂至颈横血管背段

起始处,结扎颈横血管深支和其他分支。④骨瓣转位或移植:受区处理完毕后,骨瓣可通过明道或皮下隧道移位至受区。

3. 优缺点

该骨瓣具有血管位置表浅、恒定,蒂长,易于解剖等特点,易于向受区移位,操作简便。骨质较为坚实,有一定的支撑力。缺点是骨量有限,且切取肩胛冈时有一定困难,建议应用小摆锯。

(四)肩胛上血管冈下支蒂肩胛冈骨瓣(scapula spine flap pedicled on the inferior branch of suprascapular vessels)

以肩胛上动静脉冈下支血供为营养血管蒂的肩胛冈骨组织块,可局部移位行肩关节融合或修复肱骨上段骨缺损,也可以切取带血管蒂的游离骨瓣移植,1993 年由陈振光首先报道了其应用解剖及临床应用。

1. 应用解剖

肩胛上动脉自甲状颈干分出后,行向外下,越过臂丛,经肩胛上横韧带的上方进入冈上窝,分出冈上支后绕过冈盂切迹至冈下窝,即为冈下支。冈下支出冈盂切迹后距肩胛冈下缘约 2.5 cm 处向内横行至肩胛骨脊柱缘,沿途分出肌支、肩胛冈营养支和吻合支。肩胛上动脉冈下支起始部外径约 1.8 mm。肩胛冈营养支平均为 4~6 支,贴骨膜浅面分布于肩胛冈下缘及其基底部,起始部外径约 0.9 mm。

2. 手术设计

①体位与切口:取侧卧位,切口自肩峰端沿肩胛冈行向内侧端,沿肩胛骨脊柱缘纵行向下 5~6 cm。切开皮肤、皮下组织,在肩胛冈下缘分别切断三角肌和斜方肌的起止处。②显露血管蒂:沿肩胛冈下缘和肩胛骨脊柱缘切离冈下肌,注意留一薄层肌袖。在冈下肌深面及肩胛冈下方约 2.5 cm 处即可见到冈下支主干,将冈下支主干近段从冈盂切迹处分离至分出第一营养支处,沿冈下支主干中、远段下方切开骨膜,在骨膜下连同所有营养支一起向冈基底部推移。结扎切断肌支及吻合支。③切取骨瓣:在肩胛冈上缘切开斜方肌,骨膜剥离器推开冈上肌,显露肩胛骨冈上窝,按受区需要切取骨瓣。④骨瓣转位或移植:待受区处理完毕可转位或切断血管蒂进行移植。

3. 优缺点

肩胛上动脉冈下支具有解剖位置恒定、显露容易、安全等优点,所取骨瓣有一定支撑力,且兼有松质骨骨愈合能力强的优势,缺点是骨瓣的骨量有限。

四、异体骨移植

自体骨、异体骨及各种生物人工骨材料是骨科常用的植骨材料。自体骨移植有良好的骨传导、骨诱导和骨生成作用,被普遍认为是植骨融合的金标准,但自体骨移植存在供骨量不足、手术时间延长等局限性,并常伴有供区出血、神经损伤、疼痛和感染等并发症使其应用受到了限制。同种异体骨移植已有百年历史,1867 年法国学者 Ollier 就进行了异体骨移植的动物实验研究,其后很多医生将其应用到了骨科手术中,20 世纪中后期,随着异体骨处理和保存技术的进步、相关管理制度的制订以及骨库建设的发展,同种异体骨在治疗各种骨缺损术中得到了广泛使用,是临床使用最多的骨替代材料,成为仅次于输血最常采用的移植术。

(一)同种异体骨的种类

根据处理方式的不同,同种异体骨可以分为新鲜异体、深冻骨、冷冻干燥骨和脱钙骨基质等。新鲜异体骨移植指供体取出后不经处理直接进行移植,其缺点在于容易引起受体的免疫排斥,以及增大了传染病的传播风险,在临床手术中已基本被淘汰。深冻骨是对异体骨进行加工后,根据需要修剪成不同形状的骨移植物,放在低温下保存,保留了原本的力学强度。冷冻干燥骨是通过分离解冻后冷冻骨内的水分,充分脱水,将骨组织内的水分控制在5%以下,损失了相应的应力强度,消毒灭菌后真空包装,便于携带和使用。深冻骨的免疫原性高于冷冻干燥骨,而冷冻干燥骨的结构强度低于深冻骨。脱钙骨基质是通过一系列化学方法对同种异体骨进行脱钙、去脂等处理,降低其免疫原性,保留骨形成蛋白等多种成骨因子,通过这些成骨因子诱导成骨而发挥作用。另外,经过处理后的DBM结构孔隙多,更容易与细胞因子结合,提高了骨传导的可能性,促进了骨质的形成。虽然DBM结构强度下降,骨的承载能力缺失,但在骨缺损的修复和填补中具有独特的临床优势。

(二)异体骨移植愈合机制

(1)同种异体骨与新鲜自体骨在移植后的融合存在本质的区别,自体骨含有活细胞及骨诱导蛋白底物,可以诱导产生新骨,但是经处理后的异体骨及其细胞成分多已坏死,骨诱导活性和生物力学性能降低,植入后的愈合主要由宿主端形成新骨,通过"爬行替代"过程逐渐整合重塑。爬行替代原理是指新植入的异体骨,通过为新生骨提供成骨的基质及框架,使新生骨逐渐生长,并随着异体骨自身分解,最终取代了植入骨的位置。异体骨密度越小,其自身降解速率也愈快。异体骨在受体中主要起到支架和诱导骨生长的作用。在长节段骨缺损的异体骨移植中,异体骨所起到的支架作用尤为重要。

(2)异体移植骨与宿主骨的整合修复过程具有几个独立的重复周期。愈合过程首先由炎性反应介导,然后发生宿主的血管侵入,由此导致可分化成为骨形成细胞的脊髓间充质干细胞进入,最后是移植骨修复和重塑。对于骨皮质与骨松质这是不同的过程,由于多孔疏松的原因,松质骨血管化发生的很快,通过爬行替代能够快速地得到结合与重塑,这个过程中成骨细胞首先产生类骨质于坏死骨的表面,类骨质很快被破骨细胞移去,逐渐吸收塌陷坏死的骨小梁,并且最终替代移植骨成为新骨。和松质骨相比,皮质骨的血管化很少。因此,移植骨的修复从宿主-移植物界面开始,并扩展到结构性移植骨的中部。骨皮质重塑的发生率很低,坏死的骨皮质不能完全被新骨所取代,有限的骨形成和重塑由于骨不连或骨折而具有25%~35%的失败率。骨折常发生于植骨后的1~2年,并且和坏死的皮质骨的微小骨折的扩展有关。

(三)复合异体骨移植

单纯异体骨移植整合愈合过程缓慢,随着组织工程学、细胞分子学及基因工程学的发展,异体骨作为骨生长支架,复合各类生物材料的骨组织工程学得到发展。例如:同种异体骨支架复合骨髓间充质干细胞、同种异体骨与自体骨和DBM结合,复合自体红骨髓的同种异体骨移植,复合细胞因子的同种异体骨移植和复合带血管的自体骨瓣、骨膜瓣复合异体骨移植等。

1.复合骨生长因子的异体骨移植

在骨质的愈合和重塑过程中,存在一些促进骨生长的活性因子。而目前应用和研究最多的是骨形态发生蛋白(BMPs)家族。该蛋白最初作为一种可诱导异位骨化的物质于1965年被Urist发现,至今已经过大量实验验证实其有强大、稳定的控制成骨活性,能促进间充质干细胞转化为成骨细胞。虽然异体骨本身包含骨诱导性生长因子,但经处理的大块异体骨的诱导性能很弱。众多动物实验研究表明应用I型胶原载体携带BMPs能增加异体骨移植的整合能力。复合rhBMPs的生物植骨材料减少了以往因自体髂骨的破坏而引发的各种并发症,缩短了手术时间。美国食品药品监督管理局(FDA)已经批准了在需要促进骨融合的手术中使用BMP。

2.复合间充质干细胞的异体骨移植

骨髓间充质干细胞(bone marrowmesechymal stem cell,BMSCs)是构建组织工程骨中较为理想、应用最为广泛的种子细胞,因其容易获取,并且在一定条件下可成功分化为骨、肌肉、软骨、脂肪和纤维等组织。骨髓间充质细胞具有很强的成骨潜力。用自体 BMSCs 复合各种同种异体骨和人工支架材料构建的组织工程骨,可弥补单纯异体骨基质所缺乏的骨生成作用,而异体骨基质也为促进细胞分化成骨提供良好的微环境。但有研究表明单纯复合 BMSCs 并不能促进异体骨愈合,除非经过基因工程处理使之能够表达 BMPs。复合的异体骨移植兼具了骨生成、骨传导和增强的骨诱导的特点,加快了成骨速率,缩短了愈合时间。目前将 BMSCs 复合各种植骨材料及人工框架材料构建异体植入骨的报道很多,其基本技术已近成熟,在骨科的临床工作中占比增大。

3. 其他复合移植

将自体红骨髓与同种异体植骨材料骨复合在一起进行植骨,其效果与自体骨移植近似,而单独采用红骨髓移植则疗效不佳。在临床中也有采用异体骨与自体骨混合移植的报道。

五、带血管蒂异体骨移植

带血管蒂自体骨瓣移植用于修复骨缺损临床疗效确切,但需要牺牲供区。研究者对带血管蒂同种异体骨瓣移植开展了基础研究及临床探索,带血管蒂同种异体骨瓣移植配合免疫抑制剂、深低温冷冻技术及适当的组织配型治疗骨缺损,可以达到近似带血管自体骨瓣移植的效果,但其研究及临床运用尚处于初级阶段,还有很多科学问题有待进一步研究。

(1)带血管同种异体骨移植的抗原来自主要组织相容性复合体(MHC)决定的细胞表面糖蛋白抗原,即 MHC-I 和 MHC-Ⅱ型抗原。这两类抗原主要表达于骨髓细胞、骨细胞、血管内皮细胞、血管中层平滑肌细胞残存的白细胞表面。非血管化的异体骨移植,移植抗原与宿主免疫识别系统呈相对隔离状态,通常不表现为急性排斥反应,但慢性排斥缓慢而持久,带血管的同种异体骨移植,由于血管直接再通,使移植抗原与宿主的循环效应细胞及其产物直接接触成为使宿主免疫致敏的关键因素,从而引起类似器官移植的急性排斥反应。移植骨血流灌注时应及时给予有效的免疫抑制剂。周建生等人在其实验研究中总结了一套较为有效克服急性排斥反应的措施。如采用深低温冷保存异体移植骨,降低骨与血管的抗原性;在冻融前后对移植骨血管床反复冲洗,清除残存的"过路白细胞":移植术后短期内使用免疫抑制剂,以克服急性排斥反应。

(2)带血管同种异体骨移植与免疫抑制剂。自开展同种异体骨移植以来,使用过多种免疫抑制剂,如硝基咪唑嘌呤、6-巯基嘌呤、强的松、抗淋巴细胞血清、环孢霉素 A、他克莫司(FK-506)、麦考酚酸酯(MMF)等。复合组织移植中使用强大的非特异性免疫抑制剂,并不能完全阻断免疫排斥反应,而且不可避免地带来药物副作用。但长的免疫抑制对保持移植肢体的存活是十分必要的。目前为止还没有研究数据表明在没有使用免疫抑制剂的情况下,异体移植物能长期存活。在小型猪模型研究中发现带血管的异体移植骨组织经过周期为 12 d 的环肥素(CSA)治疗后,移植骨得到长期存活。在吻合血管的同种异体鼠膝关节移植实验中,未使用 CSA 动物组 1 周内全部排斥;应用 CSA 4~6 周动物组,停药后发生不可逆的排斥反应,导致移植失败;持续使用 CSA 动物组虽没有出现排斥反应,但均于 12 周时死于 CSA 的副作用。Doe 等在吻合血管同种异体杂种狗骨干移植实验中,仅予 CSA 3 个月治疗,达到骨性愈合。在停用 CSA 后 1 周内,血管即被排斥栓塞,但其骨结构保持到新生骨爬行替代完成。因带血管的异体骨移植没有关节结构,且骨组织具有特有的再生和血管的新生能力,在停止 CSA 后,尽管排斥反应使移植骨不能成活,但骨性支撑结构可维持,直至新骨形成取代移植骨,从而使大段骨缺损得以修复。故短期内使用适量免疫抑制剂,既能保证移植骨得到骨性愈合,又不引起免疫抑制剂副作用带来的严重并发症。联合应用免疫抑制剂比单独应用一种免疫抑制剂有着更强的疗效,但同时带来更多的毒副作用。如何调整免疫抑制药物至最佳剂量、最佳组合有待进一步研究。

（3）带血管同种异体骨移植与深低温冷冻技术。深低温冷冻破坏了细胞表面的抗原结构，虽不能完全消灭其抗原性，却可以使抗原性大大降低，使移植后的排斥反应显著降低。树突状细胞对冷冻敏感，冷冻不仅使供体器官组织得以保存，而且在冷冻和解冻过程中能选择性杀伤与排斥反应相关的树突状细胞，从而降低器官的移植排斥反应。在带血管同种异体骨移植中，冷冻破坏了细胞表面的抗原结构，使血管内皮细胞坏死脱落与再生保持相对的平衡状态，利于血管内皮的修复，保持血管的通畅，以保障骨的血供。带血管蒂的骨瓣为一种复合组织，在冷冻保存过程中，血管组织比骨组织更容易受到诸多理化因素的影响。根据文献报道，易于造成血管内皮损伤的因素包括：热缺血时间，血管灌注的时间和压力，低温保护剂浓度，冷冻速度，温度值及维持时限等。针对以上因素可以采取相应的处理方案。如对切取后的骨瓣立即用4℃肝素Hank溶液进行灌注，最大限度缩短热缺血时间，在冻融前后，对移植骨血管床采用限时、低压灌注与冲洗，选择浓度适宜的低温保护剂，按照两步冷冻保存移植体，以克服冷冻过程中血管的损伤，尽可能保持移植体血管床的完整性，以利于重建移植骨血循环。低温可以降低移植骨的抗原性，但移植骨血管床常因严重的冷冻损伤而导致移植失败，可予以下方案处理：选用15%二甲基亚砜（DMSO）和甘油作低温冷冻保护剂，采取两步冷冻保存（慢降温至－60℃，再保存于－196℃液氮中）。经上述处理后血管代谢活性、血管内皮超微结构得到较好的保持，异体移植后的近期通畅率和远期通畅率与自体血管移植相近。Andrew报道了带血管异体关节移植术后应用CSA 10周获得骨性愈合，但随后中止或间断使用CSA并不能维持移植物存活。周建生联合应用CSA和深低温冷冻技术。使用CSA 14 d，术后8周仍未发生排斥现象，考虑为CSA抑制辅助性T细胞（TH）的作用，减少白细胞介素-2（IL-2）产生，在冷冻的基础上，进一步降低了异体关节移植后的排斥反应，使IL-2水平及cD/cD比值维持于较低水平。冷冻保存和小剂量短期应用CSA在抑制鼠带血管异体关节移植排斥方面有协同作用。

（4）带血管同种异体骨移植的临床应用。经过大量的动物实验，总结出一套行之有效的治疗方案，使带血管同种异体骨移植的临床应用成为可能。在1978年杨东岳等人就报道1例带血管同种异体膝关节移植，该例患者应用硫唑嘌呤和泼尼松免疫抑制治疗1年，术后9个月可以负重行走，但到3年时关节功能基本丧失。1987年，饶书城等人报道3例带血管同种异体骨干移植，短期使用硫唑嘌呤和泼尼松免疫抑制治疗，随访5年，均获得骨性愈合。1998年，周建生等人报道了20例采用冷冻保存带血管同种异体骨移植修复儿童骨缺损病例。术后3个月异体骨与宿主骨全部骨性愈合，4～6个月患肢功能恢复正常，无不良反应，取得类似吻合血管的自体骨移植治疗效果。国外也有相关报道，其中以德国Murnau创伤中心的Hofmann报道为著。该中心报道带血管同种异体股骨干移植3例，全膝关节移植5例，短期服用环孢霉素A和硫唑嘌呤，复查拍片均达到骨性愈合，其中7例患者可以完全负重行走。Hofmann认为带血管同种异体骨与关节移植是避免截肢的最后一道防线。

（5）带血管同种异体骨移植的展望。同种异体骨移植具有能保持其本身的自然结构、形态、强度、骨诱导能力等方面的独特优点，移植成功后成为躯体永久性的骨骼，具有重要临床意义。但其不同于肝、肾、心脏等挽救生命的器官移植，应该考虑利益/风险系数。有报告统计器官移植后80%患者最少发生一次机会感染，40%患者因为机会感染而导致死亡。大约有半数的患者感染病毒，并常因此导致器官移植失败。免疫抑制剂的使用带来了恶性肿瘤的并发症，内脏器官移植患者出现恶性肿瘤的机会为4%～18%，常为淋巴肉瘤，皮肤癌和卡波西肉瘤。带血管同种异体骨移植也需要一定时期免疫抑制剂治疗，同样会有发生机会感染和恶性肿瘤的风险性，甚至可能危及生命，造成了用有潜在生命危险的手术去治疗非有生命危险疾病的尴尬处境。然而大段骨缺损虽不危及生命，但给患者工作及生活造成极大的困难，致使生命质量低下。因带血管同种异体骨移植不带皮肤组织，引起的免疫排斥反应较小，经过短期的免疫抑制剂治疗，即可获得痊愈的疗效，故只要严格控制免疫配型、正确使用免疫抑制剂、配合深低温冷技术,可以将风险性降低到最低限度。虽然目前带血管同种异体骨移植技术还不够完善,但其有无法比拟的优越性,相信经过进一步的研究,会有广阔的前景。同时,还应该考虑到带血管同种异体骨移植的广泛临床应用仍困难重重。异体骨终究不是自体组织,不可避免地存在免疫排斥,关于免疫抑制剂的选择、剂量及搭配尚有待进一步完善。深低温冷冻技术仍不够成熟,何种方案为最佳方案还应在今后的研究中进一步探讨。

第十二章 骨搬运技术

高能量损伤造成的小腿开放性胫骨骨折往往造成大段的骨缺损,是一种较难治疗的骨科疾患,大段骨缺损导致胫骨结构完整性的破坏。对超过 5 cm 的大范围骨缺损者,由于愈合困难,治疗方式选择上较为困难。近年来成人大范围骨缺损临床治疗有了新的突破,以 Ilizarov 技术为代表的骨搬运技术不断完善和发展,极大地提高了骨缺损的治疗效果(图 12-1)。

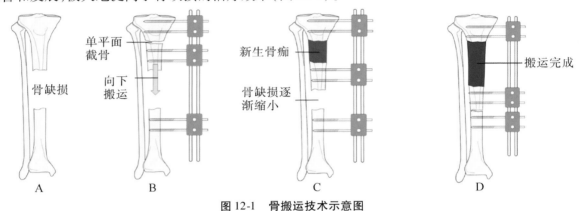

图 12-1 骨搬运技术示意图

A.胫骨节段性骨缺损;B.胫骨近端截骨,并用骨搬运专用外固定架行胫骨搬运;C.截骨区骨质缺损处长出新生骨痂,胫骨骨缺损区域逐渐缩小;D.随着时间的推移,新生骨架逐渐矿化,骨缺损处骨填充良好。

Ilizarov 骨搬运技术首先是由骨科医生 Ilizarov 提出,主要用于四肢长骨大段骨缺损。Ilizarov 技术被认为是 20 世纪骨科的里程碑,为大段骨缺损的治疗开创了一个新时代。Ilizarov 牵引成骨技术根据"张力–应力"的理论基础及"牵张性骨再生"的生物力学原理,先取骨缺损上下端的一段活骨,用外固定架进行固定,维持力线,同时防止旋转移位,然后用外固定架可移动装置,根据患者的病情按合适的牵引速度牵伸截取的带骨膜的活骨,给予骨骼持续、平稳牵引产生的应力,同时轴向加压,重新激发骨组织的再生潜能,骨段迁移所产生的间隙会被新生的矿化骨质所修复,逐渐修复肢体骨缺损的长度,同时周围的血管、神经、筋膜、肌肉也会同步再生长。进而促进骨折的愈合和缺损区域周围软组织的修复,完成肢体的重建与修复。Ilizarov 技术的优势包括微创、固定牢靠、防止移位进而可早期负重等,这项技术在治疗大段骨缺损方面具有良好疗效。此骨搬运技术是在保持骨膜完好前提下在干骺端低能量截骨,7 d 后以 1 mm/d 的速度行牵拉延长。该技术修复骨缺损有两个基本方法,即截骨端加压结合延长和骨节段滑移。该技术需截骨后应用牢固的加压外固定装置,确保搬运骨及骨折端的力学稳定。目前外固定装置可概括分为 6 种主要类型,单边外固定架(I 型)和扇形外固定架(II 型)的外部支撑结构只能固定悬臂式穿骨元件(即半针),而IV-VI型外固定器则可以固定全针或半针,或两者组合使用。其中 Ilizarov 环形外固定器(V 型)通常被看作外固定器的典型代表。

一、Ilizarov 技术基本原理

Ilizarov 技术包括外固定技术、骨延长技术、骨搬移技术三项具体的内容。Ilizarov 技术于病灶区外穿骨针,避开感染病灶,可减少针道感染,同时对骨断端影响小。同时打通骨髓腔,形成新鲜骨断端,则

更有利于骨牵引成骨

Ilizarov 技术要点在于环形的刚性固定、节段骨位置的控制、骨搬移、肢体负重和功能锻炼过程中骨再生和矿化,其生长方式属于相同的骨细胞分裂。由于骨骼具有很强的再生性和可塑性,控制并维持适宜的牵拉张力和压应力可以刺激骨细胞的增生,从而实现骨与软组织的同步再生。Ilizarov 技术的优点在于:不需要过多地剥离组织,可以有效保护软组织及血供;不需要在术后进行耗费耗时的重症监护措施;不需要内置物,就可以达到坚强固定,由于没有内置物的存在,更有利于控制感染;外固定的安放可以根据患者的疾病进行个性化设计,可以很好地消除剪切力,使多平面的应力均匀,维持胫骨的力线,促进骨折愈合;可以纠正畸形、延长患肢,使得以往需要截肢的大段骨缺损患者能够有效保留肢体、恢复正常功能,其促进新骨形成的可能机制是刺激生长因子的释放。

二、骨搬运成骨机制

骨搬运成骨是指截骨后,维持这两个骨段的血供,用外固定架固定一段时间后,按一定的速度牵开,这样,在两个骨断端的牵开间隙之间就会生成新骨。牵开成骨时的新骨生成方式以膜内成骨为主,或完全是膜内成骨。牵开前在骨断端形成骨膜下骨痂和骨内骨痂,类似于骨折时的表现。随着牵开的进行,牵开间隙中央为透射区,两端有骨痂向中央区长入,在整个牵开过程中,中央透射区的厚度相对稳定。通常在牵开完成后 1 个月内可观察到完整的骨痂通过牵开间隙。组织学可以观察到牵开前局部为混合性的软骨内成骨和膜内成骨,称之为修复反应;一旦开始牵开,则转化为排列规则的纵向膜内成骨,称之为再生反应。与中央放射透射区相对应的是纤维性的中间区,该中间区由平行于牵开轴排列的梭形细胞和致密的胶原产物组成,在中间区的两侧有新形成的促进成骨的毛细血管和血窦。该区有早期的矿物质沉积,即早期矿化成骨。电镜显示,开始牵开第 2 周后,在牵开间隙两端出现成骨的首发征象,随牵开进行,纵向的骨小梁从两侧向中央延伸,并横向联结形成交织的松质骨区。该松质骨网络在牵开完成后约 4 周时,开始变致密。原位杂交结果显示:在每个新的骨小柱表面有多个圆形的成骨细胞,在胶原束的附近,成骨细胞与这些纵向的骨小梁相结合,有大的薄壁血管包绕,但无哈佛体系,这些骨小梁逐渐向中央区发展连接全部牵开间隙。虽然在术后的前 2 个月观察到间隙内有某些软骨内成骨存在,但最终由不典型的软骨内成骨所骨化,在牵开过程中膜内成骨仍是新骨生成的主要方式。牵开间隙内的骨痂有类似生长板样的特征性区带成骨结构,即中央的放射性透射成骨区和两侧的硬化成骨区。中央的透射区为顺长轴排列的软骨和纤维成骨组织,两侧则为松质骨结构,在形成的新骨内可见到新生的软骨岛,提示软骨是新骨形成的必须前提,新骨均是由软骨内成骨的方式形成。在纤维性的中间区与新骨生成的分界处观察到第三种成骨方式:由软骨样细胞直接形成软骨样骨化区,纤维组织通过软骨样骨化区逐渐连续性地演变为骨组织,此种成骨方式称为"软骨样成骨"。这种软骨样成骨的基质更像直接骨,没有毛细血管长入,但其细胞却很难与软骨细胞区分。但牵拉成骨的软骨成骨区没有毛细血管长入,软骨内成骨有毛细血管的长入,新骨沉积在软骨表面。

骨搬运技术成骨是基于牵拉成骨,通过外固定架对骨缺损的肢体远、近端提供支持固定,然后在缺损骨干的上端或下端截骨,将外固定架可搬运的钢针固定在截断的两侧骨端上,按照既定的方向、合适的速率搬运骨段,截骨端在承受持续牵拉的截骨面之间产生新骨,当骨段搬运至与骨缺损的另一端对合时,对合端在压应力作用下转化成骨,主要是膜内成骨,从而修复骨缺损。骨搬运修复骨缺损的过程与单纯牵拉的骨延长不同,它是牵拉应力,即张应力,以及压缩应力,即压应力,同时作用产生的联合生物学效应,即牵拉使部分骨组织延长成骨再生,压缩使骨缺损内的软组织部分凋亡或根据局部组织的功能需求进行转化和再生修复。关于骨段搬运的速度与频率,Ilizarov 认为 1 mm/d 更有利于骨组织的牵拉再生。但实际临床应用中应根据不同的患者及病情实施个体化的精准治疗，最好在 0.5 ~ 2 mm/d，牵伸搬运的频率为每天 4 ~ 6 次为佳，这样可以减轻患肢疼痛，以利于骨痂的生成。总原则是"宁慢勿快"，如果出现疼痛，可减慢速度至 0.5 mm/d，或停止搬运 2 ~ 3 d，待症状缓解后再继续滑移。而对于搬运骨段的长度，目前文献没有明确的数据，但其长度要求能够穿 2 ~ 3 枚骨针，骨质不能过于疏松，且要求血供良好，能够在牵拉应力下成骨并且能够与远端对合骨端压缩愈合。虽然骨搬运术可以通过多种外固定器械实施完成，但基于 Ilizarov 技术原理的环式外固定架更具优势。这种外固定架在剪切、旋转和弯曲应力方向上稳定性更高，轴向允许有少许微动，这对新骨形成及对合端愈合都更有利。

骨搬运牵开成骨时矿物质的沉积：在牵开间隙内，矿物质沉积从中央纤维区向两端矿物质密度逐渐增高，这种纵向的极性反映了中央纤维区经膜内成骨向骨组织转化的进程。影响新骨生成的因素为牵开的速率、牵开固定装置的稳定性以及截骨时的平面等对血供的保护对新骨生成有重大影响。过快的牵开可能导致骨萎缩，皮肤软组织坏死、囊性变、软骨形成及周围组织损伤。截骨术后一次过度牵开断端达到需延长的距离，容易造成间隙萎缩性不愈，而不规则的牵开速度与频率则导致纤维性不愈。根据新骨生成的速度建议牵开速度为 1 mm/d 为佳，速度过慢可导致过早骨愈合，每天分 3 次牵开有利于新骨生成。对于较短的牵开间隙，每天牵开 3 次也可获得良好的成骨。牵开过程中固定的可靠性对保证牵开时骨小梁的形成有重要作用，扭曲或剪切应力均可造成骨小梁的微骨折、局部出血、局部软骨形成，影响新骨生成。对于截骨方式，目前尚存在争议。一些学者认为最好行皮质骨切开，保护骨膜，在膜下截骨，同时，截断皮质，保护骨内膜骨的再生能力。截骨时注意保护骨膜。

三、骨搬运技术的临床应用

Ilizarov 骨搬运技术在骨缺损两端干骺端截骨，依靠牵拉再生促进骨与软组织生长，通过外固定架将部分正常骨段缓慢搬运至骨缺损处，既能诱导牵拉骨段的成骨，又能刺激骨段压缩的骨缺损区结合位点的转化性骨生长，从而重建和修复骨缺损。另外骨段搬运术能使骨缺损区域内瘢痕组织软化，临床应用时不强调消灭创面，也不要求切除瘢痕组织，随着骨段向缺损区域搬运，骨段周围正常组织随同骨段向骨缺损区移动，伴随着两骨端的靠拢，骨缺损区消失，缺损区的创面也随之缩小并被消灭，瘢痕组织逐渐被正常组织替代。骨搬运技术对于骨缺损 > 5 cm 时有良好疗效。

四、感染性骨缺损

感染性骨缺损主要原因是感染的存在及扩散，清创不彻底后导致骨缺损的范围可能会不断扩大，因此预后主要取决于手术清创的充分性，并且辅以适当的抗菌治疗，这也是目前感染性骨缺损治疗的共识。感染性骨缺损是由微生物感染引起的伴有骨组织破坏的炎症反应，病程长达几个月甚至更长，病变部位可同时累及骨质及周围软组织，而骨质的破坏吸收可导致骨缺损。在感染性骨缺损的治疗过程中，非常重要的一个环节是控制感染。感染性骨缺损的病灶处往往血液循环较差，即使大量的抗生素也难以到达病灶内，起到有效的抗菌效果，同时还增加了药物的毒副反应，临床疗效也差，目前，全身应用抗生素仅作为围手术期的辅助治疗手段。感染性骨缺损更重要的是在治疗上要求彻底清创，包括死骨切除、感染和及软组织的切除，其目的在于消灭感染同时建立良好的血液循环促进骨愈合和软组织愈合，但彻底清创会导致或加重骨缺损，同时伴随出现软组织缺损。Ilizarov 教授曾说："感染会在骨缺损的重建过程中燃烧。"他认为在牵拉成骨修复骨缺损的过程中，不仅骨组织得到再生，该区域的毛细血管也会受到刺激而出现更加丰富的血液循环，从而改善骨和软组织的局部血供，使得感染在组织再生的过程中得到控制甚至消退。Ilizarov 技术可一期清创、截骨、安装外固定架，术后伤口敞开并定期换药或行负压封闭引流,术后 1 周开始缓慢搬运骨段,在治愈骨髓炎的同时修复骨与软组织的缺损。Ilizarov 技术已经发展成为治疗胫骨感染性大段骨缺损的金标准。当合并有感染的大段胫骨骨缺损出现时,大多学者还是建议首先通过彻底清创,切除感染及坏死的组织,同期行短缩后再延长,或二期骨搬运技术来重建骨及软组织缺损。

五、非感染性的骨缺损

非感染性的骨缺损多由交通、建筑及工业中的高能量损伤或肿瘤后的瘤段切除导致。开放性四肢创伤骨缺损多合并软组织严重损伤缺损以及神经、血管的损伤,治疗上往往清创后先行软组织创面覆盖和血管神经修复,同时或然后进行骨缺损重建。对于伴随软组织缺损的大段胫骨骨缺损,可应用 Ilizarov 技术一期治疗。对于瘤段切除后的大段胫骨骨缺损,Ilizarov 技术的再生原理最早是应用于肢体延长,但随着对骨搬运研究的深入,"骨搬运"成了应用 Ilizarov 技术修复胫骨大段骨缺损的主要方式,即在长骨骨缺损的远端或近端(近干骺端)进行截骨,利用 Ilizarov 外架构型(固定环 + 搬移环)将截骨段"搬运"到骨缺损处,而搬运过程所造成的新的缺损通过缓慢运输所产生的"张应力"刺激再生得到修复。

六、骨搬运的手术适应证和禁忌证

主要针对大段胫骨骨缺损,特别是 >5 cm 的胫骨骨干缺损,以及骨髓炎病灶清除后遗留的骨缺损。手术禁忌证有:①延长骨段不足 6 cm,达不到截骨搬运标准;②截骨处感染未得到控制;③截骨处出现广泛瘢痕;④创伤性骨髓炎感染炎症尚未被局限控制;⑤血源性骨髓炎感染尚未愈合。血源性骨髓炎病变往往比较弥散,易形成全骨干骨髓炎,因此,感染愈合以后才能行骨搬运手术。

七、手术方式的选择

(1)短缩加压结合延长。当骨缺损小于原长度的 15% 时,可以采用短缩加压结合延长,即骨缺损断端一期短缩加压外固定,愈合后二期行骨端截骨延长以矫正肢体短缩。骨缺损 >5cm,可以 1 mm/d 的速率逐渐短缩。

(2)骨节段搬运。当骨缺损大于原长度的 20% 时,可采用骨节段延长搬运。在骨端截骨后逐渐牵拉,直至断端接触,然后加压固定。对骨缺损位于中段者,可两端截骨后向中心双向搬运。如缺损位于干骺端部位,可在远离骨缺损的一侧骨干行截骨同向搬运。对于胫骨长节段骨缺损,或胫骨骨端严重硬化或感染,截骨搬运可能导致骨再生不良,利用横向牵拉延长同水平的腓骨干修复胫骨骨缺损。

八、骨搬运固定方式的选择

(1)应用于骨搬运的外固定架应能提供牢固的力学固定,允许患者术后早期功能锻炼。目前用于胫骨骨搬运的外固定架包括双边单轨和单边双轨外固定架,环式(Ilizarov)外固定架和单杆式外固定架(如 Orthofix)。

双边单轨或单边双轨外固定架轻便且操作方法相对简单,患者较易耐受,但中心固定不牢靠,易出现力线偏斜。该方法使用简单,技术更易掌握,术后患者更加方便。该方法采取偏心的单边固定,虽然更加简单,但由于没有中心固定,骨搬移过程中有可能出现轴线偏移现象,而且在治疗负重骨骨缺损时应慎重选择,因为单边外架固定力度不足,患者早期负重会引起伤肢的短缩和力线偏斜。

多平面环式外固定架为三维空间构型,固定牢稳,应力分布均匀,便于畸形矫正、力线调整及固定刚度的调节,便于功能锻炼,还可以随意加穿钢针进行骨延长和皮肤延长,但固定架较重,不利于肢体的功能锻炼。环形外架,具有促进骨折愈合内在的弹性特征,又能有效减少不利于骨愈合的断端间成角和旋转畸形活动。环式外架,能够在骨搬运的同时矫正肢体的畸形,尤其是胫骨缺损的患者。

(2)外固定架和髓内钉结合。临床医生必须在围手术前后处理好各种细节问题,整个治疗过程显得烦琐,并且对医生的医疗技术和临床经验有较高要求。由于胫骨大段骨缺损的治疗周期较长,需要患者长时间带架生活,这不仅造成生活不便,还会增加针道感染和关节僵硬的风险,为减少此类情况出现,部分学者使用 Ilizarov 外固定架与髓内针相结合的方法来治疗大段胫骨骨缺损,不仅缩短治疗时间,且有效避免拆架后出现的新生骨回弹。部分学者在截骨后放弃环式固定,而使用单侧的管式外固定架固定缺损两端维持长度,将搬移装置安装在连接杆上,同时联合应用髓内针技术,基本原理及治疗过程与环形外架一致。Taylor 三维空间外固定架的生物力学比较研究显示,在轴向压力稳定性上 Ilizarov 外固定架更好,而扭转应力稳定性上 Taylor 三维空间外固定架更优,其在多维平面骨折复位及畸形矫正更有优势,但更多用于复杂长骨的骨折复位。而对于长管状胫骨骨缺损的修复而言,Ilizarov 外固定架的轴向稳定显然更符合要求。腓骨移位技术也是基于 Ilizarov 原理发展而来。此技术仅适用于胫骨骨缺损使用传统 Ilizarov 技术修复后缺损段新生骨矿化不良时。平胫骨骨缺损平面将伤肢腓骨截断,使用橄榄针将截断腓骨从外(腓)向内(胫)侧输送至胫骨骨缺损处以增强骨量,同时腓骨增粗胫骨化。

皮质截骨概念是 1968 年由 Kawamura 首次提出,即认为截骨操作限于骨皮质,减少骨膜损伤,有利于骨形成。Ilizarov 也证实骨生成主要来源于骨膜,其生成的新骨占总量的 60%。他们建议在干骺端做骨皮质截骨延长,只截断切口侧周径 75% 皮质,剩余部分强力折断。然而该方法操作难度较大。目前的截骨方案是保留更多内外骨膜和骨髓,可以最大限度地加速成骨。基于这一概念,有学者提出截骨后不立即进行延长操作,而是经过 2 周左右的"等待期",待内外骨膜及骨髓的血供重新建立,骨组织得到修复、局部骨痂形成后再行牵张成骨,也称之为骨痂延长概念。传统的 Ilizarov 外固定架呈现环状构型,利用多环在骨缺损的远近端固定牢固,而在缺损的一端低能量截骨后安装搬运环,使截骨段能沿胫骨长轴方向在软组织袖内移动,通过移动速率的控制使截骨处以膜内骨化方式形成新骨。随着对该技术原理理解的不断深入,临床使用逐步多样化。

九、骨搬运技术操作方法

在胫骨平台下干骺端和远端踝穴上约 3 cm 处,分别水平置入直径为 4 mm 的骨针各一根,并将小腿两侧固定杆与骨圆针固定,再将 6 根圆针按针与针间隔约 2 cm 的距离置入胫骨,固定杆连接固定。胫骨骨缺损在胫骨平台下干骺端处做皮肤纵切口,在上下 2 根骨圆针中间截断胫骨上端;踝穴上 3 cm 处做皮肤纵切口,在上下两根骨圆针中间截断胫骨下端。术中采用先松动固定针的方法来确认截骨是否充分。5 cm 以上的骨缺损有条件的可在骨干做上、下两处截骨骨搬移,这样可缩短治疗时间。骨缺损部位如果有明显骨硬化,同时还存在钢板螺钉等异物,则需要做切除硬化骨、凿通髓腔、清除异物等处理,如果骨缺损同时伴有感染、骨坏死,行上述穿针、截骨前需将彻底清创,清除死骨。如果是闭合性骨缺损,如果骨缺损无明显的骨硬化现象,可不做任何处置。

十、Ilizarov 技术治疗胫骨骨缺损骨愈合影响因素

(一)自身因素的影响

自身影响因素包括年龄、性别、饮酒史、吸烟史、膳食情况、糖尿病、服用某些药物等。年龄、性别对牵张成骨影响目前尚有争议。有学者报道,年龄越小其骨再生能力越高,成骨速度更快,骨愈合越好,年

龄增大骨再生能力明显下降。随着年龄的增大,骨形成的特异性标志物如骨形成蛋白表达下降,成骨能力降低,且女性骨形成标志物明显低于男性。其原因可能是女性绝经期女性雌激素水平降低导致骨吸收减慢,新骨矿化程度低。高盐高脂饮食对成骨和骨愈合也有不利影响。骨形成和再生是一个极其复杂的过程,取决于大量成骨因子的联合作用,年龄、性别、饮酒、吸烟、糖尿病、高盐高脂饮食等都会不同程度影响成骨因子的作用,从而影响成骨的微环境,导致骨愈合不良进而影响牵张成骨。临床上可以针对这些影响因素采取措施,改变成骨的微环境。例如局部应用各种生长因子、戒烟戒酒、控制血糖、低盐低脂饮食,服用促进成骨药物和应用促进成骨的生长因子等,致力于促进骨缺损术后骨愈合。

(二)手术方式的选择

截骨部位和截骨方式的选择,外固定架的选择都会影响成骨水平进而影响牵张后的骨愈合质量。截骨位置应尽可能选择干骺端,软组织覆盖良好、周围血运丰富的部位截骨,不同的截骨方式也会影响牵张成骨。目前已经有多种不同方式的胫骨截骨术进行骨延长,摆锯截骨术和打孔截骨是最常用的两种。联合截骨技术能显著减少术后并发症,不影响肢体功能,且能加快牵张成骨和骨愈合,良好的软组织覆盖能够使成骨表现出结构适应性和可塑性。对于临床外固定架的选择主要由患者经济条件及医疗环境、病情、截骨位置、术者的习惯及临床经验等决定。

(三)机械力学因素

骨搬运术后牵张成骨的速率及频率很大程度上影响骨再生的生物模式和质量,进而影响骨愈合的效果和病程,也是影响肢体延长疗效和并发症的直接因素,也是相对最可控的环节,是临床医生用以调控骨再生最有效的技术环节。一般认为速度为 1 mm/d,频率为 2～4 次/d 为最佳。牵张速率过慢易导致截骨端过早愈合,无法达到刺激新骨形成的效果,而牵张速率过高会导致骨不连发生、血管生成数量减少以及肌肉损伤加重。牵拉联合短缩的手风琴技术可以促进牵张成骨。一定频率均匀连续牵张能最大程度激发新骨成骨再生的潜能。此外,对于年龄大患者搬运速度可稍微放慢,而年龄小患者特别是干骺端的截骨延长速度可适当加快。因此,如何保证有效成骨,最佳方案是个性化提高牵张速度,从而缩短临床疗程,并最终取得理想治疗效果。

(四)密度及周围软组织情况

软组织在新生骨形成中作用显著,骨折部位覆盖有完整的皮肤软组织和血供丰富的肌肉比软组织缺损的骨折愈合效果好。因此机械力可引发截骨平面的皮肤软组织和骨膜释放促进骨折愈合的特定生物活性因子,从而促进新生骨生成。皮肤软组织和肌肉内含有丰富的血管,能促进新生骨形成。同时,牵张成骨中骨质疏松可延缓骨痂愈合,并对骨形成产生不利影响。并且有学者报道骨质疏松会影响骨折固定的稳定性,进而影响手术效果,所以术后骨质疏松会影响外固定架固定的稳定程度及增加术后失败率。除此之外,骨质疏松症还可能引起邻近关节关节炎的发生。

(五)骨搬运治疗骨缺损的优缺点和常见并发症

骨搬运治疗胫骨骨缺损有以下优点:①治疗胫骨骨缺损不需要植骨或仅需要在截骨端植入少量的松质骨,因此供区的并发症明显减少;②骨搬运技术可同期牵张软组织,修复皮肤软组织缺损;③可通过外固定架在牵拉成骨时同期矫正各种复杂的肢体畸形。骨搬运技术治疗胫骨骨缺损的缺点主要有以下几个方面。① 治疗疗程长。骨搬运成骨包括牵张期和新骨矿化期。牵张期在截骨后 7～10 d,以 1 mm/d 的速度延长成骨,直至骨缺损区接触。矿化期是新骨达到牢固骨愈合,恢复骨机械强度的过程。骨缺损越大,牵张和矿化的疗程就越长。②整个治疗过程需要密切随访,不断拍摄 X 线片。在牵张期还需要根据局部骨痂的形成情况和肢体的轴线及时调整外架和牵拉的速率。③外固定器械携带不方便,要求患者对外固定架牵拉等治疗耐受的程度高。患者是否能耐受和配合治疗是决定骨搬运治疗能否成功的基础。④骨段轴向偏移、邻近关节的僵硬、皮肤软组织内陷、慢性疼痛等,因此,治疗期间要求患者加强邻近关节的锻炼,拆除外固定后要加强关节功能锻炼,还可以辅助 CPM 机行关节的康复锻炼。⑤有学者报道应用骨搬运技术治疗骨缺损的过程中患者出现焦虑、抑郁、偏执等精神问题。

并发症包括:①术后和骨搬移过程中出现的伤口和外固定针眼疼痛;②"针道感染"与外固定针松动;③延长过快或外固定支架稳定性不足等,可导致骨痂形成不良、骨延迟愈合、畸形愈合、骨不连等;④同一个平面穿多根钢针可导致骨折切割,穿针平面骨折;⑤继发性邻近关节脱位;⑥皮肤软组织缺损坏死等。

第十三章　开放植骨技术

感染性胫骨骨不连、骨缺损是骨科临床治疗中极为棘手的问题,特别是胫骨中下段往往伴随软组织缺损,治疗则更为困难。传统治疗感染性骨不连、骨缺损的方法是先治疗感染,在临床感染症状完全消失,软组织覆盖条件良好的情况下,再行植骨术。但临床要准确判断感染是被根治还是处于静止状态尚无统一标准,有学者认为需要在感染症状消失 3~6 个月之后再行闭合植骨术。传统治疗方法存在治疗周期过长、手术次数多以及长时间固定导致邻近关节功能差等缺点。

清创开放植骨术首先于第二次世界大战期间被 Mowle 和 Rhinelander 用于治疗复杂战伤中的骨缺损,因 Papineau 于 1973 年详细地报道了这种方法,故通常称之为 Papineau 技术或 Rhinelander-Papineau 技术。其不同于传统治疗方法之处在于植骨区不 I 期闭合创面而分为三期: I 期行清创术,待创面被肉芽组织覆盖后,于 II 期以游离皮片闭合伤口,待伤口稳定后,于 III 期剥离皮片植入松质骨并不闭合创面。它的特点在于清创和植骨术后不闭合创面。一次清创术虽不可能彻底根除感染,但是可以减轻感染的程度。而开放创面是通过引流来达到治疗与预防感染的目的。此后,国内外许多学者对开放植骨术提出了改进方法。Cabanela ME 支持将开放植骨分为两期, I 期清创(可数次)待肉芽组织覆盖创面后, II 期植骨。国内学者黄雷等提出了清创后一期开放植骨治疗感染性骨折骨不连、骨缺损的方法,彻底清创后即刻行植骨术并开放创面,将清创与植骨于一次手术中完成,进一步缩短了治愈的时间。

一、手术适应证

开放植骨术是治疗胫骨感染性骨折不连、骨缺损的一种积极方法,它不是消极地等待感染的消失,而是在控制感染的同时积极治疗骨不连、骨缺损。越来越多的学者认识到感染不是植骨的绝对禁忌证。虽然这种方法具有疗程短、易于操作等优点,但也并非能治疗一切感染性骨不连、骨缺损,黄雷等学者提出了开放植骨的适应证如下。

(1)感染性骨折不愈合或合并软组织缺损骨外露面积 <14 cm×6 cm。

(2)节段性骨缺损 <4 cm。

(3)患侧肢体远端血运、感觉、活动良好。

(4)骨髓炎行一期蝶形切除术后残留的骨缺损腔隙。

二、手术要点

开放植骨术相较带血管的骨移植、皮瓣修复术,手术难度低,容易在基层医院开展,但也要注意一些手术要点,否则会影响手术成功率。

(1)术中彻底的清创。彻底的清创是清除感染的首要和必须条件,术中必须去除所有的感染和坏死组织,包括可疑的失活组织。如果组织内原有内固定物的,一定要取出内固定物,因为内固定物周围已被慢性炎性组织侵蚀、包裹,术中彻底清创不易,细菌容易在上面定植,导致清创去除感染失败。因此有学者认为伤口内无内固定物是开放植骨成功的条件之一。对于一些反复感染或局部软组织条件较差的患者,一次手术就完成彻底清创可能有困难,需多次行清创术。

（2）患肢外固定牢靠。外固定方式的选择上既要考虑骨折端的稳定,为植骨术后骨缺损的愈合创造条件,又要考虑创面炎症的控制和对周围软组织血供的影响,便于伤口的愈合。外固定支架既能有效地维持骨折端的对位、对线,而且穿针部位选择灵活,远离病灶,对软组织损伤较小,利于术后创面换药、引流,因此是开放植骨的首选固定方式。对于部分邻近关节的骨缺损或经济条件较差的患者,也可以采用石膏固定。

（3）骨缺损处足量植骨。在骨缺损处要尽可能采用足量的自体松质骨植入,避免植骨区留有空腔。因植骨术后位于表层的自体移植骨条因脱水等原因而部分坏死,再加上周围软组织压迫和部分松质骨被吸收等原因,移植骨质的直径会减少,所以术中植骨要尽量多。植骨范围要超过植骨区 1 ~ 2 cm,尽可能地使用多而小的松质骨块进行植骨,同时也要适量地混杂少量皮质骨,一来可以有效地支撑住松质骨,避免其过多移动或被组织液所吸收,二来可以减少供骨区的骨量,减少痛苦。有学者曾做过研究,直径小于 0.5 cm 的松质骨条易成活,因其表面积相对较大,可以更多地与周围组织液接触,成骨细胞易从周围营养液获取营养,新生毛细血管易长入。并且由于局部的血运的增加,也提高了植骨区抗感染能力,加速去除死骨。

（4）创面充分引流。开放植骨区别于传统植骨的特别之处就是开放创面,充分引流,防止无效腔形成,通过及时充分地引流炎性物质,达到控制感染的目的。一般术后 2 周左右肉芽组织才自伤口边缘向中央逐渐覆盖植骨面,而肉芽组织覆盖植骨面的速度又取决于局部血运的好坏。因此需要术者有耐心,严格无菌操作,仔细观察,不可过早去除表面无血运的骨条。

（5）合理应用抗生素。术前、术中可多次取创面分泌物行细菌培养和药敏试验,以便临床选用敏感的抗生素治疗。也可将缓释的抗生素载体与自体骨混合植入。常见的抗生素载体有聚甲基丙烯酸甲酯(PMMA)、生物陶瓷、天然高分子材料、人工合成高分子材料、异种骨等。应用缓释抗生素载体给药可使局部获得稳定的药物浓度,副作用小,抗感染效果明确,但也存在药物释放稳定性差、降解时间与新骨形成不匹配等缺点,不能完全满足临床的需要。

三、VSD 在开放植骨中的应用

VSD 是对创面提供负压封闭吸引的引流方式,目前普遍认为 VSD 是外科引流技术的革命性创新,对各种四肢伤口愈合有明显的促进作用,具有传统治疗方法所不具备的优势,对其促进创面愈合的机制,国内外学者已进行了相关的基础研究。目前公认的负压疗法促进伤口愈合的机制主要有几个方面:①增加创面血供,促进肉芽组织生长;②降低明胶酶的活性,抑制胶原和明胶的降解,促进创面的愈合;③减轻水肿,降低血管通透性;④增强周围神经末梢分泌 P 物质及降钙素相关基因肽的表达;⑤影响内源性表皮细胞生长因子的表达等。

近年来,VSD 在骨科领域应用越来越广泛,特别是在严重创面的修复和愈合中起到积极的作用。VSD 能有效地帮助控制创面的感染,增加创面血供,促进新鲜肉芽组织生长,对 I 期开放植骨的创面愈合有积极影响。有研究表明:①负压封闭吸引可以有效地将创面与外界隔绝,持续吸引创面的渗出液、坏死组织和细菌等,创面能很快获得清洁的环境,防止污染和交叉感染的发生;②有利于局部微循环的改善与组织水肿的消退;③创面经封闭负压吸引后不需作其他特殊处理,免除了换药,减轻患者痛苦和医生的工作负担,降低了医疗费用;④可以促进肉芽组织生长,骨外露创面周围生长良好的肉芽组织,只需游离植皮就可覆盖。

第十四章　诱导膜技术

诱导膜技术以其技术要求简单、疗效可靠等特点,经过数十年发展,近年越来越被骨科医生所广泛认可。诱导膜这一概念于 1986 年首次被 Masquelet 提出,并于 2000 年首次被 Masquelet 等人报道可应用于临床治疗长骨骨缺损,并成功治疗长达 25 cm 的缺损,故该技术也被称为 Masquelet 技术。该技术中于体内诱导的生物膜具有特殊的生物成骨特性,后续被推广应用至手腕部乃至其他部位骨缺损的修复。而随着显微外科技术、骨组织工程技术等技术及新型生物材料的不断革新发展,该技术从最初非感染创伤性、肿瘤性骨缺损应用扩展延伸至感染性骨缺损等方面的广泛应用。本章将对诱导膜技术的技术原理、成骨机制、临床应用、优缺点、并发症及技术要点等方面进行归纳总结。

一、诱导膜技术基本步骤及改良

诱导膜技术治疗可分为两阶段。第一阶段:对伤处彻底清创,固定患肢并使用甲基丙烯酸甲酯(PMMA)骨水泥填充骨缺损,促使形成诱导膜;第二阶段:6~10 周后,取出骨水泥间置物,并植骨重建修复骨缺损。首先是对损伤部位进行彻底清创,至边缘出现"红辣椒征",这是确保技术成功的关键,既可以促进缺损修复,又可以控制和预防感染。随后使用 PMMA 骨水泥填充缺损区,并使用冷生理盐水降温,避免等待骨水泥凝固定型释热造成的热损伤,骨水泥可以携带抗生素预防控制感染,但抗生素的选择需考虑热稳定性及洗脱效果。随后使用外固定固定患肢,必要时行肌皮瓣转移覆盖,改善软组织条件。骨水泥需充分填充髓内并包绕宿主骨末端 2~3 cm,尽量不留无效腔。一阶段完成 6~10 周后,术前动态复查感染指标,再次手术,小心切开诱导膜,避免损伤诱导膜血管,取出 PMMA 骨水泥,并对缺损区进行自体松质骨植骨,松质骨需做成颗粒状,松散地填满缺损区并超过两断端,避免过紧影响血管长入,根据情况选择固定方式对患肢进行牢固固定,最后在无张力条件下关闭创面,常规放置引流。使用该技术时需把握以下原则:①一期彻底清创,防止开放性骨折局部污染转变为感染;②应保证二期植入松质骨骨量,预防骨不愈合或延迟愈合;③二期植骨时需确保受区无感染,否则易造成植骨失败;④植入松质骨在重建骨缺损过程中,骨质强度不足,应防止应力性骨折发生(图 14-1)。

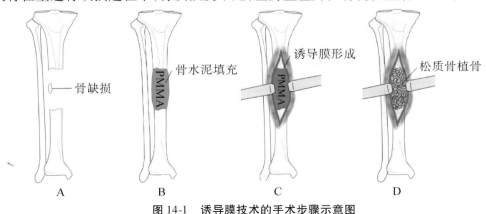

图 14-1　诱导膜技术的手术步骤示意图

A. 胫骨节段性骨缺损;B. 第一阶段手术,伤口及骨缺损处清创并行骨水泥填充;C、D 示意第二阶段手术,C 示意骨水泥周围诱导膜形成,D 示意取出骨水泥后,骨缺损处以松质骨植骨填充。

目前诱导膜技术已被用于治疗创伤性骨缺损、肿瘤性骨缺损及先天性胫骨假关节等各种类型的胫骨骨缺损中,但对于其中固定方式及植入成分存在多种意见。目前最广泛应用的方式为置入带抗生素的骨水泥并选择外固定架来实现有效固定,必要时行(肌)皮瓣转移覆盖创面,为第二阶段创造良好的组织条件。但缺损较大时,仅靠外固定架固定远近端,难以维持肢体的轴向及侧方稳定性,此外,外固定架还存在针道感染、影响患者日常生活舒适度等缺点。因此,针对一期固定方式的选择,诸多专家提出了改进意见。例如带抗生素骨水泥涂层钢板及带抗生素的骨水泥髓内钉,其都能获得较好的稳定性,且可减少二期植骨的骨量需求,更有利的是其可以使患者实现早期功能锻炼,防止关节粘连,维持肢体的正常轴线与长度。但内固定的选择需要一期彻底有效的清创及局部良好的组织条件作为保障,否则会导致灾难性的后果,从而给后续治疗带来巨大困难,因此固定方式的选择需要根据患者具体条件做出合适选择。传统的 PMMA 骨水泥具有成型热释放、不可降解、需二次取出、药物释放问题和弹性模量差异等缺点,针对这些问题又已有所改进。如开发了体外成形制作法以减轻热损伤,开发新型的可吸收填充物材料,例如报道的磷酸钙、硫酸钙或硅酸钙骨水泥,可避免二次取出,具有骨传导性和无生物毒性等优点。但多项研究表明新材料成分或质地均未显著超出原始的 PMMA 骨水泥材料,因此针对骨水泥间隔期材料的改进选择,还需要更多的研究开展及更有效的材料开发。清除感染对于该技术的实现必不可少,故常在骨水泥中加入抗生素,且有限的证据也表明抗生素不影响诱导膜的生成,但 Masquelet 本人还是建议通过彻底清创来解决感染问题。针对二期的植骨材料,本章则不再过多赘述,但通过扩髓灌洗吸(reamer irrigator aspirator,RIA)技术获取植骨材料可降低供骨区损伤及并发症发生,提高材料中诱导因子及间充质干细胞含量,可用于治疗大范围骨缺损,是诱导膜技术第二阶段植骨的理想材料。

二、诱导膜促进成骨机制

诱导膜是 PMMA 骨水泥填塞后局部异物刺激级联反应的产物,其主要分为两层,内层由滑膜样上皮细胞层构成,外层则由成纤维细胞、肌成纤维细胞和胶原蛋白组成,两者共同组成生物学上的机械性屏障,并分泌多种促进成骨的物质。基础研究表明,膜内传统骨修复相关的细胞因子在 4~8 周时达到峰值,故一般推荐在此时间进行植骨。但由于患者自身条件的差异,该时间并非固定,且并未有研究表明膜成熟度或成熟时间与预后不良存在明显相关性,因此需检测患者的血清生物标记物例如金属基质蛋白酶(MMP)、胰岛素样生长因子(IGF-1)等来确定第二阶段开始时间。

与牵张成骨不同,诱导膜技术从植骨到骨愈合的机制仍尚未清楚。目前有三种互不相斥的假说,包括机械屏障作用及生物成骨活性两个方面。首先是机械屏障作用,诱导膜可以阻挡对骨重塑产生负面影响的因素涌入,并使促再生介质集于膜内。这点与其他包裹植骨方法的机制相同,其可稳定植骨材料,避免骨吸收现象,且允许早期康复活动,从而刺激骨愈合和关节功能恢复。此外,改变植入物表面特性,也会影响膜的通透特性。第二和第三种假说则分别是膜内的细胞直接促进骨形成或提供支持骨修复的细胞因子,以及诱导膜附近建立的丰富血管网对缺损区移植物的氧气、细胞、营养物质及废物清除的支持。总的来讲,诱导膜促进成骨的机理包含两个方面,即机械包裹提供保护及富集,丰富的促成骨因子如血管内皮生长因子、骨形态发生蛋白 2 等及细胞提供生物活性。后者中细胞、促成骨因子和血管产生的作用仍需更多的基础科学研究与临床研究来确定。

三、诱导膜技术的临床应用

自 2000 年 Masquelet 首次将诱导膜技术应用于临床后,由于该技术操作简单,应用范围广,不受骨缺损部位及大小影响,第二阶段治疗中植入松质骨的形态和强度要求低,同时缺损愈合速度快且骨缺损愈合时间不受缺损长度影响,该技术得到研究及不断改进,在经过几十年的发展后,临床应用该技术治疗骨缺损,特别是大段骨缺损取得很大的进步。

四、感染性骨缺损

诱导膜技术治疗感染性骨缺损施展的基础应为彻底地清创后再实行骨水泥填充,感染消退是骨愈合的必备条件。填充的抗生素则应根据细菌鉴定与药敏试验来确定,但比例不宜高过 5g∶40g,否则会影响骨水泥成形。同时置入后的软组织覆盖对于治疗感染性骨缺损也至关重要,可根据患者自身软组织条件及缺损范围选择皮肤牵张术、局部转位皮瓣和带血管蒂游离皮瓣或肌皮瓣覆盖,此外,VSD 覆盖软组织缺损,亦有利于局部控制感染,改善局部血运,促进肉芽生长。而固定方式的发展也使其在感染性骨缺损方面的应用得到了优化,从最初的单边外固定架或环形外固定架发展到带抗生素骨水泥的髓内钉固定,也提高了其对感染的控制。而在二期植骨,对于感染性骨缺损患者,还需检测 C 反应蛋白和血沉,其指标正常后方可进行。虽然抗生素骨水泥的植入可以一定程度上部分控制感染,但骨水泥填充后无法实现感染区的通畅引流,另外其可负载剂型和剂量有限,有效治疗浓度也不够稳定,此外骨水泥的占位造成巨噬细胞等炎症细胞无法充分深入病灶处对细菌进行杀灭,会对局部组织自身的抗感染能力造成一定程度的损害,秦泗河等人研究表明,使用抗生素骨水泥的对照组并未显著降低感染发生率,因此我们认为直接应用诱导膜技术不作为感染性胫骨骨缺损治疗的首选。

五、非感染性骨缺损

对于常见的闭合性创伤及感染完全控制的骨缺损,小于 5 cm 时,Masquelet 技术与自体/异体植骨并发症或愈合率差异不大,而大于 5 cm 缺损,多采用 Ilizarov 技术或带血管蒂骨瓣移植法,而与这两种方法相比,诱导膜技术操作简单,愈合时间更短且并发症也更少。而肿瘤性骨缺损的应用,虽有很多研究报道开展 Masquelet 技术可以得到较好的结果,但由于术前术后的放化疗,可能影响膜内诱导因子表达从而影响成骨,合并肿瘤复发、护理等问题,导致发生骨吸收、骨不连等并发症的发生。此外,先天性胫骨假关节也有成功应用 Masquelet 治疗的报道。

六、诱导膜技术适应证、禁忌证及愈合影响因素

诱导膜技术亦主要适用于大段胫骨骨缺损,特别是大于 5cm 缺损的治疗,包括创伤、感染或肿瘤引起的缺损。并未发现严格的手术禁忌证,但极端情况会影响手术疗效。相对禁忌证有:①伴全身症状的急性骨髓炎;②伴软组织损伤或血供障碍的骨缺损;③自体骨缺乏的成年患者;④未获得控制的免疫缺陷患者。这些相对禁忌证可以在控制的情况下再施行手术,比如软组织缺损修复或感染全身症状得到控制后进行,而自体骨缺乏的患者则可考虑只完成一期手术,永久使用骨水泥假体。

自身因素对诱导膜技术骨愈合的影响与 Ilizarov 技术类似,主要是通过影响成骨微环境来影响成骨效果。感染及软组织情况对愈合影响较大,术前的彻底清创、感染的良好控制以及良好的软组织条件是成功愈合的基础。该技术作用于整个缺损处,故缺损长度不影响愈合时间,也有研究表明植骨的早晚(6～8 周/10～12 周)也不会显著影响患者预后。诱导膜的体积与完整度则会影响到膜的机械隔离包裹作用,从而对成骨产生较大影响。固定方式与植骨材料质量也是骨愈合的决定性因素,例如一期施行内固定,可以改善下肢关节活动,提高固定稳定性,而不增加感染率,早期活动的刺激会缩短骨愈合时间,而自体髂骨松质骨作为骨移植材料的金标准,往往会面临取骨量不足的问题,组织工程技术材料或 RIA 技术取骨用以移植会改变细胞因子及细胞成分或赋予特殊的材料性质帮助成骨,但其成骨成效是否优于自体骨移植仍有待定论。

七、诱导膜技术优缺点和常见并发症

优点:①膜内植骨,可提供良好的生物学环境,骨吸收少,适合长短骨缺损,如自体骨量不足,亦可加入异体骨;②与 Ilizarov 技术相比,诱导膜技术可在二期甚至一期更换内固定,使患者更舒适,伤口护理更为便利,且允许早期负重,骨折愈合时间短,不受缺损长度影响;③操作简单方便,不需要显微外科基础,容易推广学习,术后影像学评估更为直观准确;④骨水泥中添加抗生素,一定程度上降低了感染发生率,且该技术易与组织工程化技术结合,促进更好成骨。

缺点及并发症:①二次手术甚至多次手术造成患者经济负担;②大段骨缺损可能骨源不足,但可以通过加异体骨或 RIA 技术取骨解决;③技术实施需多次清创来控制感染,且对软组织的要求较高,需要通过其他技术修复软组织问题;④主要的并发症主要有复发感染、骨吸收、骨不连、内固定断裂、移植骨骨折、神经麻痹、肌腱挛缩等。感染复发分为一期复发与二期复发,一期急性复发指伤口愈合前的复发,往往由遗留病灶或骨折固定、无效腔处置、引流等导致,一期慢性复发指愈合后植骨前复发,若因骨外露所致,应再次清创,单纯渗液可观察。二期复发处理更为棘手,一部分可延长抗生素使用时间,无法控制者需待 6~9 个月骨愈合后,去除内固定并清创,保留大部分有活力骨块,若清创后缺损仍较大,则需重复一阶段过程。骨水泥包裹断端 2~3cm 及充分植骨可预防骨不连,部分延迟愈合可以通过负重训练于 1~2 年缓慢愈合,而超过两年或内固定失效需考虑手术干预。长段骨缺损(5cm)单纯使用单钢板或髓内钉固定易导致骨不连与内固定断裂,可于诱导膜外小钢板辅助固定预防。

总结与展望:诱导膜技术的成骨机制尚未完全阐明,关于机械包裹及生物成骨活性作用的优先级也一直存在争论,而其丰富的分子机制也有待探究,上文提及的三点也仅是三种理论假设,并未经过严格的实验理论验证,有时候这些看似公认的假说并非真理,虽然去验证这些机制可能没有很高的创新性,但这些基础机制性的研究将有助于决定未来研究的发力点,优先解决该技术中最有价值的问题,以提高该技术的应用及患者预后。而关于改进方向,则主要是固定方式的优化、移植骨来源的优化以及组织工程技术开发的生长因子、骨诱导因子和细胞的改良支架、复合膜和复合移植物等与 Masquelet 技术结合,这些方面有些已经有一定的研究基础,而有些尚处于萌芽阶段,他们的进步也影响着 Masquelet 技术的发展方向,使该技术能在治疗大段胫骨缺损领域继续大放异彩。

第十五章 截 肢 术

通常情况下,胫骨骨缺损合并或不合并软组织缺损常可通过前面所述各种方法修复,然而,临床工作中,患者的病情复杂多样,严重程度不一,患者及家属的诉求、经济条件、医疗技术水平的差异,导致少部分患者需要行截肢手术。

一、定义及目的

截肢术是指经过骨或关节平面进行肢体离断的外科操作。对于因感染、缺血不能成活,骨缺损肢体危及身体健康及没有生理功能的肢体,将其截除,目的是尽可能在假肢的辅助下恢复肢体功能。

二、截肢指征

截肢术属于破坏性手术,临床应严格把握截肢指征。其指征包括绝对指征和相对指征。

1. 截肢术的绝对指征

因外伤、肿瘤及炎症等因素造成肢体血运丧失,且不能通过现有医疗技术手段重建及恢复,肢体不可避免地出现坏死。

2. 截肢术的相对指征

(1)骨缺损同时合并骨感染,且感染经经验丰富的医生多次清创后仍不能有效控制者。

(2)骨缺损范围广泛,采用重建手术代价大,且膝关节踝关节功能不佳,可选择截肢治疗。

(3)小腿肢体严重畸形,如胫骨半肢畸形,预期经现有复杂重建手术后,患者肢体功能劣于假肢的。

(4)骨或周围皮肤软组织经病理检查证实已有恶变者。

(5)胫骨骨缺损伴严重下肢神经损伤,即使经有效重建术后,患者仍不能较好恢复邻近关节感觉及运动功能。

(6)患者因骨缺损治疗的长病程、高费用等因素导致经济、家庭或精神出现异常,经与患者及家属反复沟通,其仍要求行截肢术的。

3. 胫骨骨缺损的截肢需要考虑的问题

(1)软组织覆盖问题。胫骨节段性组织缺损并大面积软组织缺损,必须行组织移植才能覆盖创面,但不具备可利用的软组织移植覆盖创面的情况下,可考虑行截肢术。此类情况,一种情况可能是因患者血管条件限制,如下肢血管不通畅或本身有病变;还有一种情况就是可能患者行软组织皮瓣手术后皮瓣坏死,无其他可替代软组织覆盖技术。有文献报道一名39岁男性因车祸导致左膝关节开放性骨折,胫骨骨缺损长度达8 cm,软组织缺损范围12 cm×15 cm。伤后13 d,用游离皮瓣覆盖缺损区域,但因静脉栓塞,皮瓣坏死,最终选择行膝下截肢。3个月后患者使用膝下假肢行走良好。

(2)炎症控制问题。胫骨骨缺损,尤其是对于创伤性或感染性骨缺损,常伴随骨及软组织炎症问题。因全身静脉用药骨组织中药物浓度低、细菌生物膜形成等因素影响,骨感染彻底根治或控制较为困难。多次反复的感染复发及手术清创会使得骨缺损范围进一步增加,软组织纤维化,增加肢体重建的难度。

（3）骨缺损范围广泛伴邻近关节严重畸形，如胫骨半肢畸形。胫骨半肢畸形是较少见的胫骨骨缺损类型，发病率约为 1/100 万。临床表现多样，通常表现为小腿缩短并伴有膝关节和踝关节畸形。胫骨表现为发育不全、完全缺失，或者是在 X 线片上不显影的非骨化残余物（原基）。膝关节屈曲挛缩，同时可伴膝关节副韧带缺失、膝关节不稳、髌骨和股四头肌伸肌机制可能缺失。腓骨可能发育不良，常近端或远端半脱位或脱臼。踝关节常表现为内翻足和马蹄内翻足。足部内侧可有发育不良的足趾。

胫骨半肢畸形的罕见性和畸形严重性使其成为一种复杂且难以治疗的畸形。胫骨半肢畸形的治疗方式有多种，包括截肢、肢体重建和延长。近年来，随着手术技术的改进，对于经验丰富的外科医生而言，重建手术对于部分胫骨半肢畸形的患者可以取得较为满意的效果，但对于很多患者及多数外科医生而言，截肢是一种更简单、更容易的治疗方法。

胫骨半肢畸形的类型分类对于判断预后和制订重建计划非常重要。Paley 1 型至 4 型胫骨部分缺失可以通过重建手术治疗；对于 Paley 5 型，具体选择经膝关节截肢或重建手术应慎重，特别是髌骨缺失的情况下。截肢平面或方法对后期功能恢复至关重要。对于 Jones I/Paley5 型患者，可行全膝截肢，Jones 2/Paley 4a 选择全膝或膝下截肢，Jones 4/Paley 3a 选择赛姆截肢。随着现代假肢技术的发展，截肢可带来良好的功能效果，可能是最可靠和最可预测的治疗方法。然而，截肢也可能有并发症，对于胫骨半肢畸形患者而言，包括突出的腓骨头引起的假肢刺激和进行性内翻畸形。

（4）患者意愿、患者经济及精神方面考虑。胫骨骨缺损临床处理棘手，尽管多种手术方法可以重建下肢骨性支架，实现患者下地负重行走，但这些手术方式均存在治疗周期长、治疗费用高，部分治疗方式存在较高并发症可能。此类患者常本身经历多次手术治疗，在经济、精神等方面均处于紧绷状态，在进行沟通时需要告知患者截肢手术相关的利弊等。

（5）患者本身身体条件。部分胫骨骨缺损患者年龄过大，或肢体本身残疾，即便行重建手术后，患肢仍不能下地行走，需要慎重考虑行重建手术的获益。

三、手术方法

手术前可通过 X 线、CT 确定骨缺损范围，通过 MRI 检查明确感染或病灶范围，以确定截肢平面。必要时也可选择 PET/CT 等检查方式。下肢动脉造影或下肢动脉 CT 成像可明确血管病变或缺损范围。如行小腿部截肢，因小腿后方肌肉组织厚，可根据截肢平面设计前 1/3、后 2/3 皮肤软组织覆盖的鱼口状切口。患肢大腿上充气止血带，右下肢活力碘原液消毒、铺巾，若骨缺损处存在感染或恶变，以无菌膜覆盖。依次切开皮肤、皮下组织，浅筋膜内分离出大隐静脉、小隐静脉及其他小静脉，依次结扎，隐神经以利多卡因局部阻滞后以利刀切断，并缝合其外膜将神经纤维包绕，预防神经瘤形成。沿小腿前群与外侧群间隙内找出胫前血管神经束，并缝扎胫前血管，神经处理同前。屈曲膝关节，在小腿后侧肌群间隙内找出胫后动脉及神经，缝扎胫后血管，神经处理同前。于腓骨内侧找到腓动脉并结扎，并找出腓浅神经，利多卡因阻滞后以外膜缝合包绕。再依次切断前群、外侧群、后群肌肉组织。松止血带彻底止血，观察断面组织活力。截断腓骨及胫骨，皮质外缘以骨锉磨钝，腓骨截断平面较胫骨高 1～2 cm。依次逐层缝合。置半管引流或接负压引流，无菌敷料覆盖。

四、术后处理

手术后行伤口负压引流，注意观察伤口引流液性质及量，密切观察是否存在活动性出血甚至大血管出血。注意避免截肢残端受压，膝关节轻度屈曲，使伤口保持松弛。行抗感染、镇痛等对症支持治疗。伤口渗液或渗血浸湿后随时更换伤口敷料，2～3 周伤口愈合后拆除缝线。

五、并发症

　　截肢术后并发症与常规截肢术后并发症类似,如伤口出血、伤口愈合延迟等,也可能出现骨及软组织感染的复发。伤口为细小动脉出血可行伤口加压包扎,并根据患者全身情况应用止血药物;如为大血管破裂出血则需及时上止血带并手术探查止血。伤口愈合延迟多与患者全身基础情况有关,如贫血、营养不良、软组织血运障碍等,可行营养支持治疗,必要时可上移截肢平面。

　　总之,胫骨骨缺损需要严格把握其截肢指征,因其肢体重建手术需要手术医生具备较高的手术技巧及临床经验,建议基层医疗机构或对于骨缺损处理经验不足的医生在收治此类患者时多与经验丰富的同行沟通交流手术方案,以便为患者提供更为精准化、个性化的治疗方案。

第十六章　其　他　技　术

生物材料(biomaterials)也称为生物医用材料(biomedical materials)。国际标准化组织(ISO)在1987年10月提出生物材料的定义,通常是指以医疗为目的,用于与活体组织接触且能够产生某些特定功能的材料,主要分为生物降解性材料、非生物降解性材料和生物相容性材料三大类。通俗而言,生物材料即是一类具有特定性能、特殊功能,可应用于人工器官、组织修复、康复理疗、检查诊断、疾病治疗等医疗保健领域,且对人体组织、体液等无不良影响的材料。

生物材料的定义是随着生物材料的发展而不断更新完善的,从刚开始的惰性生物材料到生物化的生物材料,再到如今的组织工程支架材料,生物材料不仅已经成为材料科学的一个重要分支,而且为医学临床新技术发展提供了丰富和坚实的物质基础,是现代医学进步和发展不可或缺、无法替代的重要影响因素和物质基础之一。

组织工程(tissue engineering)是由生物材料发展到一定阶段后形成。主要研究内容集中在3个方面:①可附着种子细胞的支架载体;②支架载体中可定向分化的种子细胞;③诱导种子细胞定向分化的细胞因子。目前,骨组织工程的应用可大概分为两个方向:一是载体材料与成骨因子在体外组装后移植入体内,通过成骨因子诱导成骨细胞的分化,进而生成新骨;二是培养成骨细胞后,在体外与载体支架组装形成生物活性骨,再植入体内。

骨科手术常需要骨性物质作为替代,现如今自体骨移植依然是被考虑的首选和金标准。但是,自体骨移植的受区获利明显受到骨移植供区并发症的限制,因此在这些问题的驱动下,生物材料和组织工程技术的发展就显得尤为重要。本章节将从无机非金属材料、有机生物材料、复合生物材料和组织工程技术四个方面,依次介绍生物材料和组织工程技术在胫骨骨缺损治疗方面的临床应用。

一、无机非金属材料

羟基磷灰石(hydroxyapatite,HA)是骨缺损修复中最常见的生物材料之一,作为骨骼中无机物的主要组成成分,与人类骨骼特性极为相似,具有良好的生物力学稳定性、生物降解及骨诱导能力。Jager M.等在胫骨骨缺损治疗过程中,将移植物总体积的50%混入羟基磷灰石(Orthoss©),并加入自体浓缩骨髓后进行骨缺损部位的填充治疗,随访结果显示骨缺损部位术后6.8周可见明显骨痂形成,17.3周达到临床愈合标准,与对照组相比时间均明显缩短,且患肢功能恢复良好,未见明显并发症。胫骨严重创伤后骨缺损的治疗中,Dilogo IH等人在胫骨内固定基础上将羟基磷灰石与自体骨髓干细胞和BMP-2联合应用填补大段骨缺损部位,成功治愈3位患者。术后随访12~17个月,患者术区疼痛明显减轻,患肢功能显著恢复,未出现免疫排斥或异物生长等严重并发症。付昆等研究者将海南三亚浅水湾珊瑚采集晾晒后,去除其体内有机物质制成珊瑚羟基磷灰石,用以修复胫骨良性骨肿瘤骨缺损,所有病例术后查血生化正常,伤口愈合良好,无异物排出现象。术后1个月胫骨周围开始出现骨痂生长,3个月植入的珊瑚羟基磷灰石密度开始逐渐降低,空隙密度增高,4个月达到临床愈合标准,8个月珊瑚羟基磷灰石基本完全被吸收。从而证明天然珊瑚制成的羟基磷灰石具有良好的生物相容性和骨传导性,生物降解时间基本与骨形成同步,是一种较为理想的骨缺损修复材料。Dickson K. F.将羟基磷灰石(Bone-

Source©)应用于填补创伤性胫骨干骺端骨折后骨缺损的治疗,与自体髂骨移植相比,BoneSource©的整体稳定性更好,可缓解术后疼痛感,且两组患者术后整体治愈率相似,患肢均恢复最大或中等功能。Nakase T.将8位胫骨开放性骨折术后骨缺损患者纳入研究,使用羟基磷灰石(NEO BONE©)填充缺损部位,术后患者平均骨愈合时间5.3个月,移植材料与骨缺损断端结合尚可,1例因NEO BONE©外渗至皮下导致皮肤破溃,膝关节腔积水伴疼痛不适,余患者均达到临床和影像学骨愈合标准。

Zhu在对羟基磷灰石的特性进行研究时发现,目前临床中常见羟基磷灰石人工骨材料仍具有脆性高、韧性低和力学性能差等缺陷,而且其承重能力较低,建议仅用于非承重骨骨修复之中。随着生物材料和纳米技术的不断发展,人们研制出生物性能更好的纳米羟基磷灰石(nano-hydroxyapatite, Nano-HA)人工骨材料,间隙率达90%以上,空隙尺寸仅为100~250μm。在临床胫骨骨缺损修复中,研究者将Nano-HA人工骨材料植入骨缺损部位,平均随访时间18.5个月左右,X线片可见骨缺损区Nano-HA与宿主骨缺损断端直接愈合,界面间无间隙,未见不良反应出现。也有研究者将Nano-HA粉末(Ostim©)与HA陶瓷(Cerabone©)联合,用于填充胫骨干骺端骨折后骨缺损部位,AO分型为B2、B3、C2、C3四个类型,术后6周膝关节活屈伸动度可达到80°~100°,3个月后可达120°左右,最终1年后康复至130°左右。24名患者中3位因伤口连续2周渗液出现伤口延迟愈合的局部并发症,其中1位因伤口金葡菌感染严重,术后3个月后将内固定装置取出,即便如此,所有患者并发症的总体发生率仍在临床合理范围之内。

β-磷酸三钙[beta-tricalcium phosphate,β-TCP,$Ca_3(PO_4)_2$]与羟基磷灰石同属于磷酸钙陶瓷,孔隙率一般在75%左右,利于细胞迁移增值,骨诱导及生物降解能力良好。在临床应用诱导膜技术治疗胫骨感染性骨缺损过程的第二阶段,β-TCP与自体髂骨同体积混合填塞缺损部位,术后6个月左右患肢达到临床愈合标准,功能恢复良好,下肢功能评分(LEFS)显著提升,由此可见,β-TCP与自体骨混合作为骨填充材料时,混合物不仅维持了良好的骨传导能力,成骨诱导能力也被较好保存。开放性胫骨高位楔形截骨行骨缺损填补时,使用β-TCP作为骨移植替代物显示出与同种异体骨冻干骨相同的临床效果,术后6个月和12个月截骨处骨缺损部位大体完全愈合,疼痛及关节活动度评分均无差异。目前常见β-TCP的孔隙率为75%,Takaaki Tanaka等则通过进一步降低β-TCP的孔隙率,增强β-TCP在负重骨中的力学强度,进而提高胫骨楔形截骨治疗后的临床效果,随访3.5年后病理切片结果显示,60%孔隙率的β-TCP中骨板形成良好,剩余β-TCP仅为6.7%,与75%孔隙率的β-TCP相比,生物降解率相似,患肢功能均恢复良好,差异无统计学意义。Kerong Dai团队在胫骨平台骨折后骨缺损填补过程中,通过使用SECCS(screen-enrich-combine circulating system)系统将自体骨髓细胞直接附着于β-TCP,术后随访18个月,与单纯移植β-TCP相比,加用自体骨髓细胞联合移植的胫骨缺损部位骨形成量明显增多,且患肢关节功能恢复时间显著缩短。除此之外,β-TCP在临床治疗胫骨骨坏死性骨缺损、胫骨骨囊肿骨折后骨缺损以及医源性骨缺损中也展现出良好的骨移植材料特性,为临床医生提供了新的治疗选择。

硫酸钙是一种价格低廉、安全可靠、骨传导性良好的可吸收性骨移植替代品,可作为载体运送抗生素或其他化合物。多项研究表明,硫酸钙对于创伤或感染性骨缺损、嵌插性骨折复位、良性骨肿瘤术后骨缺损以及单纯性骨囊肿的治疗是一种有效的缺损填充材料,往往需要联合应用,单独使用可能不利于骨折愈合。术后伤口出现渗液等并发症常由于体内硫酸钙降解造成,以胫骨发生率最高。治疗感染性骨缺损过程中抗生素混入硫酸钙可有效降低感染复发,促进伤口愈合。有研究表明,前交叉韧带重建术中,单纯使用硫酸钙填补胫骨骨缺损部位,6周后可见硫酸钙全部吸收,但骨缺损部位骨质增长欠佳。胫骨平台骨折后骨缺损部位注入硫酸钙(MIIGX3©),可有效恢复塌陷关节面,早期活动患肢,促进关节功能恢复,6个月后硫酸钙被完全吸收,骨缺损部位被新生松质骨完全替代。硫酸钙治疗胫骨骨髓炎伴骨缺损时,在骨髓炎病灶彻底清除并给予软组织充分覆盖基础上,将抗生素混入硫酸钙后填充缺损部位,并辅以全身抗生素治疗,疗程12个月左右,术后随访1~2年,患者骨缺损部位愈合良好,周围关节功能恢复显著,未见明显并发症,原感染部位无复发。

二、有机生物材料

牛源性异种骨移植物 Tutobone©,由德国 Tutogen 医疗公司研发,其通过标准化处理流程消除牛骨中细菌、病毒以及抗原等有害物质,最终产物为天然 I 型胶原蛋白无细胞牛骨基质,其生物力学特性在一系列化学洗脱后得以保存。Stephanie Meyer 等人通过对开放式胫骨高位楔形截骨术骨缺损部位填塞 Tutobone© 骨块的患者进行常规定期临床和影像学随访,在取出内固定装置时对缺损部位进行常规活检组织病理学分析,结果显示与自体髂骨骨移植相比,使用 Tutobone© 骨块填补骨缺损患者骨愈合部位无移植物吸收、无局部骨质排列失稳、无骨负荷失调、无感染疼痛等不良反应,且所有入组患者对治疗的最终结果主观上均感到满意。M. R. Bansal 等同样将 Tutogen 公司的牛源性异种骨移植物 Tutoplast© 用于老年闭合性胫骨近端粉碎性骨折后骨缺损部位的填充,患者共19名(9例女性和10例男性),平均年龄达到74岁,骨折类型为 Schatzker Ⅲ、Ⅳ 和 V 级各有6例,Schatzker Ⅱ 级1例。在 Schatzker Ⅱ 型骨折患者中,通过单独使用 Tutoplast© 填充缺损而不进行任何内固定的手术方式完成骨折凹陷部位的抬高复位,其余患者均采用金属板或螺钉内固定合并 Tutoplast© 填充骨缺损复位的方式行手术治疗。除2位患者在随访过程中去世外,其余17位患者平局随访时间达1年,骨折平局愈合时间为20周,膝关节平均活动度达90°,其中2位患者膝关节活动度明显受限,活动度为20°,关节面平局塌陷高度为4 mm,且所有患者均未出现关节不稳情况,临床预后表现良好。Eric Hesse 通过个案报告阐述了牛源性异种骨移植物在治疗远端胫骨骨缺损中的运用,患者由于开放性胫骨远端骨折后并发骨髓炎出现72 mm 的骨缺损,行髓内钉固定联合抗生素骨水泥局部填塞。术者将自体骨髓细胞接种于牛异种骨片后于体外培养3周,再联合髓内钉内固定将其填塞至骨缺损处。术后6周骨移植部位即可见新生骨痂形成,并可负重自由行走,PET/CT 显示骨缺损周围成骨活性高。通过2年的随访,患者康复顺利,情绪稳定,可积极配合高强度物理治疗,未出现感染、移植物失效或松动等不良反应,并参加体育运动,快速恢复高质量生活。Petri M. 等则把研究重点放在开放性胫骨骨折术后感染并骨缺损方面,患者术后2年待胫骨缺损部位感染控制后,选用髓内钉固定骨缺损断端,牛异体骨(Chronos©)混合自体骨髓浓缩液移植于骨缺损部位,术后每6周行影像学检查,可见骨缺损处骨痂生长明显,PET/CT 显示骨缺损周围血流充沛,术后11周患肢已可完全负重。

三、复合生物材料

生物活性玻璃 S53P4(Bioactive glass S53P4,BAG)由芬兰 Biomaterials 公司研发生产,产品名为 BonAlive©,是一种硅酸盐玻璃无机骨替代材料,由 53% SiO_2,23% Na_2O,20% CaO 和 4% P_2O_5 组合构成,具有抗菌、骨传导、骨刺激和诱导血管生成特性。其抗菌机制不同于普通抗生素,而是由于 BAG 植入体内后立即开始进行离子溶解,随之增加周围环境 pH 值及渗透压所致。宿主骨和 BAG 表面之间会产生生物活性反应,导致 BAG 内部和表面形成与人体骨骼内羟基磷灰石相似的碳酸羟基磷灰石,进而使得生物活性玻璃成为骨移植材料中极具吸引力的选择。在胫骨平台骨折伴骨缺损的治疗中,使用 BAG 作为骨替代材料患者与使用自体髂骨移植患者相比,1年随访期间两者在主观评价、功能测试和临床检查结果方面均差异无统计学意义。Pernaa 则通过11年的随访发现,在胫骨平台塌陷性骨折伴骨缺损术中,BAG 与自体髂骨移植显示出同样的临床治疗效果,影像学结果显示各组关节面塌陷程度为1.4~

2.2 mm,无明显统计学差异。在多项关于 BAG 治疗胫骨急慢性骨髓炎的临床研究中,BAG 均被认为是理想的自体髂骨移植骨替代材料,研究发现,治疗初期尽早使用 BAG 可明显降低骨髓炎复发及再手术率,并可实现患肢的早期康复。Malat 等研究者将 BAG 用来治疗胫骨慢性骨髓炎所致骨缺损,整个疗程过程中 BAG 表现出良好的组织相容性,未出现局部不良反应,患肢功能恢复良好,且 BAG 独特的抗菌作用在缓解抗生素耐药方面显示出重要意义。Van Vugt 等将 BAG 与自体骨髓混合后联合诱导膜技术,治疗感染性胫骨骨不连伴骨缺损患者,5 位患者平均随访时间 13.6 个月,随访结束时所有患者均达到临床愈合标准,胫骨骨折影像学愈合评分系统(Radiographic Union Scale in Tibial fractures,RUST)评分平均 7.8 分,且感染被完全消除。在良性骨肿瘤和骨病变骨缺损治疗方面,BAG 也显示出不错的临床治疗效果。通过多年随访研究发现,BAG 对于良性骨肿瘤和骨病变骨缺损术后儿童的骨骼发育无不良影响,且安全性高、耐受良好、可逐渐降解,并增加缺损部位骨皮质厚度,促进患肢快速康复。

CBVF(cerament bone void filler)是一种合成型可吸收骨移植材料,由 60% 硫酸钙和 40% 羟基磷灰石构成,其中羟基磷灰石的初始孔隙度为 40% ~ 50% ,平均孔径 <1 mm。一项由 Hofmann A. 开展的前瞻性随机多中心临床实验研究显示,使用 CBVF 材料移植治疗胫骨近端骨折后骨缺损的患者自身感受以及临床、影像学结果均与自体髂骨移植治疗相似。研究者将来自 20 个医院的 135 名患者,随机分为自体骨移植组与 CBVF 移植组,患者骨折类型均为胫骨近端骨折伴骨缺损(OTA/OA,41-B2 和 41-B3),手术方式为切开复位内固定和移植物植入术,术后第 1 天 CBVF 组患者失血量及疼痛评分均明显降低,随访第 26 周患者生理健康状态(PCS)评分、疼痛评分、骨缺损愈合及关节塌陷情况两组间均差异无统计学意义。Biomet 公司生产的 Osteon© 复合骨移植材料,由珊瑚中的羟基磷灰石和少量碳酸钙组成,Ong JC 等将 Osteon©用于 14 例(6 男,8 女)胫骨近端骨折伴骨缺损行内固定装置固定患者,和同期 10 例(6 男,4 女)使用同种异体骨或自体髂骨移植治疗患者相比,两组患者胫骨平台塌陷程度、膝关节功能恢复情况和 WOMAC 评分均无明显统计学差异,但 6 个月后异体或自体骨移植组的膝关节屈曲功能维持更佳。

纳米羟基磷灰石/聚酰胺 66(nano-hydroxyapatite/polyamide 66,n-HA/PA66)复合骨充填材料具备与松质骨相近的生物力学性能,多孔状的结构可积累大量机械强度,满足负重骨修复后早期功能锻炼的需求,具备比 HA 更强的成骨细胞能力;n-HA 晶体表面的极性离子与人体细胞和蛋白之间可形成稳固氢键,使其与骨组织以牢固的化学键结合;PA 与胶原结构相似,含有极性酰胺键、羧基、羟基基团,可诱导细胞定向分化,加快新骨生成。与金属比,应力遮挡小;与陶瓷比,韧性强,是优异的硬组织修复、替代和重建的仿生复合材料体系。颗粒型 n-HA/PA66 治疗胫骨骨缺损主要集中在胫骨良性肿瘤切除术后骨缺损的填充方面。围手术期血常规、免疫检测(IgM、IgG、IgA、CD3、CD4 和 CD8)及肝肾功能等均未见明显异常,X 线及 CT 检查结果示骨缺损修复区恢复良好,n-HA/PA66 骨填充材料与宿主骨组织间未出现明显空隙,表现出与骨组织较强的亲和性。术后随时间推移瘤腔内新骨逐渐由周围向中心融合并连接,实现新骨与填充材料的紧密结合,患肢常规 8 个月左右可完全负重,1.5 年左右缺损部位骨量趋于稳定,随访 5 年内,患者伤口愈合良好未诉疼痛不适,未发生术后感染、迟发性深部感染、非特异性炎症、排斥反应或骨折等并发症,C 反应蛋白、血常规、生化及血凝象检查均无明显异常,周围关节功能保存良好。随访期间骨缺损部位填充材料无明显降解吸收。

磷酸钙骨水泥(calcium phosphate cement,CPC)主要成分为非陶瓷型羟基磷灰石晶体,晶体结构与自体骨相似,具有良好的骨传导性、诱导成骨活性、生物相容性和可降解性,无排斥反应、不传播病原菌,术中可按骨缺损情况任意塑形,抗压强度为 60 ~ 70MPa,介于骨皮质和骨松质之间。在创伤、良性肿瘤或病变、骨髓炎和骨囊肿等胫骨骨缺损中应用广泛,CPC 是将数种磷酸钙盐和固化液调和成糊,填充于缺损处,在人体内自行固化,约 4 h 后转变成含有微孔的羟基磷灰石晶体。术后随访,未见明显皮疹、高热、过敏和毒性反应,切口愈合良好,无明显疼痛、渗液和瘙痒感;影像学显示 CPC 与宿主骨结合牢固,界面之间贴合紧密,周围骨质生长良好,骨缺损处结构大部分甚至完全恢复,肢体活动正常,2~4 年后 CPC 可部分或完全被降解吸收。

四、组织工程技术

2001 年,Quarto R. 等人首先报道在人体中利用组织工程技术治疗胫骨骨缺损个案。患者,女,41 岁,因右侧胫骨骨髓炎骨缺损行 Ilizarov 胫骨延长术失败后胫骨中段遗留 4cm 左右骨缺损。术者从自体骨髓中提取祖细胞行体外扩增,接种于大孔羟基磷灰石支架后移植固定于胫骨骨缺损部位,右侧胫骨仍通过外固定支架保证稳固,术后 6.5 个月骨缺损部位达到临床愈合标准,成功拆除外固定架,患肢功能完全恢复,移植部位伤口愈合良好,未见红疹、渗液等并发症,患者满意治疗结果。术后第 2 个月影像资料可见,组织工程植入物周围已形成丰富骨痂,与宿主胫骨缺损界面融合良好。这一创新手术方式与传统手术的 12~18 个月治疗周期相比,康复时间显著缩短。随后,同团队研究人员经过 6 年随访,患者胫骨骨缺损部位羟基磷灰石移植物未见吸收消退,与宿主胫骨融合完好,肢体功能保持良好,未见明显感染、疼痛等并发症。Morishita T. 等研究者在治疗胫骨骨肿瘤切除形成的骨缺损过程中,同样使用组织工程骨移植法,将自体骨髓间充质干细胞作为种子在羟基磷灰石支架上进行体外扩增培养,骨髓间充质干细胞分化后出现成骨细胞并形成骨基质,即组织工程再生骨,最后根据肿瘤切除后骨缺损形态将其定制为特定大小的骨块移植物,固定于骨缺损处。术后 2~3 周患肢开始负重,3 周后影像学检查结果显示移植部位透光影开始模糊,3 个月后更加明显,表明组织工程骨与自体骨融合良好,随访时间 40~43 个月,术区未见明显不良反应,组织工程骨未见松动及塌陷。2015 年,裴国献教授实施世界首例组织工程再生骨修复大段(12 cm)骨缺损手术,实现了组织工程技术修复大段骨缺损这一世界性难题的重大突破。同样是通过将患者自体骨髓细胞抽取后进行体外纯化扩增,再与骨支架进行共培养,使体外组织工程再生骨具备细胞活性,随后植入患者胫骨骨缺损部位,术后随访 2 年,患者骨缺损部位已完全修复,邻近关节活动自如,行走正常,日常活动未见明显受限,患肢功能满意。严重复合组织缺损日益常见,谢庆平等通过利用自体脂肪干细胞复合同种异体脱钙骨方式构建组织工程骨,重建胫骨骨缺损支架。研究中患者一期行皮瓣转位覆盖创面修复皮肤及软组织缺损,二期行组织工程骨移植重塑胫骨稳定。术后平均随访 18 个月,患者缺损部位新骨生长明显,均达到临床愈合标准,患肢可完全负重行走。许建中则利用自体骨髓间充质干细胞与同种异体骨构建组织工程骨修复胫骨骨缺损,随访结果显示其与单纯行自体骨移植效果相似,无明显不良反应出现,未见病灶复发。

通常情况,骨髓间充质干细胞常作为组织工程中种子细胞的首选,因为其成骨能力很强,而部分研究者选择将自体脂肪干细胞作为种子细胞,是考虑到骨髓间充质干细胞的获取数量有限,活性及分化潜能也随着人体年龄增加逐步递减,且脂肪干细胞在一期行软组织修复过程中即可容易获取,数量多而恒定,亦可在体外诱导定向分化,达到修复个体组织目标。由此可见,在构建组织工程骨过程中,选取种子细胞的核心在于细胞活跃的定向分化和骨形成能力。

参考文献

[1]Zhuang Y, Gan Y, Shi D, et al. A novel cytotherapy device for rapid screening, enriching and combiningmesenchymal stem cells into a biomaterial for promoting bone regeneration[J]. Sci Rep, 2017,7(1):15463.

［2］Lindfors N C, Koski I, Heikkila J T, et al. A prospective randomized 14-year follow-up study of bioactive glass andautogenous bone as bone graft substitutes in benign bone tumors［J］. J Biomed Mater Res B Appl Biomater, 2010,94(1):157-164.

［3］Jia C, Wang X, Yu S, et al. An antibiotic cement-coated locking plate as a temporary fixation for treatmentof infected bone defects: a new method of stabilization［J］. J Orthop Surg Res, 2020,15(1):44.

［4］Xiong Y, Ren C, Zhang B, et al. Analyzing the behavior of a porous nano-hydroxyapatite/polyamide 66 (n-HA/PA66) composite for healing of bone defects［J］. Int J Nanomedicine, 2014,9:485-494.

［5］Lindfors N, Geurts J, Drago L, et al. Antibacterial Bioactive Glass, S53P4, for Chronic Bone Infections-AMultinational Study［J］. Adv Exp Med Biol, 2017,971:81-92.

［6］Hofmann A, Gorbulev S, Guehring T, et al. Autologous Iliac Bone Graft Compared with Biphasic Hydroxyapatite and CalciumSulfate Cement for the Treatment of Bone Defects in Tibial Plateau Fractures: AProspective, Randomized, Open-Label, Multicenter Study［J］. J Bone Joint Surg Am, 2020,102(3):179-193.

［7］Dilogo I H, Phedy P, Kholinne E, et al. Autologous mesenchymal stem cell implantation, hydroxyapatite, bone morphogeneticprotein-2, and internal fixation for treating critical-sized defects: atranslational study［J］. Int Orthop, 2019,43(6):1509-1519.

［8］Hernigou P, Dubory A, Pariat J, et al. Beta-tricalcium phosphate for orthopedic reconstructions as an alternative toautogenous bone graft［J］. Morphologie, 2017,101(334):173-179.

［9］Heikkila J T, Kukkonen J, Aho A J, et al. Bioactive glass granules: a suitable bone substitute material in the operative treatment of depressed lateral tibial plateau fractures: a prospective, randomized 1 year follow-up study［J］. J Mater Sci Mater Med, 2011, 22(4):1073-1080.

［10］Pernaa K, Koski I, Mattila K, et al. Bioactive glass S53P4 and autograft bone in treatment of depressed tibial plateau fractures-a prospective randomized 11-year follow-up［J］. J Long Term Eff Med Implants, 2011,21(2):139-148.

［11］Kojima K E, de Andrade E S F, Leonhardt M C, et al. Bioactive glass S53P4 to fill-up large cavitary bone defect after acute and chronic osteomyelitis treated with antibiotic-loaded cement beads: A prospectivecase series with a minimum 2-year follow-up［J］. Injury, 2021,52 Suppl 3:S23-S28.

［12］Buck D N, Dumanian G A. Bone biology and physiology: Part I. The fundamentals［J］. Plast Reconstr Surg, 2012,129 (6):1314-1320.

［13］Roberts T T, Rosenbaum A J. Bone grafts, bone substitutes and orthobiologics: the bridge between basic science and clinical advancements in fracture healing［J］. Organogenesis, 2012,8(4):114-124.

［14］Masquelet A, Kanakaris N K, Obert L, et al. Bone Repair Using the Masquelet Technique［J］. J Bone Joint Surg Am, 2019,101(11):1024-1036.

［15］Campana V, Milano G, Pagano E, et al. Bone substitutes in orthopaedic surgery: from basic science to clinical practice ［J］. J Mater Sci Mater Med, 2014,25(10):2445-2461.

［16］Sala F, Thabet A M, Castelli F, et al. Bone transport for postinfectious segmental tibial bone defects with a combined ilizarov/taylor spatial frame technique［J］. J Orthop Trauma, 2011,25(3):162-168.

［17］Rigal S, Merloz P, Le Nen D, et al. Bone transport techniques in posttraumatic bone defects［J］. Orthop Traumatol Surg Res, 2012,98(1):103-108.

［18］Marais L C, Ferreira N. Bone transport through an induced membrane in the management of tibial bone defects resulting from chronic osteomyelitis［J］. Strategies Trauma Limb Reconstr, 2015,10(1):27-33.

［19］Liu C, Zhang X, Zhang X, et al. Bone transport with a unilateral external fixator for femoral infected nonunion after intramedullary nailing fixation: A case control study［J］. Medicine (Baltimore), 2019,98(20):e15612.

［20］Jager M, Herten M, Fochtmann U, et al. Bridging the gap: bone marrow aspiration concentrate reduces autologous bone grafting in osseous defects［J］. J Orthop Res, 2011,29(2):173-180.

［21］Ozturkmen Y, Caniklioglu M, Karamehmetoglu M, et al. Calcium phosphate cement augmentation in the treatment of depressed tibial plateau fractures with open reduction and internal fixation［J］. Acta Orthop Traumatol Turc, 2010,44(4):262-269.

［22］Ma Y F, Jiang N, Zhang X, et al. Calcium sulfate induced versus PMMA-induced membrane in a critical-sized femoral defect in a rat model[J]. Sci Rep, 2018,8(1):637.

[23]Beuerlein M J, McKee M D. Calcium sulfates:what is theevidence? [J]. J Orthop Trauma, 2010,24 Suppl 1:S46-S51.

[24]Sasaki G, Watanabe Y, Yasui Y, et al. Clinical and radiological assessment of the induced membrane technique using beta-tricalcium phosphate in reconstructive surgery for lower extremity long bone defects[J]. Bone Joint J, 2021,103-B(3):456-461.

[25]Wang Z, Guo Z, Bai H, et al. Clinical evaluation of beta-TCP in the treatment of lacunar bone defects:a prospective, randomized controlled study[J]. Mater Sci Eng C Mater Biol Appl, 2013,33(4):1894-1899.

[26]Lee D Y, Lee M C, Ha C W, et al. Comparable bone union progression after opening wedge high tibial osteotomy using allogenous bone chip or tri-calcium phosphate granule:a prospective randomized controlled trial[J]. Knee Surg Sports Traumatol Arthrosc, 2019,27(9):2945-2950.

[27]Sabuncuoglu F A, Ersahan S, Amasyali M, et al. Comparison of the Effects of Two Different Analgesics on Bone Regeneration During Mandibular Distraction Osteogenesis[J]. J Craniofac Surg, 2019,30(1):e80-e85.

[28]Gessmann J, Baecker H, Jettkant B, et al. Direct and indirect loading of the Ilizarov external fixator:the effect on the interfragmentary movements and compressive loads[J]. Strategies Trauma Limb Reconstr, 2011,6(1):27-31.

[29]Catagni M A, Guerreschi F, Lovisetti L. Distraction osteogenesis for bone repair in the 21st century:lessons learned[J]. Injury, 2011,42(6):580-586.

[30]Bernstein M, Fragomen A T, Sabharwal S, et al. Does Integrated Fixation Provide Benefit in the Reconstruction of Posttraumatic Tibial Bone Defects? [J]. Clin Orthop Relat Res, 2015,473(10):3143-3153.

[31]Gouron R, Deroussen F, Juvet M, et al. Early resection of congenital pseudarthrosis of the tibia and successful reconstruction using the Masquelet technique[J]. J Bone Joint Surg Br, 2011,93(4):552-554.

[32]Henrich D, Nau C, Kraft S B, et al. Effect of the harvest procedure and tissue site on the osteogenic function of and gene expression in human mesenchymal stem cells[J]. Int J Mol Med, 2016,37(4):976-988.

[33]Shah S R, Smith B T, Tatara A M, et al. Effects of Local Antibiotic Delivery from Porous Space Maintainers on Infection Clearance and Induction of an Osteogenic Membrane in an Infected Bone Defect[J]. Tissue Eng Part A, 2017,23(3-4):91-100.

[34]Higuchi H, Kobayashi A, Ikeda K, et al. Efficacy of beta-Tricalcium Phosphate Graft into the Bone Defects after Bone-Patellar Tendon-Bone Anterior Cruciate Ligament Reconstruction[J]. J Knee Surg, 2017,30(5):467-473.

[35]Ong J C, Kennedy M T, Mitra A, et al. Fixation of tibial plateau fractures with synthetic bone graft versus natural bone graft:a comparison study[J]. Ir J Med Sci, 2012,181(2):247-252.

[36]Wu P K, Chen C F, Chen C M, et al. Grafting for bone defects after curettage of benign bone tumor-Analysis of factors influencing the bone healing[J]. J Chin Med Assoc, 2018,81(7):643-648.

[37]Stogov M V, Luneva S N, Novikov K I. Growth factors in human serum during operative tibial lengthening with the Ilizarov method[J]. J Orthop Res, 2013,31(12):1966-1970.

[38]Masquelet A C, Benko P E, Mathevon H, et al. Harvest of cortico-cancellous intramedullary femoral bone graft using the Reamer-Irrigator-Aspirator (RIA)[J]. Orthop Traumatol Surg Res, 2012,98(2):227-232.

[39]魏星，雷金来，王虎，等. Ilizarov 骨搬移技术在胫骨骨折术后骨感染骨缺损中的应用[J]. 中国骨与关节损伤杂志，2016,31(4):373-376.

[40]庄乾宇，翁习生，秦泗河. Ilizarov 技术基础及临床应用研究进展[J]. 中华骨科杂志，2012,32(3):277-282.

[41]Li Y L, Zhao W K, Zhang J, et al. In vitro and in vivo evaluations of nano-hydroxyapatite/polyamide 66/yttria-stabilized zirconia as a novel bioactive material for bone screws:Biocompatibility and bioactivity[J]. J Biomater Appl, 2020,35(1):108-122.

[42]Sasaki G, Watanabe Y, Miyamoto W, et al. Induced membrane technique using beta-tricalcium phosphate for reconstruction of femoral and tibial segmental bone loss due to infection:technical tips and preliminary clinical results[J]. Int Orthop, 2018,42(1):17-24.

[43]Cuthbert R J, Churchman S M, Tan H B, et al. Induced periosteum a complex cellular scaffold for the treatment of large bone defects[J]. Bone, 2013,57(2):484-492.

[44]Accadbled F, Mazeau P, Chotel F, et al. Induced-membrane femur reconstruction after resection of bone malignancies:

three cases of massive graft resorption in children[J]. Orthop Traumatol Surg Res, 2013,99(4):479-483.

[45]Iaquinta M R, Mazzoni E, Manfrini M, et al. Innovative Biomaterials for Bone Regrowth[J]. Int J Mol Sci, 2019,20(3).

[46]Kenawey M, Krettek C, Liodakis E, et al. Insufficient bone regenerate after intramedullary femoral lengthening: risk factors and classification system[J]. Clin Orthop Relat Res, 2011,469(1):264-273.

[47]Weiser L, Huber G, Sellenschloh K, et al. Insufficient stability of pedicle screws in osteoporotic vertebrae: biomechanical correlation of bone mineral density and pedicle screw fixation strength[J]. Eur Spine J, 2017,26(11):2891-2897.

[48]Mauffrey C, Barlow B T, Smith W. Management of segmental bone defects[J]. J Am Acad Orthop Surg, 2015,23(3): 143-153.

[49]Wong T M, Lau T W, Li X, et al. Masquelet technique for treatment of posttraumatic bone defects[J]. ScientificWorld-Journal, 2014,2014:710302.

[50]Tong K, Zhong Z, Peng Y, et al. Masquelet technique versus Ilizarov bone transport for reconstruction of lower extremity bone defects following posttraumatic osteomyelitis[J]. Injury, 2017,48(7):1616-1622.

[51]Gaio N, Martino A, Toth Z, et al. Masquelet technique: The effect of altering implant material and topography on membrane matrix composition, mechanical and barrier properties in a rat defect model[J]. J Biomech, 2018,72:53-62.

[52]Alford A I, Nicolaou D, Hake M, et al. Masquelet's induced membrane technique: Review of current concepts and future directions[J]. J Orthop Res, 2021,39(4):707-718.

[53]殷渠东,顾三军,孙振中,等. Masquelet 技术体外制作骨水泥填塞物治疗骨缺损的临床应用[J]. 中华创伤杂志, 2016,32(4):370-372.

[54]Ghaffari S, Solati-Hashjin M, Zabihi-Neyshabouri E, et al. Novel calcium phosphate coated calcium silicate-based cement: in vitro evaluation[J]. Biomed Mater, 2020,15(3):35008.

[55]Bimis A, Canal L P, Karalekas D, et al. On the mechanical characteristics of a self-setting calcium phosphate cement[J]. J Mech Behav Biomed Mater, 2017,68:296-302.

[56]Gouron R, Petit L, Boudot C, et al. Osteoclasts and their precursors are present in the induced-membrane during bone reconstruction using the Masquelet technique[J]. J Tissue Eng Regen Med, 2017,11(2):382-389.

[57]Karargyris O, Polyzois V D, Karabinas P, et al. Papineau debridement, Ilizarov bone transport, and negative-pressure wound closure for septic bone defects of the tibia[J]. Eur J Orthop Surg Traumatol, 2014,24(6):1013-1017.

[58]Jiang N, Qin C H, Ma Y F, et al. Possibility of one-stage surgery to reconstruct bone defects using the modified Masquelet technique with degradable calcium sulfate as a cement spacer: A case report and hypothesis[J]. Biomed Rep, 2016,4(3):374-378.

[59]Roden R J. Principles of bone grafting[J]. Oral Maxillofac Surg Clin North Am, 2010,22(3):295-300.

[60]Pallaro J, Angelliaume A, Dunet B, et al. Reconstruction of femoral bone loss with a monoplane external fixator and bone transport[J]. Orthop Traumatol Surg Res, 2015,101(5):583-587.

[61]Hesse E, Kluge G, Atfi A, et al. Repair of a segmental long bone defect in human by implantation of a novel multiple disc graft[J]. Bone, 2010,46(5):1457-1463.

[62]Petri M, Namazian A, Wilke F, et al. Repair of segmental long-bone defects by stem cell concentrate augmented scaffolds: a clinical and positron emission tomography-computed tomographyanalysis[J]. Int Orthop, 2013,37(11):2231-2237.

[63]Fadel M, Ahmed M A, Al-Dars A M, et al. Reply to comments on Fadel et al.: Ilizarov external fixation versus plate osteosynthesis in the management of extra-articular fractures of the distal tibia[J]. Int Orthop, 2015,39(7):1457-1458.

[64]Chu W, Wang X, Gan Y, et al. Screen-enrich-combine circulating system to prepare MSC/beta-TCP for bone repair in fractures with depressed tibial plateau[J]. Regen Med, 2019,14(6):555-569.

[65]Ehnert S, Aspera-Werz R H, Ihle C, et al. Smoking Dependent Alterations in Bone Formation and Inflammation Represent Major Risk Factors for Complications Following Total Joint Arthroplasty[J]. J Clin Med, 2019,8(3).

[66]Zhu W, Wang D, Xiong J, et al. Study on clinical application of nano-hydroxyapatite bone in bone defect repair[J]. Artif Cells Nanomed Biotechnol, 2015,43(6):361-365.

[67]Ghimire S, Miramini S, Edwards G, et al. The investigation of bone fracture healing under intramembranous and endochon-

dral ossification[J]. Bone Rep, 2021,14:100740.

[68]Klein C, Monet M, Barbier V, et al. The Masquelet technique: Current concepts, animal models, and perspectives[J]. J Tissue Eng Regen Med, 2020,14(9):1349-1359.

[69]Tang Z, Li X, Tan Y, et al. The material and biological characteristics of osteoinductive calcium phosphate ceramics[J]. Regen Biomater, 2018,5(1):43-59.

[70]Foster P A, Barton S B, Jones S C, et al. The treatment of complex tibial shaft fractures by the Ilizarov method[J]. J Bone Joint Surg Br, 2012,94(12):1678-1683.

[71]Megas P, Saridis A, Kouzelis A, et al. The treatment of infected nonunion of the tibia following intramedullary nailing by the Ilizarov method[J]. Injury, 2010,41(3):294-299.

[72]Malat T A, Glombitza M, Dahmen J, et al. The Use of Bioactive Glass S53P4 as Bone Graft Substitute in the Treatment of Chronic Osteomyelitis and Infected Non-Unions-a Retrospective Study of 50Patients[J]. Z Orthop Unfall, 2018,156(2):152-159.

[73]Calori G M, Mazza E, Colombo M, et al. The use of bone-graft substitutes in large bone defects: any specific needs?[J]. Injury, 2011,42 Suppl 2:S56-S63.

[74]Paley D. Tibial hemimelia: new classification and reconstructive options[J]. J Child Orthop, 2016,10(6):529-555.

[75]Roddy E, DeBaun M R, Daoud-Gray A, et al. Treatment of critical-sized bone defects: clinical and tissue engineering perspectives[J]. Eur J Orthop Surg Traumatol, 2018,28(3):351-362.

[76]Van Vugt T, Geurts J, Blokhuis T J. Treatment of infected tibial non-unions using a BMAC and S53P4 BAG combination for reconstruction of segmental bone defects: A clinical case series[J]. Injury, 2021,52 Suppl 2:S67-S71.

[77]Apard T, Bigorre N, Cronier P, et al. Two-stage reconstruction of post-traumatic segmental tibia bone loss with nailing[J]. Orthop Traumatol Surg Res, 2010,96(5):549-553.

[78]Raven T F, Moghaddam A, Ermisch C, et al. Use of Masquelet technique in treatment of septic and atrophic fracture nonunion[J]. Injury, 2019,50 Suppl 3:40-54.

[79]Viateau V, Bensidhoum M, Guillemin G, et al. Use of the induced membrane technique for bone tissue engineering purposes: animal studies[J]. Orthop Clin North Am, 2010,41(1):49-56.

[80]Borgquist O, Ingemansson R, Malmsjo M. Wound edge microvascular blood flow during negative-pressure wound therapy: examining the effects of pressures from-10 to-175 mmHg[J]. Plast Reconstr Surg, 2010,125(2):502-509.

[81]张永红,秦泗河,王栋,等. 骨搬运治疗胫骨慢性骨髓炎,是否需要加用抗生素骨水泥?[J]. 中国矫形外科杂志, 2017,25(04):331-335.

[82]任程,杨红胜,张斌,等. 活性多孔纳米复合人工颗粒骨修复下肢承重骨大块良性肿瘤性骨缺损疗效观察[J]. 华西医学, 2013(4):506-511.

[83]余鑫,贾硕,吴宏日,等. 抗生素骨水泥被覆锁定钢板在诱导膜技术治疗胫骨创伤后骨感染中的运用[J]. 中华创伤杂志, 2017,33(6):539-543.

[84]谢肇,喻胜鹏. 诱导膜技术治疗感染性骨不连、骨缺损[J]. 中华骨科杂志, 2018,38(9):570-576.

[85]王岩松,刘丹平,张元和,等. 纳米羟基磷灰石/聚酰胺66骨填充材料与自体骨修复良性骨肿瘤术后骨缺损的对比研究[J]. 军医进修学院学报, 2011,32(4):373-374.

[86]胥少汀,葛宝丰,卢世璧. 实用骨科学[M]. 郑州:河南科学技术出版社, 2019.

[87]殷渠东,顾三军,芮永军,等. 松质骨包裹植骨技术治疗长骨节段性骨缺损[J]. 中华创伤骨科杂志, 2017,19(9):775-781.

[88]劳永锵,潘海文,胡永波,等. 微创激素注入结合自固化磷酸钙人工骨修复骨囊肿患儿骨缺损的疗效[J]. 江苏医药, 2019,45(11):1136-1140.

[89]郭恩琪,谢庆平,朱孜冠,等. 严重复合组织缺损皮瓣修复术后应用自体脂肪干细胞构建组织工程骨重建骨支架[J]. 中华显微外科杂志, 2017,40(3):213-217.

[90]张树立,张勇,王景彦,等. 应用Ilizarov双段骨搬运技术治疗大段胫骨骨缺损[J]. 中国中医骨伤科杂志, 2018,26(10):60-62.

［91］周子红，冯德宏，徐可林，等. 诱导膜技术的手术失误和并发症:44 例感染性骨缺损治疗分析［J］. 中国组织工程研究，2018,22(26):4162-4167.

［92］金志超，蔡群斌，曾志奎，等. 诱导膜技术治疗大段骨缺损研究进展［J］. 中国骨伤，2018,31(5):488-492.

［93］周子红，吴永伟，冯德宏，等. 早期与晚期行诱导膜内植骨的骨愈合效果分析［J］. 中国组织工程研究，2020,24(4):493-498.

第五篇 临床典型病例

病例一　传统骨移植修复胫骨骨缺损

一、病例介绍

患者,男,16岁。车祸伤致左侧胫腓骨骨折伴活动受限4个月余,患者4个月前车祸摔伤,伤后即感左小腿剧痛,呈持续性锐痛,活动不能,左小腿前方可见活动性出血,伤后无昏迷,无恶心、呕吐,无畏寒、发热,伤后急送当地医院,拍片示:左胫腓骨开放性骨折,可能左侧髌骨撕脱性骨折,后转至笔者医院,急诊在全麻下行左侧胫腓骨骨折切开复位内外固定术+左下肢血管神经探查+骨筋膜室切开减压术+清创+VSD93术(病例图1-1),术后行抗炎、解痉、预防血栓形成等治疗。于2016年11月10日在全麻下行左下肢清创+VSD术+左腓骨切开复位内固定术(病例图1-2),术后行抗炎补液等治疗。于2016年11月17日在全麻下行左下肢外固定架调整+清创植皮+VSD术(病例图1-3),术后行抗炎及支持治疗,小腿内侧伤口周围局部皮肤坏死。于2016年12月5日在床边点状植皮+VSD覆盖,术后行抗炎补液等治疗,于2016年12月9日拆除人工皮,植皮大体成活,遗留小部分创面,以猪皮脱细胞真皮基质敷料覆盖。于2017年1月13日在腰硬联合麻醉下行左下肢外固定架取出术+外固定架置入术,术后行抗炎、促伤口愈合等治疗。今患者为求进一步诊治,来笔者医院就诊。既往史:患者既往体健,否认高血压、糖尿病、心脏病等慢性病史,否认乙肝、结核等传染病史,否认其他特殊病史。查体:患者一般情况可,生命体征平稳,心肺腹未及明显异常。专科体检:脊柱生理弯曲存在,各棘突旁无压痛及叩击痛。左下肢外固定架固定在位,钉孔干燥,无明显渗血渗液。左足皮温可,足背动脉可触及,感觉麻木,足趾运动可。余肢体未见明显异常。辅检:笔者医院X线及CT检查示左侧胫腓骨骨折术后,胫骨骨缺损(病例图1-4);笔者医院出院记录多份,X线片若干。

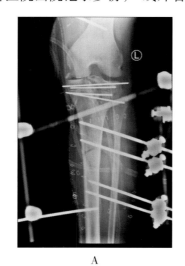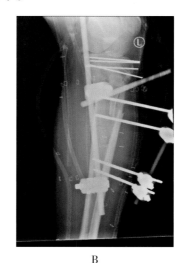

A　　　　　　　　　　　B

病例图1-1　急诊手术后左小腿正侧位X线片

患者车祸伤致左侧胫腓骨开放性粉碎性骨折,伴腘动脉损伤,下肢血供差,急诊行左下肢清创+胫骨骨折切开复位内固定+外固定+腘动脉探查修复术+小腿筋膜间室切开减压术+VSD术,外固定架跨膝关节固定,保持膝关节略屈曲状,确保小腿腘动脉吻合口无张力。术后患肢末梢血供良好,下肢力线良好。A.正位片;B.侧位片。

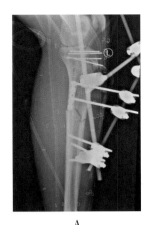 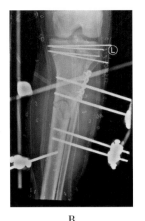

A   B

病例图 1-2　术后一周再次手术后左小腿 X 线片

术后一周常规伤口清创 VSD 术,并同时行腓骨骨折切开复位内固定术,术后 X 线片示骨折对位对线良好,腓骨内固定器位置正常。A. 正位片;B. 侧位片。

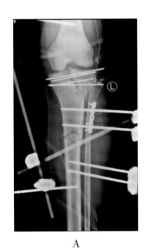 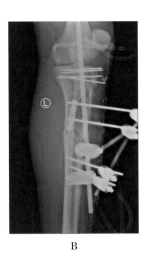

A   B

病例图 1-3　第三次手术后左小腿 X 线片

第三次手术中小腿骨筋膜室综合征切开减压伤口消肿良好,遂将皮肤向两侧略游离后间断缝合,闭合左侧小腿伤口,并在透视下调整外固定架。调整后骨对位对线良好,内固定器及外固定架位置正常。A. 正位片;B. 侧位片。

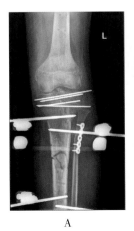 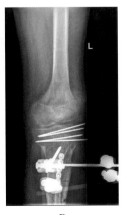 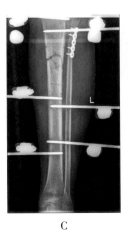 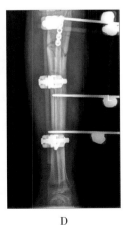

A   B   C   D

病例图 1-4　术后 4 个月 X 线片

X 线片示胫骨中上段骨折线明显清晰可见,断端缝隙增加(A. 正位片、B. 侧位片),局部皮肤完整,无明显红肿及窦道,考虑到外固定架固定骨折端稳定性不够,遂行外固定架、克氏针内固定取出,骨折断端植骨内固定术(C. 正位片、D. 侧位片)。

二、临床诊断

左侧胫骨骨缺损、左侧胫腓骨骨折术后。

三、治疗原则

患者原始外伤为胫腓骨开放性骨折,伴腘动脉损伤,经急诊手术血管的完整性得以修复,但此类开放性损伤需要注意两点:一是多段、开放性、粉碎性骨折可能出现延迟愈合甚至不愈合的情况;二是开放性损伤可能在骨及软组织局部有细菌定植,尽管行骨折手术后未出现骨髓炎及伤口感染等情况,但应该考虑到存在低毒性感染的可能性,因此,在植骨过程中,需要在局部加用抗生素,配合静脉用抗生素,本例骨缺损范围不大,因此骨修复方式以传统植骨为主,可根据骨愈合特点加用促骨生长相关因素,如 BMP-2、自体血、富血小板血浆等。本病例中第二次植骨时除了自体髂骨外,还加入了 BMP-2 及万古霉素人工骨,后期随访结果也证实骨愈合良好。骨重建后的固定方式可以选择外固定架外固定,接骨板内固定或外固定,或石膏固定加有限内固定。考虑患者年轻,对膝、踝关节等肢体功能要求高,遂行接骨板内固定手术。

四、治疗过程

入院后行抗炎抗感染,完善相关术前检查,排除相关手术禁忌后常规安排手术,行左胫骨骨折开放复位内固定术 + 植骨术(病例图 1-5),术后予以抗炎补液对症支持治疗。

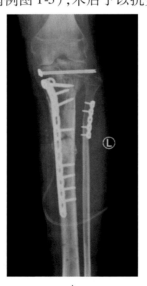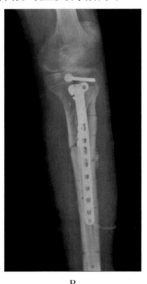

A   B

病例图 1-5　中转内固定后左小腿 X 线片

中转内固定术后 X 线片示骨折对位对线良好,内固定器位置正常,骨折端植骨填充良好。A. 正位片;B. 侧位片。

中转内固定术后 2 个月(病例图 1-6)、4 个月(病例图 1-7)、7 个月(病例图 1-8)、10 个月(病例图 1-9)、16 个月(病例图 1-10)时复查,内固定器位置正常,骨愈合可。植骨术后 19 个月时复查,患者因下地行走后突发左小腿疼痛肿胀伴活动受限,拍片示胫骨接骨板断裂,内固定失效(病例图 1-11),行 CT 检查发现胫骨骨折不连接,局部骨缺损(病例图 1-12),再次取出内固定,清理骨折断端,取自体髂骨及万古霉素人工骨植骨,术后行双钢板坚强固定(病例图 1-13)。

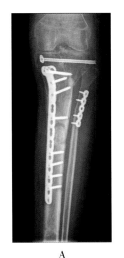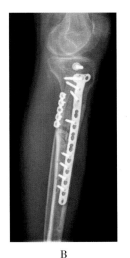

A   B

病例图 1-6　患者中转内固定后 2 个月左小腿 X 线片

中转内固定术后 2 个月,断端可见骨痂生长,内固定器位置正常。A.正位片;B.侧位片。

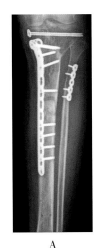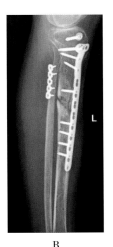　　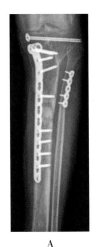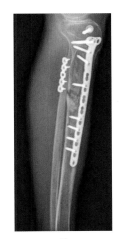

　　A　　　　　　　B　　　　　　　　　　A　　　　　　　　B

病例图 1-7　患者中转内固定后 4 个月左小腿 X 线片　　病例图 1-8　患者中转内固定后 7 个月左小腿 X 线片

中转内固定术后 4 个月余,骨折断端可见骨痂生长,　　中转内固定术后 7 个月余,骨折线仍清晰可见,内固
内固定器位置正常。A.正位片;B.侧位片。　　　　　　定器位置正常。A.正位片;B.侧位片。

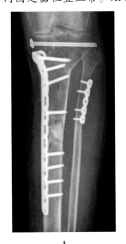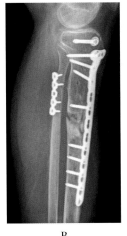　　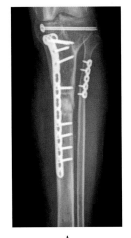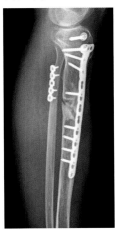

　　A　　　　　　　B　　　　　　　　　　A　　　　　　　　B

病例图 1-9　中转内固定术后 10 个月 X 线片　　　　病例图 1-10　中转内固定术后 16 个月 X 线片

A.正位片;B.侧位片。　　　　　　　　　　　　　　A.正位片;B.侧位片。

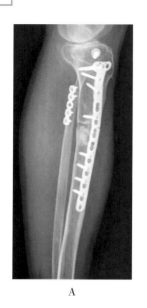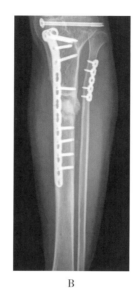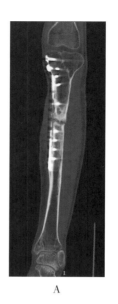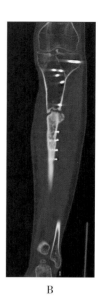

A	B	A	B

病例图 1-11　患者中转内固定后 19 个月左小腿 X 线片

中转内固定术后 19 个月,患者因下地行走后突发左小腿疼痛、肿胀伴活动受限,X 线片示胫骨接骨板断裂,内固定失效。A. 正位片;B. 侧位片。

病例图 1-12　患者中转内固定后 19 个月左小腿 CT 表现

中转内固定术后 19 个月,患者因下地行走后突发左小腿疼痛、肿胀伴活动受限,CT 示胫骨骨折不连接,局部骨缺损。A. CT 平扫示内固定断裂处骨不愈合,伴骨缺损;B. CT 平扫示骨折不愈合处两端骨质钙化。

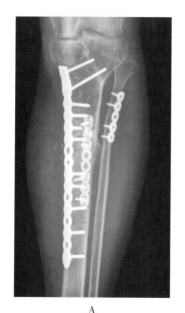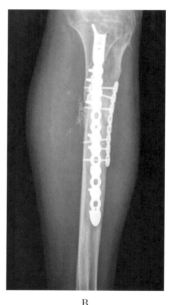

A	B

病例图 1-13　再次行翻修手术后左小腿 X 线片

取出内固定,清理骨折断端,自体髂骨 + 万古霉素人工骨植骨术,术后行双钢板坚强固定。A. 正位片;B. 侧位片。

五、随访结果

术后患者伤口愈合良好,2 周左右伤口顺利拆线,定期随访复查均顺利,无并发症。术后 3 个月、6 个月、1 年复查时可见胫骨骨缺植骨处骨愈合良好(病例图 1-14～病例图 1-16)。

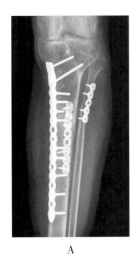
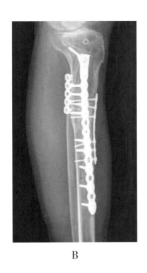

A　　　　　　　　　　　　B

病例图 1-14　胫骨第二次植骨内固定术后 3 个月 X 线片

X 线片示骨折愈合良好,内固定器位置正常。A. 正位
片;B. 侧位片。

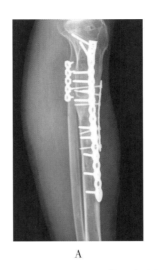
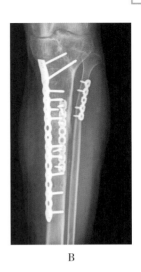

A　　　　　　　　　　　　B

病例图 1-15　胫骨第二次植骨内固定术后 6 个月 X 线片

X 线片示骨折愈合良好,内固定器位置正常。A. 正位
片;B. 侧位片。

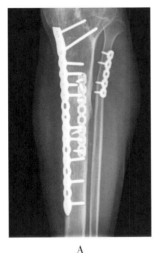
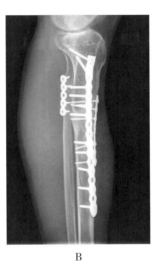

A　　　　　　　　　　　　B

病例图 1-16　胫骨第二次植骨内固定术后 12 个月 X 线片

X 线片示骨折已完全愈合,内固定器位置正常。A. 正位片;B. 侧位片。

六、病例总结

该病例为一小范围胫骨骨缺损,缺损范围约为 2cm,根据《胫骨骨缺损循证临床诊疗指南(2016 年
版)》,骨缺损在 4cm 以上即为带血运骨移植的适应证,因此本例可选用传统自体骨移植,同时将同种异
体骨及人工骨填充材料作为补充,该病例按照此法获得了较为理想的结果。

病例二　吻合血管的游离腓骨移植修复胫骨骨缺损(一)

一、病例介绍

患者为55岁男性,因"左胫腓骨粉碎性骨折术后5个月余"入院。患者于5个月余前因外伤致左下肢开放性损伤,伤后即送入当地医院行手术治疗(具体治疗方案不详),患者诉术后左下肢持续渗出,伤口未闭合,1个月前行左下肢内固定取出术,取出后左下肢皮肤软组织缺损伴骨外露,为求进一步治疗来笔者医院就诊,以"左胫骨骨外露"收入我科。入院以来,患者睡眠、精神可,大小便正常,未诉其他不适。

既往史:既往体健,否认乙肝、结核等传染病史,否认糖尿病、高血压、冠心病等病史,否认食物及药物过敏史。

体格检查:体温36.6℃,脉搏82次/min,呼吸20次/min,血压137/83mmHg。神志清楚,发育正常,营养中等,被动体位,查体合作,全身皮肤黏膜无黄染,浅表淋巴结无肿大,头颅型正,双侧瞳孔等大等圆,对光反射灵敏,颈软,气管居中,胸廓型正,呼吸运动正常,查心肺腹未及明显异常,生理反射存在,病理反射未引出。

专科情况:脊柱生理弯曲存在,各棘突无明显压痛。颈软,胸廓挤压征(-)双上臂感觉、血循、运动未见明显异常,左小腿外架固定稳固,左小腿下段可见一椭圆形皮肤软组织缺损,面积约7cm×4cm,缺损深约4cm,有少量淡黄色渗液流出,皮肤软组织缺损表面组织活力差,深部可见胫骨后壁外露,左足背动脉未触及,左足感觉减退明显,左踝关节活动较差,右下肢未见明显异常。

入院后化验及检查:入院后完善相关检查,血常规分析、肝肾糖电解质全套、输血前全套、凝血象+弥散性血管内凝血(DIC)、心电图等检查均无明显异常。C反应蛋白、血沉稍升高。

特殊检查结果:左胫腓骨X线:左胫腓骨下段骨折,骨折断端对位对线可,骨折线可见,可见骨密度减低,可见外固定器及内固定痕迹。左下肢血管造影:左胫前及左腓动脉下段(骨折区域)中断(病例图2-1)。

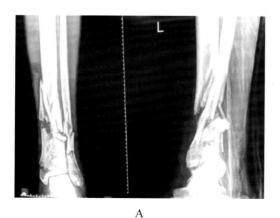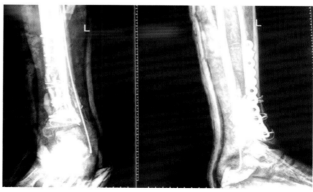

A　　　　　　　　　　　　　　　B

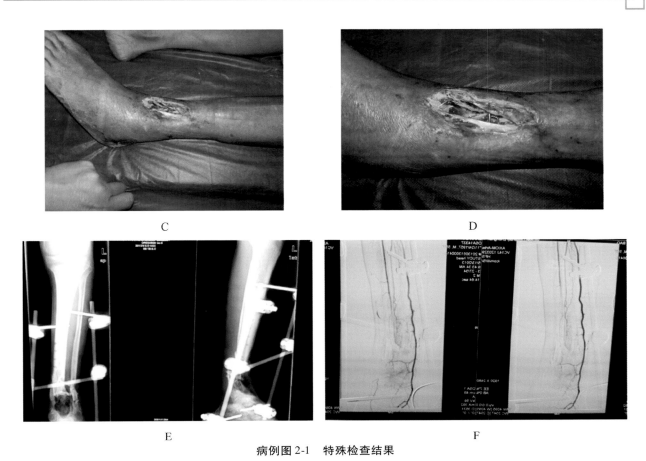

C　　　　　　　　　　　　　　　D

E　　　　　　　　　　　　　　　F

病例图 2-1　特殊检查结果

外伤骨折后(A)及内固定术后(B)胫腓骨正侧位 X 线片；左踝部皮肤伤口外观(C、D)，示左侧踝部前方皮肤软组织缺损，伴骨及内固定器外露，骨缺损，伤口内污染重，可见坏死组织；行清创术后复查左侧胫腓骨正侧位 X 线片，示左侧胫骨远端骨质节段性缺损(E)，行下肢动脉造影示左胫前及左腓动脉下段(骨折区域)中断。

二、临床诊断

①左腓骨下段粉碎性骨折外固定术后；②左胫骨下段骨缺损并骨外露；③左胫前动脉断裂并缺损。

诊断依据：患者左胫腓骨粉碎性骨折术后 5 个月余，左小腿外架固定稳固，左小腿下段可见一椭圆形皮肤软组织缺损，面积约 7 cm×4 cm，缺损深约 4 cm，缺损表面组织活力差，深部可见胫骨后壁外露，左足背动脉未触及，左足感觉减退明显。

鉴别诊断：左胫骨下段骨髓炎。

鉴别依据：患者左胫腓骨粉碎性骨折术后 5 个月余，左小腿外架固定稳固，左小腿下段可见皮肤软组织缺损，深部可见胫骨后壁外露，左足背动脉未触及，左足感觉减退明显。左胫腓骨 X 线胫骨无死骨形成，未见骨膜反应。

三、治疗原则

该病例为左侧胫骨节段性骨缺损，同时伴血管缺损，同时合并感染。治疗为分阶段治疗，首先控制感染，经过一次或多次清创手术及敏感抗生素的应用进行创面床的准备，为组织重建手术做准备。二期行胫骨骨缺损重建手术，可选择诱导膜技术及带血运腓骨移植术，但文献报道对于感染性骨缺损的骨重建，诱导膜技术的成功率相对较低，手术风险大，故本病例中选择带血运腓骨移植重建胫骨，其固定方式可以选择外固定架固定。

四、治疗过程

入院后完善相关检查,行清创 + VSD 覆盖术,术前术后配合使用抗生素及对症支持治疗,术后应用冲洗管冲洗创面,将感染创面转变为清洁创面,为复合组织瓣移植提供创面准备。待感染控制后,在腰硬联合麻醉下行左胫骨骨与软组织缺复合缺损右腓骨骨皮瓣游离移植术(病例图 2-2),术后行抗感染、解痉、改善循环、补液及对症支持治疗,禁烟、患肢保暖,密切观察皮瓣颜色、血运。术后 5 d 后骨皮瓣出现静脉回流障碍,术后 8 d 皮瓣出现边缘坏死,应用高渗盐水湿敷后皮瓣静脉回流改善,行清创术清除皮瓣边缘坏死,VSD 覆盖创面并负压引流,一周后行床边植皮,植皮存活,创面愈合可(病例图 2-3)。术后 9 个月患者局部外观可,站立、行走等功能均可。

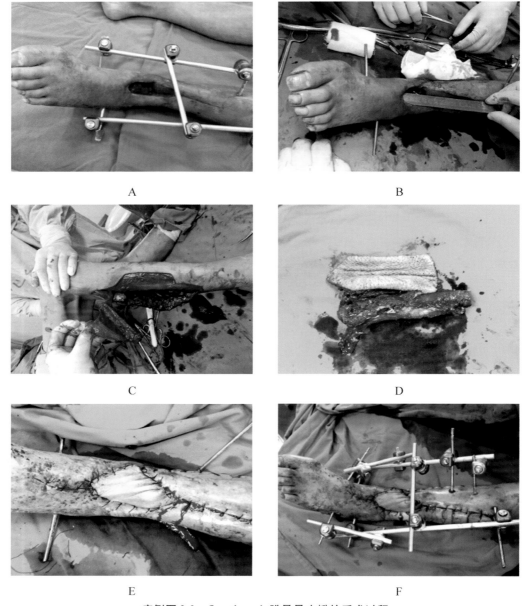

A

B

C

D

E

F

病例图 2-2　flow-through 腓骨骨皮瓣的手术过程

A 和 B,去除负压敷料后手术部位的外观,可见皮肤软组织缺损,创面清洁,局部肉芽组织红润,未见明显坏死组织及脓性分泌物。C 和 D,从对侧小腿切取 flow-through 腓骨骨皮瓣的术中照片。E 和 F,将 flow-through 腓骨骨皮瓣转移到受区部位后外观,皮瓣颜色红润。骨折采用外固定架固定。

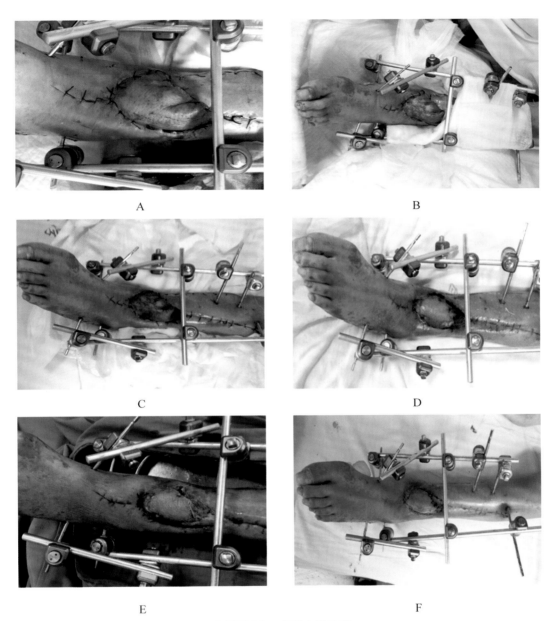

A   B

C   D

E   F

病例图 2-3　术后皮瓣外观

A、B、C、D 分别为术后第 3、5、8 和 14 天的皮瓣外观,可见皮瓣整体成活,但有边缘少许坏死。E 为手术清除部分浅表坏死后外观,F 为皮瓣坏死区域行植皮术后外观。

五、随访结果

　　术后 1 个月随访可见患者左胫腓骨骨缺损处植入腓骨位置正常,内固定器位置正常。术后 9 个月随访患者左胫腓骨骨缺损处已达到骨性愈合,局部皮肤外观可,站立及行走等功能可(病例图 2-4)。

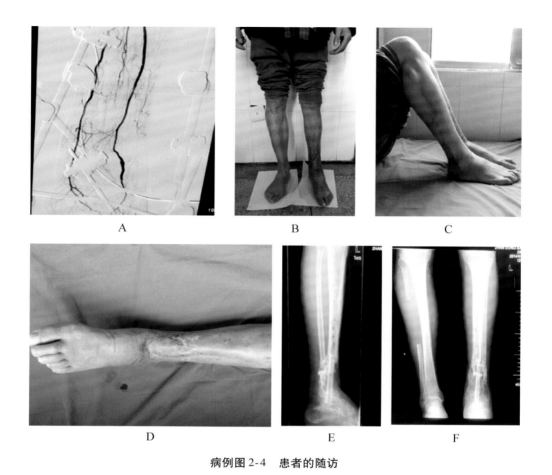

病例图 2-4　患者的随访

A 图示术后 3 周血管造影术显示胫前动脉血流通畅;B、C、D 图示术后 9 个月受区和供区外观;E、F,术后 9 个月平片显示移植腓骨与受区愈合,成功修复胫骨骨缺损。

六、病例总结

　　带血运的骨瓣移植常用于治疗胫骨骨缺损,是骨缺损最有效的治疗方法之一。腓骨承担下肢六分之一的负重功能,是常用的骨瓣供区。通过切取带血运的骨及软组织复合组织瓣,并将血管与受区血管吻合,可重建患肢血运,且血流通过组织瓣,为组织瓣的存活也提供了保障。移植的骨组织在骨缺损区域通过机械支撑作用发挥骨传导作用。移植骨及血液中含有大量的可参与骨修复的干细胞及细胞因子,促进局部成骨过程,然而,该方法需要术者具有较强的显微外科学基础,因此,在骨科临床,特别是基层医院,该方法的应用及推广受限。

　　胫骨骨及软组织缺损在骨科临床较为常见,常规方法往往采取多次手术,一般先行皮瓣移植覆盖创面(若有血管节段性缺损,则需早期吻合血管重建血运),6~8 个月后待软组织条件改善后行骨移植或骨搬运。传统方法治疗周期长、手术次数多、患者经济及心理负担重。在本病例中,我们应用桥接血流的腓骨骨皮瓣,经一次手术一次性修复患者包括软组织、骨及血管的复合组织缺损,治疗周期短,患者费用相对较低,取得了较好的疗效。该方法是修复复合组织缺损的一种理想的方法。

病例三　吻合血管的游离腓骨移植修复胫骨骨缺损(二)

一、病例介绍

中年患者,因左侧踝关节肿胀、疼痛伴活动受限入院,患者无明显诱因出现左侧踝关节肿胀,伴活动受限,下地活动时胀痛,未予特殊治疗,拍片示左侧胫骨远端内侧骨质破坏,遂以右侧胫骨骨质破坏收入院。起病以来,患者神清,精神可,饮食正常,大小便正常,体重体力无明显改变。既往病史:既往因左侧内踝处占位性病变行左侧踝关节病灶清除术,病检示左侧胫骨远端骨巨细胞瘤,具体不详,余无特殊病史。查体:生命体征平稳,心肺腹部未及明显异常。左侧内踝处稍肿胀,皮肤完整无破溃,局部压痛,纵向叩击痛阴性,末梢肢体血供、感觉及运动可,余肢体未见明显异常。辅助检查:X线示左侧胫骨远端内侧骨质破坏(病例图3-1)。MRI检查示左侧胫骨远端内侧占位性病变,病灶质地较均一,未突破胫骨内侧皮质及关节面(病例图3-2)。

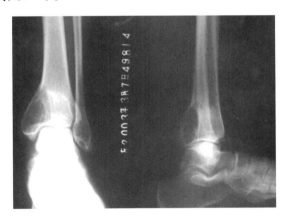

病例图3-1　左侧踝关节正侧位 X 线片

X线示左侧胫骨远端内侧骨质破坏,骨质密度减低,呈偏心皂泡样改变,结合患者骨巨细胞瘤病史,考虑骨巨细胞瘤复发可能性大。

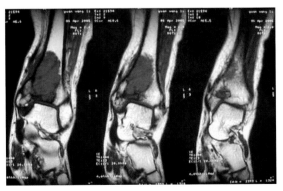

病例图3-2　左侧踝关节 MRI 检查

MRI检查示左侧胫骨远端内侧占位性病变,病灶质地较均一,未突破胫骨内侧皮质及关节面,结合患者骨巨细胞瘤病史,考虑骨巨细胞瘤复发可能性大。MRI结果有助于确定截骨范围及手术方式。

二、临床诊断

左侧胫骨远端骨质破坏待查:骨巨细胞瘤?

左侧胫骨远端骨巨细胞瘤术后。

三、治疗原则

考虑患者为骨巨细胞瘤复发,因此本次治疗过程中需要充分、完整地切除病灶,病灶切除后遗留的节段性胫骨骨缺损可考虑行吻合血管的游离腓骨移植,也可行诱导膜技术一期进行重建。骨重建后固定方式可以选择外固定架加有限内固定,也可选择接骨板内固定或外固定,或石膏固定加有限内固定。并请放化疗等科室进行多学科协作诊疗。

四、治疗过程

入院后积极完善相关术前检查,排除相关手术禁忌后常规安排手术,常规设计左侧踝关节前方正中切口及内踝前方弧形切口(病例图3-3)。术中见胫骨骨皮质内侧皮质菲薄但仍完整(病例图3-4),遂在瘤体近端行胫骨横行截骨术(病例图3-5),将瘤体完整切除后可见胫骨远端关节面关节软骨完整,瘤体未侵犯踝关节内及小腿周围软组织(病例图3-6)。

更换手术器械,术中无瘤操作。在健侧小腿部设计并切取带血运腓骨瓣,其切取范围根据受区测量胫骨骨缺损范围而定,供区腓骨较受区缺损范围长2 cm左右(病例图3-7,病例图3-8)。将切取腓骨瓣移植至受区,腓骨远端及近端分别插入胫骨骨缺损两端髓腔内,并以钢丝捆扎或螺钉有限内固定,并辅助行跨踝关节外固定架固定(病例图3-9),腓动脉、静脉分别与胫前动脉及大隐静脉吻合。

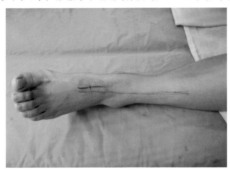
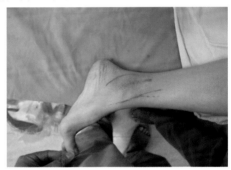

A   B

病例图3-3　术前切口设计

取左侧踝关节前方正中切口(A)及内踝前方弧形切口(B)。

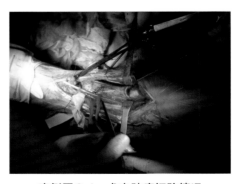

病例图3-4　术中肿瘤切除情况

左侧踝前正中切口示左侧胫骨骨质破坏,显露局部肿瘤外观,胫骨骨皮质菲薄但完整。

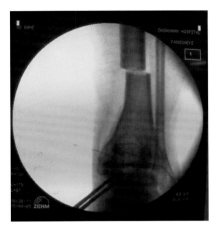

病例图 3-5　术中行瘤体近端胫骨横行截骨术透视情况

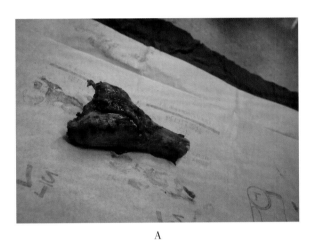

A

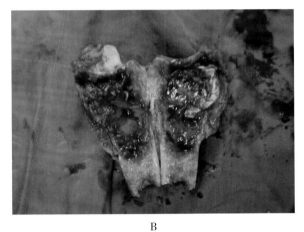

B

病例图 3-6　胫骨远端切除后瘤体外观

示瘤体完整切除(A),胫骨骨皮质菲薄,关节面关节软骨尚完整,肿瘤未侵犯踝关节及小腿部软组织(B)。

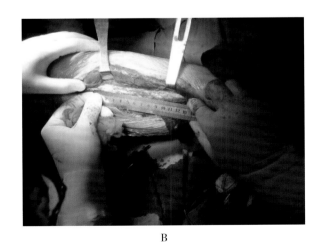

A

B

病例图 3-7　根据受区骨缺损范围设计并切取带血管的腓骨瓣

A.暴露受区并测量胫骨骨缺损范围;B.根据骨缺损范围切取合适长度的腓骨瓣。

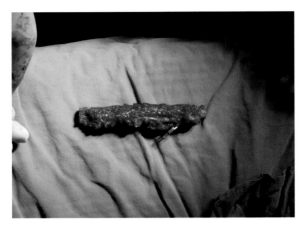

病例图 3-8　腓骨瓣切取后外观

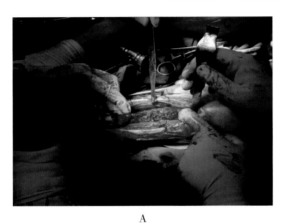

A

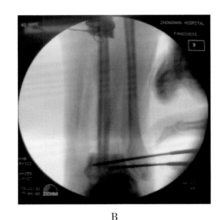

B

病例图 3-9　腓骨瓣移植术中局部情况及透视下影像学表现

A.切取腓骨瓣移植至受区,腓骨远端及近端分别插入胫骨骨缺损两端髓腔内;B.术中透视示钢丝捆扎有限内固定,并辅助行跨踝关节外固定架固定。

五、随访结果

术后患者伤口愈合良好,2 周左右伤口顺利拆线,定期随访复查均顺利,无并发症。术后 2 年复查时可见移植的腓骨与骨缺损两端愈合良好,移植腓骨已经胫骨化(病例图 3-10)。

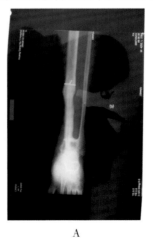

A

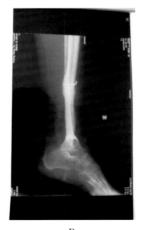

B

病例图 3-10　术后两年移植腓骨增粗接近胫骨

A.正位片;B.侧位片。

六、病例总结

骨缺损长度超过 4cm 传统植骨可能被吸收或发生骨不愈合,需要行带血管蒂骨瓣移植。腓骨瓣是长骨骨肿瘤切除后骨缺损的最常用的骨瓣。

腓动脉一般自腓骨小头下方 6.3 cm 左右,其在腓骨头下 13.6 cm 左右发出滋养动脉进入腓骨。因此,以腓动脉为蒂的腓骨瓣移植的切取应在距腓骨头下 14 cm 左右。为了保持踝关节的稳定性,通常腓骨远端需要保留 10 cm 以上。骨瓣的切取长度需要根据受区骨缺损的范围而定。对于胫骨骨缺损,通常切取的范围要比受区范围长 4~6 cm,以便于骨瓣嵌入髓腔内,并便于两端螺钉固定。

腓骨瓣手术中注意事项:健康无损伤的血管蒂尤为重要,如果患者有血管病变、肿瘤局部已行放疗治疗或其他可能损伤血管的治疗,带血管蒂的腓骨移植需要慎重。带血管蒂的腓骨移植在受区、供区均需要进行复杂的显微外科操作,一方面要求术者有较高的显微外科操作技巧,另一方面要求患者全身情况能够耐受此类复杂手术。

病例四　flow-through 腓骨骨皮瓣一期修复小腿远端骨与软组织复合缺损

一、病例介绍

患者为 74 岁男性,因左小腿外伤后伤口渗液骨外露 1 个月入院。外伤致左侧开放性胫腓骨骨折,在外院急诊行清创 + 骨折外固定支架固定 + VSD 术,术后出现皮肤坏死,伤口渗液,经清创后遗留左侧小腿前内侧软组织缺损、左胫骨骨外露。既往体健,无特殊病史。查体示左侧小腿局部皮肤色素沉着,前内侧一大小约 4 cm×6 cm 皮肤缺损区域,伴胫骨外露,患肢末梢血供及感觉可,余肢体未见明显异常(病例图4-1)。辅助检查:外院左侧胫腓骨 X 线正侧位示左侧胫腓骨骨折外固定术后(病例图4-2)。白细胞 $5.24×10^9$/L,血沉 23 mm/h,C 反应蛋白 8.7,细菌培养及鉴定:皮疽诺卡菌。

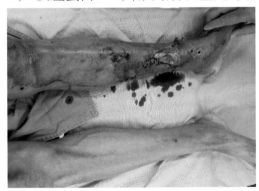

病例图 4-1　手术前左侧小腿外观

左侧小腿前内侧皮肤软组织缺损:6cm×4cm,左胫骨骨外露。

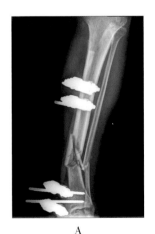 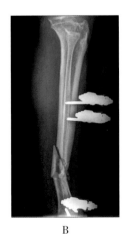

A　　　　　　　　　　B

病例图 4-2　手术前左侧小腿 X 线片

左小腿 X 线示左侧胫腓骨骨折外固定架固定术后,左侧胫腓骨远端外翻,断端粉碎。A. 正位片;B. 侧位片。

二、临床诊断

左侧小腿皮肤软组织缺损伴骨外露;左侧胫腓骨骨折术后感染;左胫骨、腓骨干开放性骨折(Gustilo

IIIB）外固定架术后。

三、治疗原则

该病例为胫腓骨开放性骨折（Gustilo IIIB）术后感染的病例，此类损伤通常需要经过一到多次的软组织及骨的清创手术，联合使用敏感抗生素，待感染彻底控制后再行骨及软组织的修复手术。对于本身软组织损伤重且具有游离骨块的胫骨骨感染，清创术后常伴随有皮肤软组织及骨的缺损，需要行骨及软组织的修复重建。该重建可以先修复软组织，待皮肤软组织完整无窦道，后期再行骨缺损的修复，也可以待局部感染控制后，行带血运的骨皮瓣实现局部复合组织缺损的一次性修复。根据患者入院时情况，主要存在两大问题，分别为伤口感染（皮疽诺卡菌）和软组织缺损骨外露，因此该病例需要在控制软组织及骨创面感染的情况下，实现软组织覆盖即可。但该病例需要引起注意的是，患者胫骨断端为开放性骨折术后伴感染，且胫腓骨骨折处骨质缺损，需要在感染控制的情况下，根据缺损范围及大小再来选择合适的骨及软组织缺损的修复方法。

四、治疗过程及随访结果

入院后积极完善相关术前检查，行手术治疗，方案为：左侧小腿清创＋胫骨外固定架调整＋腓骨骨折切开复位内固定＋负压封闭引流术，手术中清除所有感染游离骨折块，修剪皮缘，清除坏死组织，以双氧水、生理盐水反复冲洗，并以活力碘原液浸泡 5 min（病例图 4-3）；改单边固定为多平面组合式外固定架固定，恢复胫骨长度及对线；腓骨行髓内固定；并以负压封闭引流临时覆盖伤口。清创术后行左侧小腿 X 线检查示左侧胫骨骨缺损，局部对位对线良好（病例图 4-4）；行左侧小腿血管造影示左侧小腿主干动脉通畅性良好（病例图 4-5）。

在进行第二次手术前，患者诊断为左小腿皮肤软组织缺损、左胫骨骨缺损（5cm）伴骨外露，患者左侧小腿伤口感染已控制。所以第二阶段设计吻合血管的 flow-through 腓骨骨皮瓣一次性修复胫骨骨及软组织缺损（病例图 4-6 ～病例图 4-8）。

术后常规三抗治疗，并充分镇痛，每 4 h 观察皮瓣皮温及血运情况。术后拍片示左侧胫腓骨对位对线良好，内固定器位置正常（病例图 4-9）。术后 2 周小腿动脉造影示小腿主干动脉通畅（病例图 4-10）。术后 9 个月来院复查，拍片示胫骨骨缺损处远端骨质愈合尚可，近端愈合不良，遂再次行植骨更换外固定治疗，术后患者骨愈合尚可（病例图 4-11）。

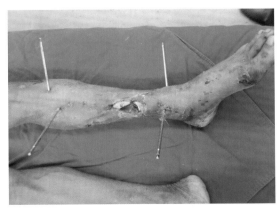

病例图 4-3　第一次清创手术后左侧小腿外观

清创术后左侧小腿伤口清洁，局部无明显坏死组织，皮肤软组织缺损，骨外露伴骨缺损。

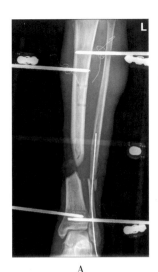
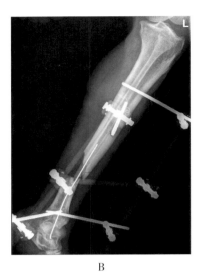

A   B

病例图 4-4　清创术后左侧胫腓骨正侧位 X 线片

左侧小腿力线良好,左侧胫骨骨缺损,左侧腓骨对位对线良好,内固定器位置正常。A.正位片;B.侧位片。

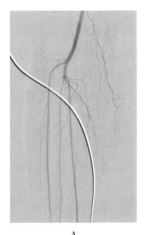
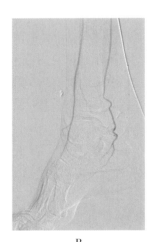

A   B

病例图 4-5　左侧小腿动脉造影示左侧小腿主干动脉通畅性良好

A.膝关节平面;B.踝关节平面。

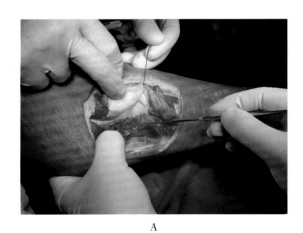
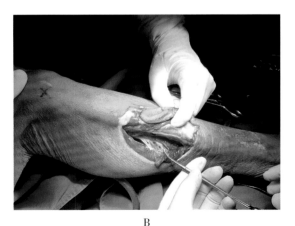

A   B

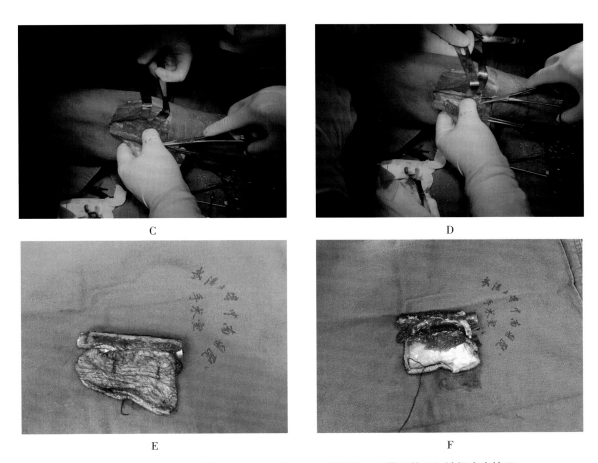

病例图 4-6 吻合血管的 flow-through 腓骨骨皮瓣修复小腿骨及软组织缺损术中情况

A.腓骨骨皮瓣设计与切取,皮瓣切取,显露肌间隙穿支。B.腓骨骨皮瓣设计与切取,保留肌袖,分离腓骨瓣。C.腓骨骨皮瓣设计与切取 – 截断腓骨。D.腓骨骨皮瓣设计与切取 – 翻转腓骨,充分显露腓血管。E.腓骨骨皮瓣切取后外面观。F.腓骨骨皮瓣切取后内面观。腓骨长度为 8 cm,皮瓣面积为 8 cm×5 cm,血管蒂长度为 10 cm。

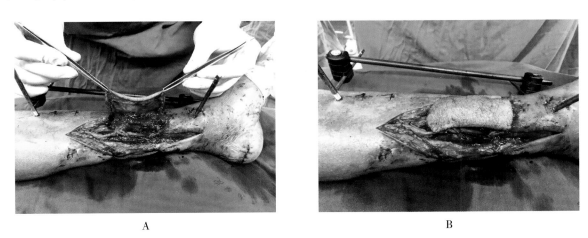

病例图 4-7 Flow-through 腓骨骨皮瓣术中情况

腓骨骨皮瓣的血管与受区胫后动脉、1 支伴行静脉及大隐静脉吻合。腓骨远端 2 cm 嵌入胫骨远端骨髓腔,近端 3 cm 与贴紧胫骨外侧皮质。腓骨骨膜包裹胫骨与胫骨骨膜缝合。A.骨瓣嵌入后掀起皮瓣外观;B.皮瓣与受区缝合前的外观。

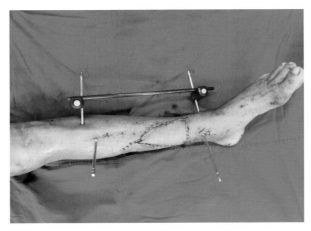

病例图 4-8　Flow-through 腓骨骨皮瓣术后左侧小腿外观

皮瓣颜色红润,局部皮温可,返红可。

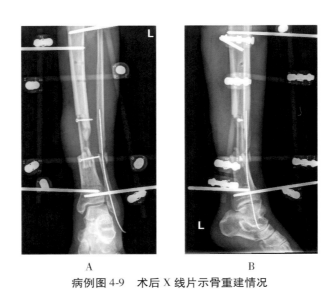

A

B

病例图 4-9　术后 X 线片示骨重建情况

正位片(A)及侧位片(B)示左侧胫腓骨断端对位对线良好,内固定器位置良好。

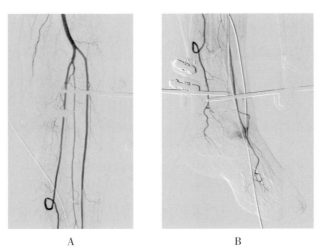

A

B

病例图 4-10　术后 2 周左下肢动脉造影结果

造影结果显示患者左侧下肢主干血管通畅。A.膝关节平面;B.踝关节平面。

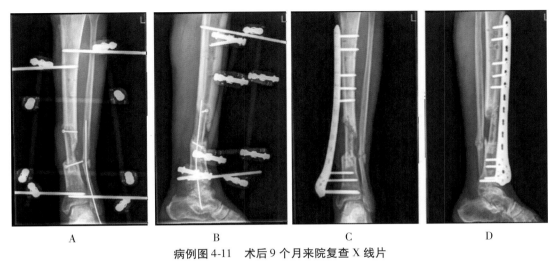

病例图 4-11 术后 9 个月来院复查 X 线片

示胫骨骨缺损处远端骨质愈合尚可,近端愈合不良(A,B),遂再次行植骨更换外固定治疗(C,D)。

五、病例总结

本病例为胫骨骨及皮肤软组织复合组织缺损,对于此类缺损,通常按照"缺什么,补什么"的原则进行修复。传统的腓骨瓣进行血管吻合会牺牲供区一条主干血管,影响肢体血供的完整性,考虑到腓动脉本身血管蒂较长,若同时吻合血管的远端及近端,可形成 flow-through 骨皮瓣,血管蒂一方面可为组织瓣供血,远端血管可为病例提供"超回流",促进组织瓣的恢复,另一方面,也不影响受区肢体的血供。

本例病例同时合并有感染,当骨及软组织缺损合并有感染时,其治疗成功的关键是根治炎症或感染,通过反复清创及抗生素的使用使感染性骨缺损变为非感染性骨缺损,消除所有感染症状后,待白细胞、血沉、C 反应蛋白等血清学指标正常 6 个月后再行骨缺损的治疗。近年来,对于慢性感染性骨缺损,在彻底清创及有效抗生素的治疗下,血清学指标明显下降或恢复正常,也可进行骨及软组织修复手术,本病例即在经过一次清创手术后就做了 flow-through 腓骨骨皮瓣的修复手术。

对于胫骨骨缺损,最常用的修复方法包括骨移植、Ilizarov 骨搬运/骨延长技术、Masquelet 诱导膜技术等,而骨移植又包括不带血供自体骨移植和带血供骨移植。对于骨缺损范围在 4cm 以上,带血运骨移植的临床疗效优于不带血运骨移植。感染性胫骨骨缺损常用方法为 Ilizarov 技术及带血管蒂骨移植技术。

带血管蒂骨移植手术治疗感染性骨缺损具备如下优点:一期处理骨与软组织复合缺损,丰富血供的抗感染作用,不破坏主干血管供血,骨结构稳定;"髓内固定",骨膜具备较强的成骨能力,同时要根据患者意愿综合选择。

对于骨及软组织复合组织缺损,传统的治疗方法为分期治疗,一期通过皮瓣、植皮或肌瓣等解决软组织覆盖问题,将复合组织缺损变为单纯胫骨骨缺损的问题,3～6 个月后无明显感染征象后再行骨修复手术,带血运骨移植(骨缺损在 4cm 以上)优于不带血运骨移植。复合组织瓣如带血运的骨皮瓣可以一次性解决皮肤及骨复合组织缺损的问题,flow-through 骨皮瓣可以实现皮肤、血管及骨缺损的一次性重建,或在无血管缺损时,实现血管吻合而不需要牺牲供区主干血管供血。

通过 flow-through 腓骨骨皮瓣一期处理骨与软组织复合缺损具有如下优势:①丰富血供的抗感染作用;②不破坏主干血管供血;③骨结构稳定,骨膜具备较强的成骨能力,可以加速骨愈合;④一次手术完成多种组织重建,可缩短患者病程,降低患者时间及经济成本。

病例五　单边外固定架骨搬运治疗胫骨节段性骨缺损

一、病例介绍

患者为 69 岁男性。因右胫骨骨折术后感染伴窦道形成 1 个月余入院。既往体健无特殊病史。入院体检:体温 36.8℃,心率 80 次/min,呼吸 19 次/min,血压 108/78mmHg,神志清楚,精神可,双肺呼吸音清,未闻及明显干湿性啰音,心律齐,未闻及明显病理性杂音,腹平软,无压痛、反跳痛,肝脾肋下未及,双下肢不肿。专科体检:脊柱生理弯曲存在,各棘突无明显压痛及叩击痛,右下肢肿胀,活动受限,压痛,右踝及右膝关节屈伸活动良好,远端血运感觉良好,双侧足背动脉搏动可触及,余肢体未见明显异常。

二、临床诊断

右侧胫骨骨缺损;右侧胫骨骨髓炎;右侧胫骨骨折术后。

三、治疗原则

该病例为胫骨骨折术后骨缺损合并骨感染,需要先控制骨缺损部位的感染,待软组织及骨感染控制后再行骨重建的手术治疗,骨重建可以行游离腓骨移植、诱导膜技术及骨搬运手术,合并感染的骨缺损行诱导膜技术具备一定的失败率,因此我们考虑行游离腓骨移植或骨搬运技术,与患者沟通后,患者选择骨搬运技术。骨搬运技术可以选择 Ilizarov 环式外固定架,也可选普通的单边外固定架。综合考虑后,选择了单边外固定架。

四、治疗过程

入院后完善相关检查后,于 2021 年 4 月 13 日腰硬联合麻醉下行右胫骨病灶清除 + VSD 覆盖术,术后给予抗炎、补液及对症支持治疗;经过多次清创手术后遗留胫骨节段性骨缺损(病例图 5-1)。待局部软组织条件良好,感染基本控制后于 2021 年 4 月 22 日在麻醉下行右胫骨病灶清除 + VSD 覆盖术(病例图 5-2),术后给予抗炎、补液及对症支持治疗;2021 年 4 月 30 日行右胫骨病灶清除 + 胫骨骨搬移术 + VSD 覆盖术,术后给予抗炎、补液及对症支持治疗,目前患者情况良好,可出院继续治疗。

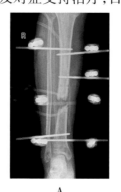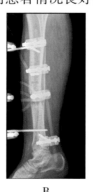

A　　　　　　　B

病例图 5-1　经过多次清创后遗留胫骨节段性骨缺损

A. 正位片;B. 侧位片。

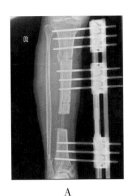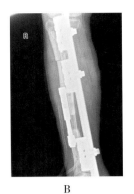

A   B

病例图 5-2 行胫骨近端截骨骨搬运后右侧小腿正侧位 X 线片

采用单边外固定支架进行搬运。A.正位片;B.侧位片。

五、随访结果

患者伤口愈合良好后顺利出院,2 周后拆除伤口风险,骨搬运后 6 周返院复查,可见右侧胫骨近端截骨处间隙增加,中下段骨缺损区范围缩小(病例图 5-3)。骨搬运后 10 周及 4 个月时复查(病例图 5-4,病例图 5-5),胫骨远端骨缺损区域已被搬运骨逐渐填充,近端截骨处间隙增加,间隙内可见云雾状新生骨。骨搬运后 6 个月,胫骨远端骨缺损区域已被搬运骨填充,局部骨质稍硬化,近端截骨搬运间隙处骨矿化良好(病例图 5-6)。

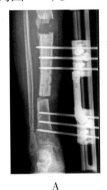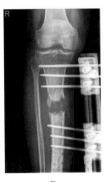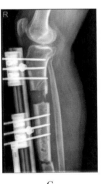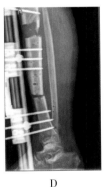

A   B   C   D

病例图 5-3 骨搬运后 6 周 X 线片

可见右侧胫骨近端截骨处间隙增加,中下段骨缺损区范围缩小。A 和 B,胫腓骨正位片;C 和 D,胫腓骨侧位片。

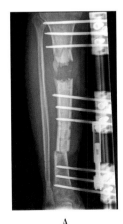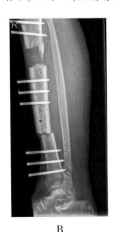

A   B

病例图 5-4 骨搬运后 10 周 X 线片

胫骨远端骨缺损区域已被搬运骨逐渐填充,近端截骨处间隙增加,间隙内可见云雾状新生骨。A.正位片;B.侧位片。

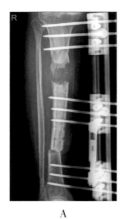
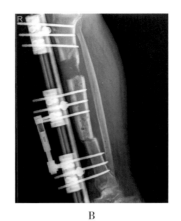

A   B

病例图 5-5　骨搬运后 4 个月 X 线片

胫骨远端骨缺损区域已被搬运骨逐渐填充,近端截骨处云雾状新生骨增加。A. 正位片;B. 侧位片。

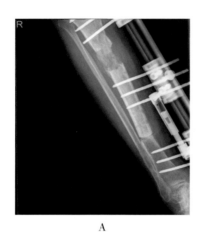
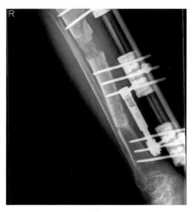

A   B

病例图 5-6　骨搬运后 6 个月后行 X 线片

胫骨远端骨缺损区域已被搬运骨填充,局部骨质稍硬化,近端截骨搬运间隙处骨矿化良好。A. 正位片;B. 侧位片。

六、病例总结

通过对活体组织缓慢、稳定而持续地牵拉,可实现组织再生,且该再生过程与儿童肢体发育类似,被称为 Ilizarov 效应或张力-应力法则。应用该法则,可实现"无中生有",重建肢体缺损或实现肢体延长。

骨搬运技术是治疗复杂胫骨骨缺损可供选择的方法,并且可作为其他治疗失败后的补救性方法。该技术可应用于各类长度的胫骨骨缺损,对于缺损长度超过 10 cm 或腓骨完整的病例尤为适用。用于骨搬运的外固定支架可以选择 Ilizarov 环式外固定架、Taylor 立体外固定架、单边外固定架或组合式外固定架,对于长短缺损(超过 8 cm)需要注意矿化时间,避免过早取出外固定架,防止因矿化时间不足出现再骨折。目前国内应用较多的截骨平面是在胫骨近端、胫骨平台下 5~6 cm 处,该截骨平面可最大限度地保留骨膜和髓内血运。同时,该技术也存在一定的并发症,如成骨不良、骨提前愈合、关节挛缩、再骨折、畸形愈合、骨筋膜室综合征等。在本病例中,我们选择的是单边外固定架,最终患肢胫骨对位对线良好,选择胫骨近端截骨,取得了较好的结果。

病例六　骨搬运技术修复胫骨骨缺损

一、病例介绍

中年男性患者,外伤术后左胫骨骨缺损,小腿短缩畸形,既往病史无特殊。患者一般情况可,生命体征平稳,心肺腹无明显异常。左侧小腿短缩、内翻畸形,左侧小腿较大范围软组织瘢痕,末梢血运、感觉及运动可,余肢体未见明显异常。辅助检查:门诊 X 线示左侧小腿内翻畸形,左侧胫骨骨缺损(病例图6-1)。

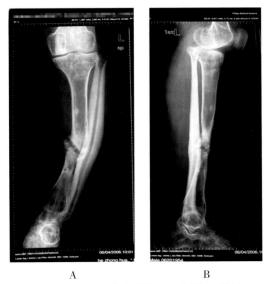

病例图 6-1　患者左侧小腿正侧位 X 线片

左侧胫骨骨缺损,局部骨质硬化,胫腓骨远端向内侧弯曲畸形。A. 正位片;B. 侧位片。

二、临床诊断

左侧胫骨骨缺损;左侧小腿内翻短缩畸形。

三、治疗原则

患者为外伤后左侧胫骨骨缺损,左侧小腿内翻短缩畸形。需要综合评估患者局部软组织情况、是否合并感染(包括低毒感染)、胫骨缺损范围,同时需要在修复胫骨骨缺损的同时考虑将短缩的肢体延长,并矫正肢体的力线。综合以上各因素,本病例选择骨搬运技术。通过截骨矫形、骨搬运的方法,完成骨缺损、肢体内翻及短缩的综合治疗。

四、治疗过程

患者入院后积极完善相关术前检查,排查相关手术禁忌后,在麻醉下行左侧胫腓骨截骨矫形 + 外固定架固定术 + 断端病灶清除 + 植骨术,其外固定架选择可调式骨搬运外固定架,术后常规行抗炎等对症支持治疗。术后拍片示左侧胫腓骨近端可见截骨影,胫骨外固定架固定良好,左侧胫腓骨力线已纠正(病例图6-2)。术后2周左右待伤口稳定后开始行骨搬运,即每日通过延长杆延长1mm,分3～4次完成,每周复查X线,并根据患者耐受程度、疼痛情况、X线表现等综合调整骨搬运速度。

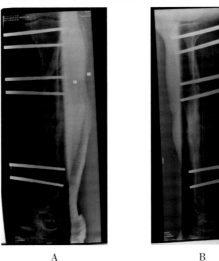
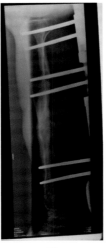

A   B

病例图6-2　术后复查左侧小腿X线片

左胫骨骨缺损处骨质填充良好,胫腓骨近端可见截骨线,左下肢胫骨力线恢复良好。A.正位片;B.侧位片。

五、随访结果

术后伤口顺利愈合,待伤口稳定后开始延长左侧胫骨搬运,在修复骨缺损的同时延长左侧小腿,术后第36天,可见胫骨近端截骨处已出现骨质缺损区,表明骨搬运按术前计划进展顺利(病例图6-3)。术后第90天X线检查,可见紧固近端截骨处骨搬运局部有较大间隙,内可见云雾状新生骨,胫腓骨对位对线良好,外固定器位置正常(病例图6-4)。患肢与健侧肢体长度相当,遂停止行骨搬运,待局部骨质矿化。术后第180天,可见胫骨近端骨间隙内云雾状物质密度增加,提示局部矿化过程进展(病例图6-5)。术后9个月随访复查,可见胫骨近端骨间隙内骨质密度逐渐增加,胫骨骨缺损处骨愈合良好(病例图6-6)。术后1年复查X线,胫骨骨间隙内矿化过程已完成,胫骨骨缺损处局部骨愈合良好,遂拆除外固定支架(病例图6-7,病例图6-8)。

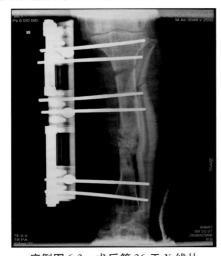

病例图6-3　术后第36天X线片

可见胫骨近端截骨处已出现骨质缺损区,表明骨搬运按术前计划进展顺利。

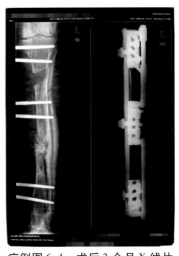

病例图6-4　术后3个月X线片

可见紧固近端截骨处骨搬运局部有较大间隙,内可见云雾状新生骨,胫腓骨对位对线良好,外固定器位置正常。

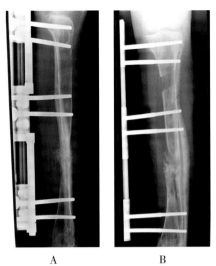

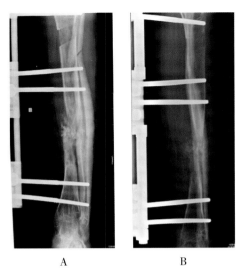

A　　　　　B
病例图 6-5　术后半年 X 线片
可见胫骨近端骨间隙内云雾状物质密度增加,提示局部矿化过程进展。A.正位片;B.侧位片。

A　　　　　B
病例图 6-6　术后 9 个月 X 线片
胫骨近端骨间隙内骨质密度逐渐增加,胫骨骨缺损处骨愈合良好。A.正位片;B.侧位片。

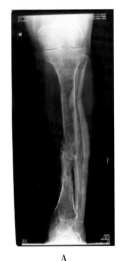

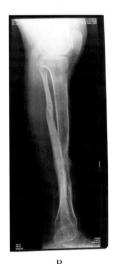

A　　　　　B
病例图 6-7　术后 1 年 X 线片
胫骨骨间隙内矿化过程已完成,胫骨骨缺损处局部骨愈合良好。A.正位片;B.侧位片。

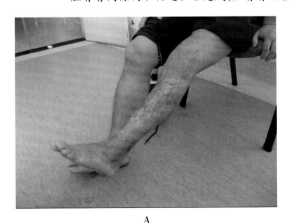

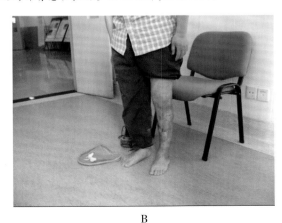

A　　　　　B
病例图 6-8　术后 1 年复查时肢体外观
可见左侧小腿瘢痕组织增生,左小腿与右侧肢体长度相当,外观及功能可。A.坐立时肢体外观;B.站立时肢体外观。

六、病例总结

胫骨截骨平面的选择:通常选择胫骨近端截骨进行骨搬运,具体而言,即胫骨结节下 1 ~ 2 cm。胫骨骨缺损多位于中下段,行中段截骨,可供搬运的骨量有限且操作不便。胫骨远端软组织覆盖较少,且胫骨远端离滋养动脉距离较远,其血供相对较近端及中段差,其成骨及矿化过程更长。另外对于胫骨骨缺损的病例,相当一部分合并有局部瘢痕形成或软组织缺损。有研究对比了近端截骨与远端截骨搬运后的成骨矿化及其对踝关节功能的影响,结果表明,两者的骨愈合及成骨矿化无明显差异,但胫骨近端截骨对踝关节功能影响相对较小。

关于骨搬运外固定支架的选择,可以选择单边外固定架,也可以选择环式外固定架。有学者推荐对于骨质较好、缺损范围较小(3 ~ 5 cm)的病例选择单边外固定架,而对于骨质疏松、骨缺损范围较大(>5 cm)的病例,建议选择环式外固定架。本病例为中年男性,且胫骨骨缺损范围不大,手术中我们选择了单边外固定支架固定,并取得了较好的结果。

病例七 亨廷顿法治疗胫骨节段性骨缺损

一、病例介绍

患者,男,48 岁,因右小腿因重物砸伤致出血、活动受限 4 h 急诊入院。既往体健,无特殊病史。入院时患者神志淡漠,血压低,心率快,心肺腹未及明显异常。右侧下肢大量棉垫包扎,敷料浸湿,拆开敷料见右侧小腿中上段毁损伤,伤口污染重,局部皮肤、肌肉组织碾挫严重并缺损,可见较多碎骨块外露,部分骨块游离,创面可见活动性出血,肢体远端皮温低,足背动脉及胫后动脉搏动不能触及,末梢毛细血管返红差,患肢末梢感觉差。辅助检查:急诊 X 线示右侧胫腓骨粉碎性骨折(病例图 7-1)。

二、临床诊断

根据患者的外伤史、体检及辅助检查可以初步诊断患者为:右胫腓骨开放性骨折 Gustilo ⅢC 型、改良 Gustilo 分型 Ⅲd 型,伴右小腿节段性毁损[肢体损伤严重程度评分(MESS)为 9 分],失血性休克。

三、治疗原则

此类严重肢体损伤的患者,应当按照"先抢救生命,再保肢体成活,再重建肢体运动及感觉功能,最后追求肢体美观"的原则来进行救治。具体到该例患者而言,除了关注其肢体的救治以外,首先应当考虑到患者的失血性休克的处理。因此,应当上止血带控制肢体的出血,再快速输血输液,在保证生命体征的平稳情况下,再救治肢体。本例肢体毁损严重,肢体末梢血液供应障碍,应以最快速度重建肢体血供。在肢体血供良好的前提下,再行骨支架重建。固定方式的选择方面,此例患者毁损严重,污染重,外固定支架无疑是首选。局部粉碎的游离骨块本身血供差,局部污染重,软组织损伤也重,考虑到其在局部骨坏死、骨感染的风险高,可将其临时寄养在血供丰富处,如大腿部肌肉组织内。待小腿局部软组织条件好转且无感染后,再将其取出回置于胫骨骨缺损处。此类严重损伤的治疗具备不确定性,治疗方案与原则需根据患者病情变化随时调整。

四、治疗过程

患者入院后急行相关术前准备,积极输血输液抗休克治疗,患肢上止血带,急诊右侧下肢清创 + 血管、神经、肌腱探查缝合/重建 + 胫腓骨粉碎性骨折切开复位外固定术 + 骨块大腿埋藏术 + VSD 术,术后行抗破伤风、预防感染、解痉、扩管等对症支持治疗(病例图 7-2)。患肢末梢温暖红润,肢体远端血供恢复(病例图 7-3),术后复查 X 线示右侧胫腓骨对线尚可,胫骨中段节段性骨质缺损,右侧大腿内侧可见寄存骨块(病例图 7-4)。经过两次右侧小腿清创手术,清除坏死无血运组织,清创后无明显坏死组织,残存肌肉瓣移位覆盖胫骨残端(病例图 7-5)。第四次手术时可见胫骨节段性骨缺损,腓骨相对完整,右侧小腿软组织缺损,胫后动脉、胫前动脉栓塞,血管条件不佳,腓动脉通畅,肢体远端供血正常,无明显组织坏死及感染(病例图 7-6)。对于右侧小腿骨及软组织缺损,选择皮肤牵张术缩小创面,实现皮肤软组织覆盖;因下肢损伤重,肢体血管条件差,选择亨廷顿法行胫骨骨缺损重建,即同侧腓骨重建胫骨,具体而言,将腓骨近段与胫骨近段固定,胫骨骨块纵行劈开移位桥接胫骨缺损并与腓骨固定,并以螺钉、克氏针及外固定架辅助固定(病例图7-7)。

第四次手术后,右侧小腿局部皮肤缺损面积较前明显缩小,外观照可见小范围骨外露,X线示右侧小腿对位对线良好(病例图7-8)。骨外露以人工真皮覆盖培养肉芽后行植皮修复(病例图7-9)。将寄养于大腿部位的骨块取出植骨(病例图7-10),富血小板血浆(PRP)局部注射等多种方式促进骨愈合(病例图7-11)。

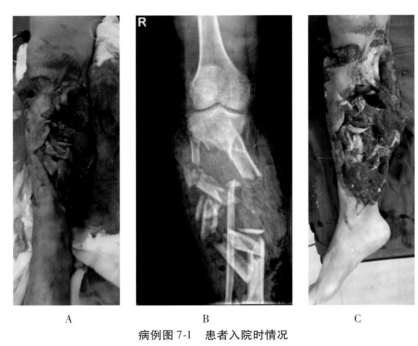

A   B   C

病例图7-1 患者入院时情况

A.右侧小腿外观;B.入院时右小腿X线表现;C.右小腿以双氧水、稀释活力碘及生理盐水冲洗后外观。

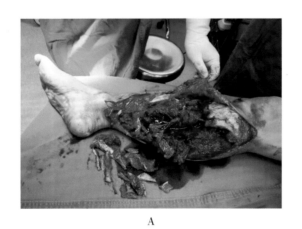
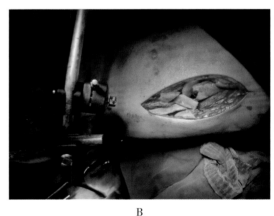

A   B

病例图7-2 急诊手术术中情况

行右侧小腿清创 + 外固定 + 血管吻合(胫前、胫后及腓动脉) + 神经缝合 + 游离骨块异位寄养 + VSD术,第1次手术右胫骨骨折粉碎严重并缺损,腓骨远端完整性尚可,主干血管断裂并胫前、胫后动脉碾挫伤,神经损伤,软组织损伤严重并缺损,伤口污染,低血压,组织灌注差。A图示有小腿清创术中外观,胫骨多个骨块游离,B图所示为将游离骨块彻底清创后将其置入大腿组织间隙内寄养,待右侧小腿软组织条件稳定、覆盖良好后再行游离骨块回植。

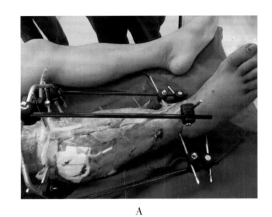
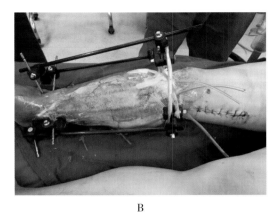

A　　　　　　　　　　　　　　　　　　B

病例图 7-3　患肢术后外观照片

A.肢体远端血供恢复,皮肤缺损处以负压封闭引流敷料覆盖;B.大腿内侧作切口后异位寄养胫骨游离碎骨块。

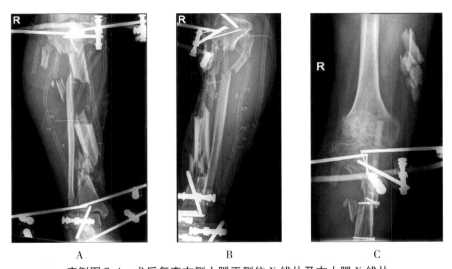

A　　　　　　　　B　　　　　　　　C

病例图 7-4　术后复查右侧小腿正侧位 X 线片及右大腿 X 线片

右侧胫腓骨对线尚可,胫骨中段节段性骨质缺损(A 及 B)。C 图示右侧大腿内侧可见寄存骨块。

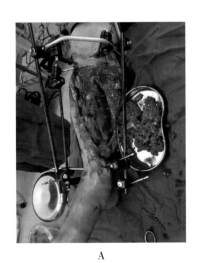
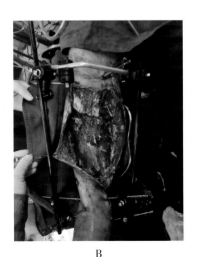
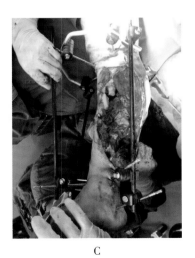

A　　　　　　　　　　B　　　　　　　　　　C

病例图 7-5　第 2 次及第 3 次右侧小腿清创手术术中情况

A.清除的坏死无血运组织及清创后创面外观;B.经过两次清创后无明显坏死组织;C.残存肌肉瓣移位覆盖胫骨残端。

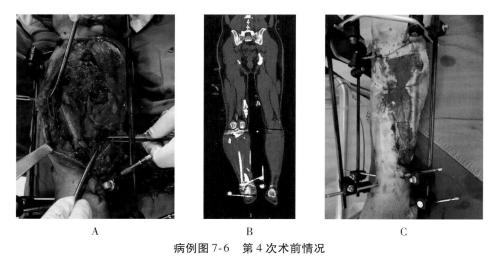

病例图 7-6　第 4 次术前情况

A. 术中小腿局部软组织条件外观；B. CT 示胫腓骨骨缺损情况；C. 右小腿清创缝合后软组织缺损情况。

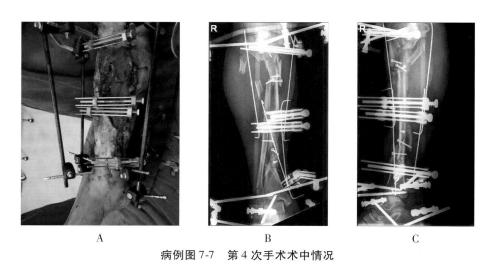

病例图 7-7　第 4 次手术术中情况

对于右侧小腿骨及软组织缺损，选择皮肤牵张术缩小创面，实现皮肤软组织覆盖（A）；选择亨廷顿法行胫骨骨缺损重建，即同侧腓骨重建胫骨（B、C）。

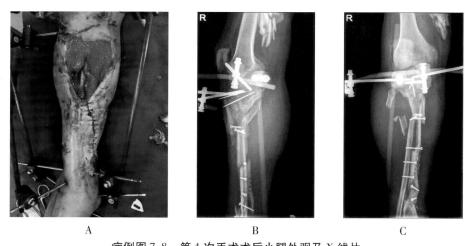

病例图 7-8　第 4 次手术术后小腿外观及 X 线片

A. 外观照；B. 侧位片；C. 正位片。

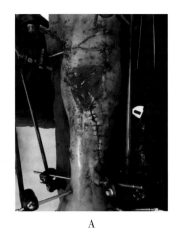
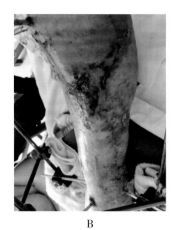

病例图 7-9　第 5 次手术术后情况

右侧小腿皮肤缺损及小范围骨外露行人工真皮覆盖组织缺损(A),一段时间后揭开人工真皮骨外露处肉芽组织生长良好,行植皮修复局部皮肤缺损(B)。

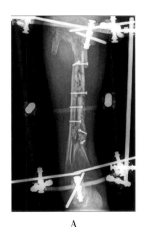
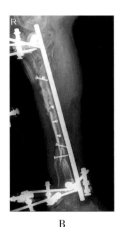

病例图 7-10　第 6 次手术术后 X 线片

取大腿内侧寄养骨块于胫腓骨之间植骨。A.正位片;B.侧位片。

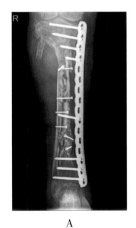
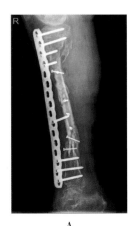

病例图 7-11　中转内固定术后 X 线片

因患者病程长,外固定架松动,改为锁定接骨板外固定胫骨,PRP局部注射促进骨折愈合。A.正位片;B.侧位片。

五、随访结果

术后 1 年半,于患者家中复查,右侧小腿已实现良好的软组织覆盖,局部锁钉接骨板固定稳定,针道干燥无明显渗血渗液,患者可扶拐下地行走(病例图 7-12)。术后近 2 年复查 X 线,可见右侧小腿骨愈合尚可,骨已逐渐增粗接近健侧水平,下肢力线及长度均可(病例图 7-13)。术后近 2.5 年复查右侧小腿 CT,可见小腿骨愈合尚可,内固定器位置正常(病例图 7-14)。

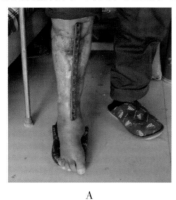
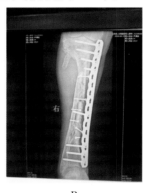
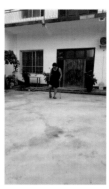

A   B   C

病例图 7-12 第一次手术后 1.5 年复查情况

图示小腿已实现良好的皮肤软组织覆盖,局部锁定接骨板外固定固定良好(A),X 线示小腿处骨愈合尚可(B),患者可扶单拐下地行走(C)。

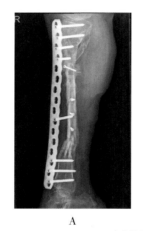
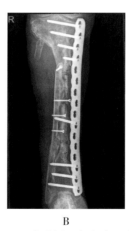
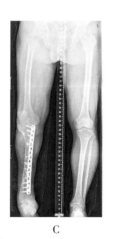

A   B   C

病例图 7-13 术后近 2 年复查 X 线片

可见右侧小腿骨愈合尚可(A,B),骨已逐渐增粗接近健侧水平,下肢力线及长度均可(C)。

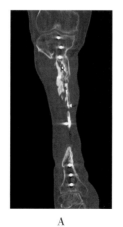
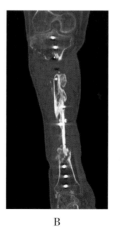
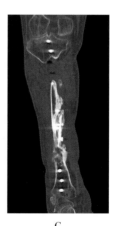

A   B   C

病例图 7-14 术后近 2.5 年复查右侧小腿 CT

A、B 和 C 示 CT 平扫不同层面可见小腿骨愈合尚可,内固定器位置正常。

六、病例总结

此病例应该截肢还是保肢？该病例是一例右侧下肢毁损性离断伤，MESS 评分为 9 分，大于 7 分，患者入院时因血管损伤，院外失血过多造成失血性休克，右侧下肢感觉及运动障碍，合并神经损伤。"先抢救生命，再抢救肢体生命"的原则必须遵守，为了抢救生命，危急情况下截肢可以作为一种选择。但该病例远端肢体完整，缺血可修复，且肢体缺血时间 <6h，神经连续性尚存在，小腿修复后的负重功能要求可以实现，且患者保肢意愿强烈，因此在创面内充分止血及抗休克治疗稳定生命体征的前提下，该病例选择了保肢手术。

一期清创时游离骨块的处理问题。对于污染重的小碎骨块可以直接清除，但对于较大的骨块原位回植感染率高。据文献报道，Gustilo ⅢA、B 型骨折，单一游离骨块回植的感染率为 6.25%（1/16），而对于 Gustilo ⅢC 型胫骨干骨折游离骨块回植的感染率可高达 37%（13/35）。因此，对于此类骨折块，本病例中选择了异位寄养后植骨的方式，该方式具备变废为宝、活骨植骨、供骨充足等优点。

对于复杂胫骨骨缺损的修复方法选择问题：此例复杂胫骨骨缺损因致伤因素为重物砸伤，局部软组织条件差，因此其处理需要综合考虑各方因素个性化选择。软组织条件差包含皮肤覆盖差、血管床即肌肉组织活力差、局部血管壁损伤重，因此该病例尽管急诊手术经血管吻合后血管通畅，但后期胫前、胫后动脉再次栓塞。要精准化、个性化重建该肢体，可选的方式包括 flow-through 腓骨骨皮瓣、Ilizarov 技术、皮瓣 + Ilizarov 技术、皮瓣 + 亨廷顿法等方法，但综合考虑，flow-through 腓骨骨皮瓣因受区血管条件限制，并不适合，且胫骨骨缺损为多段、粉碎，后期骨愈合过程也较为困难。Ilizarov 技术因受区软组织问题也难以一次性手术完成骨及软组织的重建，且存在延长及骨矿化时间长、超过 8cm 再断裂风险高等不足，对于该病例胫骨残端过短。其他传统骨缺损修复方法如不带血供自体骨移植也因缺损范围较大而不适用；诱导膜技术对于肿瘤切除后节段性骨缺损的治疗可以达到 90% 以上有效率，而对于开放性损伤尤其是感染性骨缺损，其最终肢体重建的成功率只能达到 50% 左右。因此，结合该病例特点，我们最终选择了亨廷顿法，即胫腓骨间融合，该手术方式要求胫骨大段缺损，且腓骨相对较为完整。而再来看看本病例的特点：小腿节段性毁损伤，胫骨缺损达 25cm，腓骨相对完整，合并主干动脉及软组织缺损。综上，最终为该病例选择亨廷顿法，且随访后发现也取得了不错的治疗效果。

对于亨廷顿法 + 胫腓骨间植骨融合手术技术的评价：该技术中腓骨相对完整，血供保留，可修复任意长度胫骨缺损，方法简便，损伤小，腓骨无须胫骨化，植骨来源无虞。但应用该技术时需要严格把握适应证。

病例八　诱导膜技术治疗胫骨骨缺损(一)

一、病例介绍

45岁男性患者,因车祸致右小腿上段Gustilo ⅢB型开放性骨折急诊入院,患者既往体健无特殊病史。查体:生命体征平稳,心肺腹未及明显异常。右侧小腿可见开放性伤口,局部渗血,伤口不规则,可见深部骨断端,右侧足背动脉搏动可,右足趾活动稍受限,右足末梢感觉可,余肢体未见明显异常。辅助检查:X线示右小腿胫腓骨粉碎性骨折。

二、临床诊断

根据患者受伤机制(车祸伤)及X线可诊断为右侧胫腓骨骨折,为Gustilo ⅢB型,右侧胫骨骨缺损。

三、治疗原则

开放性骨折需要先行伤口清创、骨支架重建、血管神经探查缝合等急诊流程。该患者在一期急诊手术中发现胫骨远端骨折呈粉碎性,局部骨质缺损,骨水泥填充,后期需要根据患者伤口转归情况决定下一步治疗,若伤口感染或软组织有缺损,则需要先行控制感染,实现局部良好的皮肤软组织覆盖后再行骨缺损的修复;而若伤口愈合良好,无明显感染,则可待肿胀消退,局部伤口干燥后(一般为术后1~2周),行骨水泥取出及胫骨植骨内固定术。

四、治疗过程及随访结果

创口内组织轻度污染,经过彻底清创骨折复位固定后发现胫骨上段骨缺损长度约6 cm(病例图8-1),皮肤软组织缺损范围约为6.5 cm×4.5 cm。遂行诱导膜技术治疗。一期行伤口彻底清创、骨支架外固定架固定,软组织缺损经旋转推移皮瓣转位覆盖,胫骨骨缺损处用抗生素骨水泥填充(病例图8-2)。创面顺利愈合,无伤口渗液及感染等(病例图8-3)。手术后8周再次返院行二期手术,在麻醉状态下,切开皮肤、皮下组织,注意保护好诱导膜,完整取出骨水泥,取自体髂骨松质骨、10%万古霉素人工骨及rhBMP-2混合植骨,并控制自体骨比例大于50%,去除外固定支架,将其更换为钢板螺钉内固定(病例图8-4),4个月后患者胫骨骨缺损处骨性愈合良好(病例图8-5)。

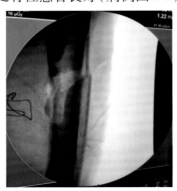

病例图8-1　右小腿Gustilo ⅢB型开放性骨折术中透视显示胫骨骨缺损

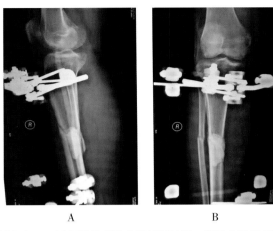

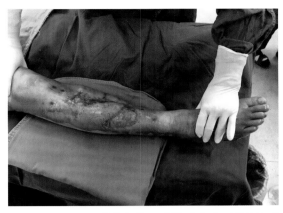

A　　　　　　　B

病例图8-2　诱导膜技术治疗胫骨骨缺损一期手术后X线片

伤口清创后骨支架以外固定架固定，骨缺损处填充抗生素骨水泥，软组织缺损处以局部旋转推移皮瓣覆盖。A.正位片；B.侧位片。

病例图8-3　诱导膜技术第一阶段手术后8周后外观

图示伤口愈合良好，拟行二期植骨手术，图为手术中拔除外固定架后外观。

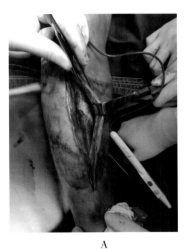

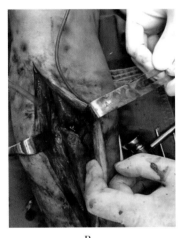

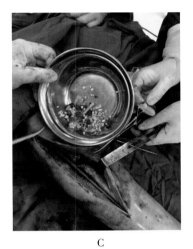

A　　　　　　　　　　B　　　　　　　　　　C

病例图8-4　诱导膜技术第一阶段手术术中情况

A.骨缺损处骨水泥填充良好；B.骨水泥取出后胫骨骨缺损；C.自体骨及同种异体骨等骨移植替代物植入骨缺损区域。

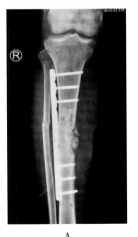

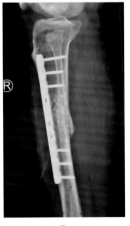

A　　　　　　　B

病例图8-5　第二次植骨术后4个月复查X线片

图示右侧胫骨骨缺损处骨痂形成，骨愈合良好。A.正位片；B.侧位片。

五、病例总结

1986 年,法国学者 Masquelet 等首次利用诱导膜和自体骨移植相结合的方法成功治愈长为 25 cm 的大段骨缺损。随后该技术被广泛应用于感染性骨缺损、无菌性骨不连及肿瘤切除后骨缺损的治疗,并取得良好效果。1989 年,美国 Christian 使用抗生素骨水泥链珠联合植骨治疗胫骨长段骨缺损,取得了成功,但他们未提及观察到诱导膜。

诱导膜的特点及其治疗骨缺损的机制。诱导膜是高度血管化组织,可促进血管新生及成骨,同时,诱导膜可分泌大量细胞因子,参与局部生物学过程。基于兔骨缺损的动物实验结果表明,诱导膜中 VEGF、TGF-β1、BMP-2 的表达较周围组织中明显增加。细胞增殖活性及碱性磷酸酶活性明显增加。且诱导膜的血管数目及细胞因子表达均在 1 ~ 1.5 个月时达到高峰。

手术分为两阶段进行。第一阶段为创面的骨和软组织彻底清创,直至骨端渗血。PMMA 骨水泥填充于骨缺损区,Masquelet 推荐用不含抗生素的骨水泥。骨支架重建可选择外固定架、髓内钉、接骨板等,必要时以肌瓣、皮瓣等行软组织重建。两次手术间隔至少 1 个月,如果局部软组织条件差,建议间隔期延长至 6 ~ 8 周,若第二次手术存在感染,则需要再次彻底清创,取出骨水泥,从头开始。第二阶段为植骨。取出 PMMA 骨水泥,纵行切开诱导膜,暴露骨水泥,完整保留诱导膜;植入自体松质骨(自体髂骨或 RIA 骨移植),可混合同种异体骨及骨修复材料,无张力状态下缝合诱导膜,可酌情考虑更换固定方式。

手术注意事项:如果存在感染(侵袭性骨和/或软组织清创),必须根除感染,才能顺利进入第二阶段。必须将多个组织样本送去进行微生物检测。间隔物应覆盖缺损两端的正常骨膜至少 1 cm,有助于远离缺损区的诱导膜的形成。如果使用外固定器,骨水泥也覆盖在针道处,以获得更好的稳定性。必要时可以用 2 mm 克氏针通过髓腔连接骨缺损两端,再置入骨水泥,防止骨水泥移动。当 PMMA 置入缺损部位时,周围的软组织应用手套保护。水泥固化产生的热量通过连续盐水冲洗中和。如果间隔器混有抗生素,则水泥的制备方式应使其孔隙率最大化(即在混合骨水泥的固相和液相时,将抗生素粉末最后添加到 PMMA 时均避免使用吸引器)。采用适当的软组织重建技术,以获得缺损区健康且血运良好的软组织覆盖。监测临床和生化指标,排除局部感染复发。对于持续感染的患者,抗生素预防应该持续使用,直至深层组织样本进行微生物分析。此外,植骨后诱导膜应无张力缝合。

该治疗方法的并发症:骨不愈合或吸收、畸形、感染甚至截肢等。一项研究纳入 12 例胫骨骨缺损患者,行诱导膜技术治疗,平均随访 675 天,仅 5 例顺利愈合,5 例治疗中出现感染,2 例因严重感染截肢。

该手术方式的不足之处:大量植骨导致供区损伤,住院时间较长,需要二次手术,自体骨来源有限,松质骨皮质化时间较长等。

总之,诱导膜技术是治疗骨缺损的有效方法,缺乏与其他现有骨缺损处理方法的高质量前瞻性对比研究,需要进一步明确决定成功结果的技术本身的步骤和细节。

病例九　诱导膜技术治疗胫骨骨缺损(二)

一、病例介绍

患者为 68 岁男性,因左侧胫腓骨开放性骨折术后感染 10 余天入院,患者因高处坠落伤致左侧胫骨下段 Gustilo ⅢC 型骨折并胫前大面积软组织缺损,于外院行手术治疗,具体不详,后胫前组织坏死,伤口感染,来笔者医院治疗。既往体健,无特殊病史。查体:患者生命体征平稳,心肺腹未及明显异常。左小腿中下段胫前皮肤软组织缺损范围约为 15 cm × 7 cm,伴骨及肌腱外露,创面内有炎性分泌物渗出。末梢血运感觉可。辅助检查:X 线片示左侧胫骨骨缺损长度为 8.5 cm(病例图 9-1)。

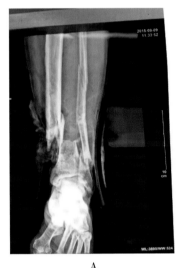 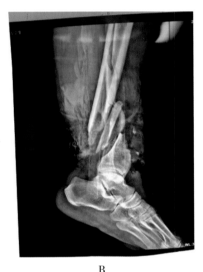

A   B

病例图 9-1　患者左侧胫腓骨开放性骨折 X 线片

右侧感染性骨缺损患者,图为患者左侧胫腓骨原始开放性损伤情况,为 Gustilo ⅢC 型骨折。A. 正位片;B.侧位片。

二、临床诊断

左侧胫骨感染性骨缺损;左侧小腿软组织缺损伴骨外露;左侧胫腓骨开放性骨折术后。

三、治疗原则

对于感染性骨缺损的治疗,传统认为第一步为控制感染,将感染伤口转为无菌创面。因此本例患者手术选择使用诱导膜技术进行分阶段手术治疗。第一阶段为伤口软组织及骨的彻底清创,缺损处以骨水泥填充,待感染控制,软组织愈合良好后再行骨水泥取出及植骨手术。

四、治疗过程及随访结果

入院后积极完善相关术前检查,行伤口换药,取创面分泌物细菌培养,结果为金黄色葡萄球菌,MRI检查发现软组织炎性反应区已达小腿中段。遂行手术清创扩创,清除创面内坏死组织及炎性分泌物,清除所有的死骨和坏死及感染的软组织,骨支架以组合式外固定架固定(病例图9-2),创面软组织缺损区域以VSD护创材料封闭,术后根据药敏结果选择有效抗生素,每5~7 d更换负压引流装置。2周后创面内肉芽组织新鲜,无明显坏死组织及渗出物,遂行腓动脉穿支皮瓣局部转位修复胫前软组织缺损,胫骨骨缺损处以抗生素骨水泥填充。术后皮瓣成活良好,创面顺利愈合无感染及窦道形成(病例图9-3)。12周后行二期手术,取出骨水泥,术中可见诱导膜(病例图9-4),保护诱导膜的完整性,并在诱导膜内移植自体松质骨、10%万古霉素人工骨及rhBMP-2,骨固定改行解剖锁定钢板内固定,术后患者伤口顺利愈合(病例图9-5),双下肢等长,患肢膝、踝关节功能良好,术后6个月已恢复正常行走及负重(病例图9-6)。

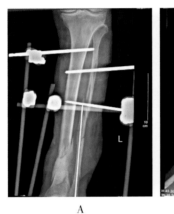
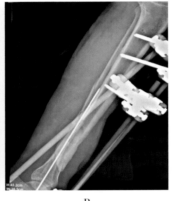

A   B

病例图9-2　一期清创后行外固定术后X线片

组织缺损处以骨水泥填充及腓动脉穿支皮瓣转位。A.正位片;B.侧位片。

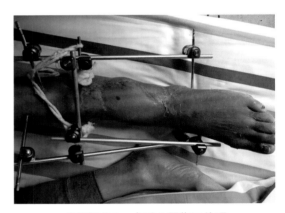

病例图9-3　术后4周伤口外观

可见转位皮瓣完全成活,无窦道形成,外固定架固定良好。

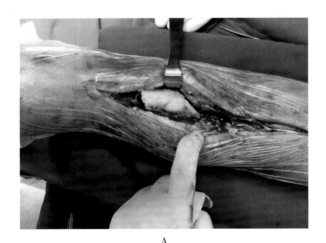
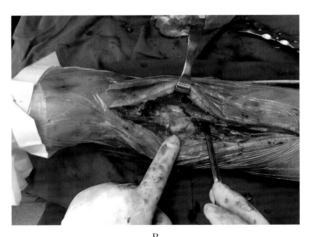

A   B

病例图9-4　第二阶段手术中外观

诱导膜技术第一阶段手术后12周,手术中情况。A.切开皮肤、皮下组织显露骨水泥;B.骨水泥取出后留下表面生成的诱导膜。

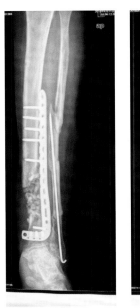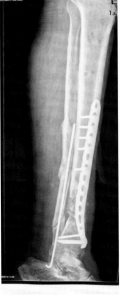

A　　　　　　　　　B

病例图 9-5　第二阶段手术后 X 线片

A. 正位片；B. 侧位片。

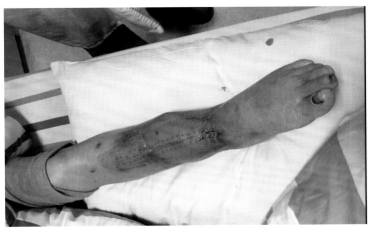

病例图 9-6　诱导膜技术第二阶段手术后 6 个月伤口外观

皮肤伤口无窦道，骨愈合尚可来复查。

五、病例总结

在对此类感染性骨缺损合并软组织缺损的病例治疗过程中，需要注意如下几点。①彻底清创：对于污染或感染创面，要彻底清除碎骨、清除坏死液化组织，反复灌洗伤口；术前 MRI 检查可辅助明确感染范围，在常规清除脓性分泌物、死骨、炎性肉芽及窦道后，再将其清创直至正常组织 0.5cm，直至该伤口变成清洁新鲜创面后行进一步处理。②在彻底清创的基础上，局部骨缺损区域使用抗生素骨水泥充填占位，一方面可以消除无效腔，防止软组织长入；另一方面，其携带的抗生素局部释放，也可发挥较好的抗感染作用。同时，骨水泥在局部也可诱导其表面生长类膜样结构，方便二期植骨。③通常，骨水泥植入 8～12 周后其表面诱导膜已形成，且此时膜内血管化充分。此时取出骨水泥，保持膜的完整性，打通上下髓腔后植骨，并缝合诱导膜结构。

病例十　骨搬运治疗胫骨骨缺损

一、病例介绍

患者为 62 岁男性，因外伤致右侧胫腓骨开放性骨折，在外院行开放复位内固定，术后伤口感染，遂行右侧小腿伤口清创及内固定物取出（病例图 10-1），经过多次清创后遗留胫骨节段性骨缺损（病例图10-2），既往体健无特殊病史。外院 X 线示右侧胫腓骨骨折术后，右侧小腿远端内翻。

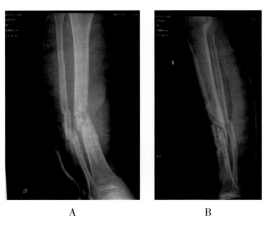

病例图 10-1　初诊时右小腿 X 线正侧位片

图示右侧胫腓骨骨折术后，内固定装置已取出，小腿内翻。A. 正位片；B. 侧位片。

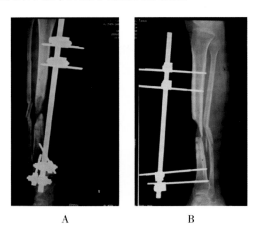

病例图 10-2　手术后 X 线片

入院后行清创外固定架重建骨支架，多次清创后胫骨节段性骨质缺损。A. 正位片；B. 侧位片。

二、临床诊断

右侧胫骨骨髓炎伴骨缺损；右侧胫腓骨骨折术后。

三、治疗原则

该病例为开放性骨折术后感染，经多次清创术后导致胫骨骨缺损，即感染性骨缺损。此类骨缺损的治疗手术时机很重要，需要将感染控制后再行骨修复手术。本例患者为老年男性，为了避免感染复发、植骨吸收及老年人血管病变增加显微骨移植风险等问题，我们选择胫骨骨搬运治疗胫骨骨缺损。

四、治疗过程

该病例为开放性骨折术后感染，入院后积极完善术前常规检查，包括白细胞、血沉、C 反应蛋白等指标，未见明显手术禁忌证后行右侧小腿外固定支架调整 + 清创引流术（病例图 10-3，病例图 10-4），维持胫骨对位对线良好，术中清除小腿坏死软组织及坏死骨，术后行庆大霉素生理盐水冲洗引流，冲洗量每日 3 000 ml 以上，直至引流管引流液清亮无明显炎性物质后，持续静脉使用敏感抗生素。待小腿骨及软组织感染控制后，行胫骨近端截骨搬运术，术后 5 ~ 7 d 伤口稳定后即可开始骨搬运，即每日搬运 1 mm，分 3 ~ 4 次完成。

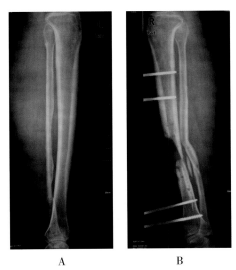

病例图 10-3　双侧小腿 X 线片

A. 左侧腓骨中远段变扁,形态不规则;B. 右侧胫骨骨缺损,右侧胫腓骨骨折术后改变。

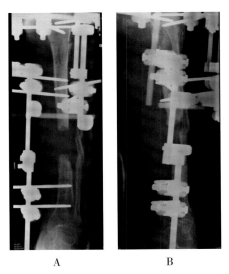

病例图 10-4　骨搬运术后右侧小腿 X 线片

右侧胫骨近端截骨迁移术后,小腿外固定架更换为可调节式外固定支架,待伤口稳定后每日搬运1mm,分 3～4 次搬运。A. 正位片;B. 侧位片。

五、随访结果

每周复查右侧小腿 X 线,并根据患者伤口情况及患者耐受情况酌情调整搬运方案。右侧胫骨骨搬运术后 3 个月后 X 线正侧位片(病例图 10-5),示胫骨中下段胫骨骨缺损已消失,骨缺损两端胫骨对位对线良好,胫骨近端截骨处可见骨搬运后骨间隙,尚未完成矿化过程(病例图 10-6)。右侧胫骨骨搬运术后 9 个月复查 X 线(病例图 10-7),示胫骨近端截骨处间隙已完成骨再生与矿化过程,中下段骨缺损已消失,遂取出外固定器,改为石膏外固定,可见胫骨近端骨痂生长良好,骨缺损愈合。

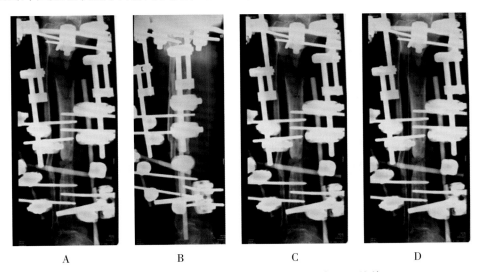

病例图 10-5　行右侧胫骨骨搬运术后 3 个月 X 线片

胫骨中下段胫骨骨缺损已消失,骨缺损两端胫骨对位对线良好,胫骨近端截骨处可见骨搬运后骨间隙,尚未完成矿化过程。A 和 C,正位片;B 和 D,侧位片。

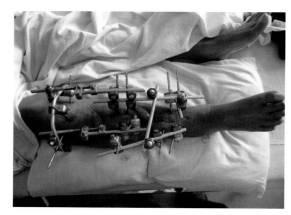

病例图 10-6　右小腿外观照

小腿皮肤完整无破溃,局部无明显红肿,小腿局部瘢痕明显,小腿内外侧双平面可调式外固定支架固定,针道干燥无明显感染。

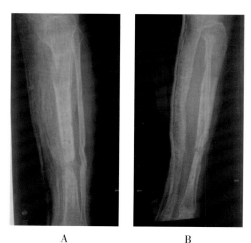

A　　　　　　　　B

病例图 10-7　右侧胫骨骨搬运术后 9 个月 X 线片

胫骨近端截骨处间隙已完成骨再生与矿化过程,中下段骨缺损已消失,遂取出外固定器,改为石膏外固定,可见胫骨近端骨痂生长良好,骨缺损愈合。A. 正位片;B. 侧位片。

六、病例总结

　　骨搬运是治疗胫骨骨缺损的最为常用的方法之一,1951 年,Ilizarov 在自行车轮的启示下,发明了环形外固定器。一次膝关节加压融合术中,患者误将外固定加压器旋转牵伸,Ilizarov 发现截骨间隙骨形成,从而发现了骨愈合的张力-应力法则。该法则的具体内容如下:给活体组织持续、稳定的缓慢牵伸,可刺激或激活某些组织细胞的再生和活跃生长,其生长方式类似胎儿组织,均为相同的细胞分裂,即控制牵拉的张应力,骨与软组织可再生。该技术的原理为骨端在软组织袖内移动,速度 1 mm/d,将正常骨转位至缺损区。骨搬运后截骨处间隙主要被 I 型胶原交联填充,I 型胶原能够同成骨细胞簇一同构建成微型骨柱,成骨细胞使各个胶原束汇聚,形成骨样物质,最终通过膜内骨化进行矿化。研究表明,行截骨骨搬运手术后,肢体血流量升高约 10 倍以上,肢体的远端也存在血流量的增加。骨折模型血流量增加在截骨后 5 周达到高峰,牵拉成骨可持续 17 周。在搬运过程中,神经血管也发生一系列变化,神经、动脉和静脉发生暂时性变性,神经在拉伸 8% 时发生髓鞘断裂,静脉平滑肌纤维化,动脉内膜和中膜发生改变。在牵拉结束 2 个月左右后恢复正常结构。

　　该技术可作为其他方式治疗胫骨骨缺损失败后的补救性措施,该方法可适用于各种长度的胫骨骨缺损,但当其修复长度超过8cm左右的缺损时,可能出现新生骨的再骨折,需要注意外固定架固定时间和矿化情况。

　　该方法的手术细节如下。①在保护骨膜的前提下行皮质骨截骨,一方面,骨膜可提供血运支持,有成骨作用,同时骨膜提供成骨空间,维持细胞因子和修复细胞浓度,另一方面,手术中仅离断皮质骨而不离断髓腔组织,可以保护髓腔内的血运。②延期牵拉。可待术后伤口稳定,一般为7~14 d的延迟期。在此时期内,骨膜完成修复,形成相对封闭的空间,骨痂形成,局部的成骨因素达到相对高峰。③缓慢分次延长。每天延长1~1.5 mm,可分3~6次完成,延长速度过快容易形成骨愈合不良,过慢则容易形成早期闭合,使延长失败。在牵拉长度不变的情况下,牵拉频率越高,成骨质量越好。但延长过程中需要时刻关注患者软组织及针道问题,必要时可暂停延长。

　　该手术方式有一定的并发症发生率,包括针道感染,局部热损伤,骨端愈合不良(延期愈合、骨不连、轴线偏移),晚期弯曲或骨折,关节挛缩或脱位,神经血管损伤(急性或延迟性神经血管损伤、局部水肿、骨筋膜间室综合征),心理疾患等。另外,外固定架取出时机也会对治疗效果产生影响,外固定时间过长可导致膝关节、踝关节僵硬,足下垂等并发症,而固定时间不足可导致再骨折、滑移骨段回缩等问题,一般而言,骨搬运术后1~2个月出现牵张性骨痂,术后8~10个月骨痂矿化成熟,矿化成熟的骨痂可以阻止滑移骨段回缩,因此本例也是在搬运9个月后骨矿化成熟后取出外固定支架,改为石膏外固定。

病例十一　髂骨皮瓣-平行桥式交叉修复胫骨下端骨与软组织复合缺损

一、病例介绍

患者因外伤致右侧小腿开放性粉碎性骨折术后骨缺损及软组织复合缺损就诊,既往体健无特殊病史。查体见右侧小腿近端皮肤广泛瘢痕,右小腿前方向下凹陷,局部骨质缺损,表面为贴骨瘢痕,后方为植皮后改变(病例图11-1),肢体末梢血供可,足部感觉正常,足趾及踝关节活动受限。余肢体未见明显异常。X线示胫骨节段性骨缺损(病例图11-2),下肢血管造影提示胫后血管损伤(病例图11-3)。

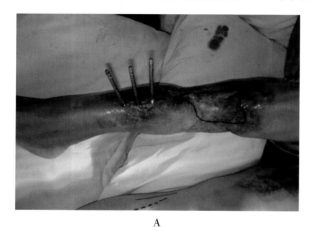

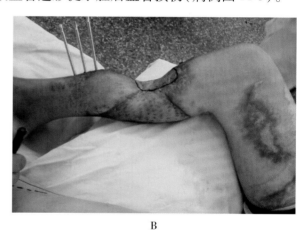

A　　　　　　　　　　　　　　　　　　　B

病例图11-1　术前右侧小腿外观

可见右侧小腿近端广泛瘢痕形成,前方近端小腿明显向下凹陷,局部贴骨瘢痕(A),后方植皮后改变,右大腿部分瘢痕组织(B)。

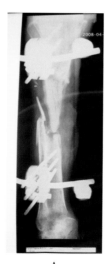
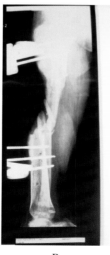

A　　　　　　　B

病例图11-2　术前有侧小腿X线片

右侧胫骨骨缺损,胫骨近端前方骨皮质大范围缺损,后方骨皮质完整性及连续性尚可。A.正位片;B.侧位片。

·166·

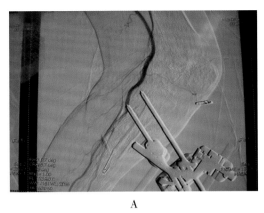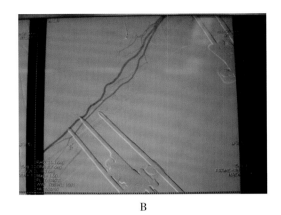

A B

病例图 11-3 术前行血管造影检查结果

A. 膝关节下方未见胫后动脉显影,提示胫后动脉损伤;B. 小腿段未见胫后动脉显影。

二、临床诊断

右侧胫骨骨及皮肤软组织复合缺损;右侧小腿贴骨瘢痕;右侧胫后动脉损伤。

三、治疗原则

患者胫骨及皮肤软组织复合缺损,同时合并有主干血管损伤,要在修复骨缺损的同时解决皮肤软组织的覆盖问题,传统植骨及诱导膜技术并不适用于该病例;同时胫骨骨缺损为胫骨前半部分,而后半部分的胫骨完整性及连续性尚在,故采用骨搬运方式也不合适。因而需要考虑带血运的骨移植重建骨及复合组织缺损。考虑到下肢有胫后动脉损伤,故该病例可行桥接胫后动脉的 flow-through 骨皮瓣,在一期修复骨及皮肤软组织缺损的同时,也可以重建胫后动脉的血供。但该病例的血管损伤后时间较长,远端血管床可能栓塞,血管桥接后不一定能实现其目的。因此该病例需要考虑从健侧肢体分流来滋养局部骨瓣及皮瓣,我们于是设计平行桥式交叉来修复右侧小腿骨皮复合缺损。

四、治疗过程及随访结果

该患者入院后积极完善相关术前检查,并根据治疗原则设计带血管蒂的髂骨骨皮瓣(病例图 11-4,病例图 11-5)及左侧小腿内侧顺行带蒂皮瓣(病例图 11-6),后者作为皮瓣蒂部及"桥",其血管吻合为骨皮瓣动脉与胫后动脉吻合,静脉与大隐静脉吻合。骨的固定采用有限内固定结合外固定。保持血管蒂部皮管的松弛(病例图 11-7)。

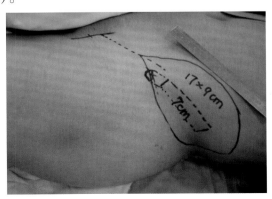

病例图 11-4 根据受区皮肤软组织及骨缺损情况设计髂骨骨皮瓣

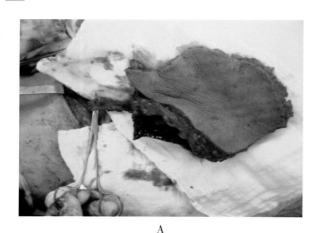
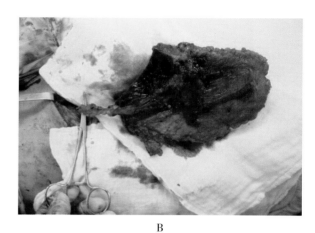

A B

病例图 11-5　髂骨皮瓣切取术中情况图片

A.髂骨皮瓣正面观;B.髂骨皮瓣反面观。

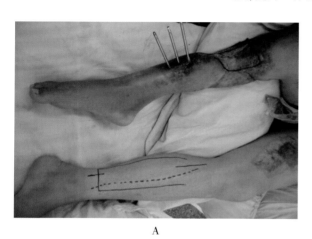
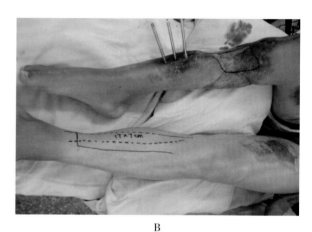

A B

病例图 11-6　桥式交叉髂骨骨皮瓣术前设计

A 和 B,左侧小腿部作为移植血管的"桥"及蒂部,形成以胫后动脉为蒂的皮瓣,将其设计成为皮管,蒂部包含胫后动脉及伴行静脉、浅静脉。

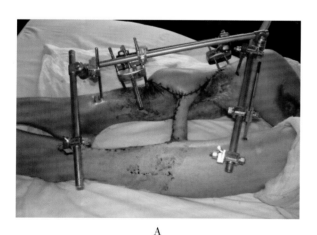
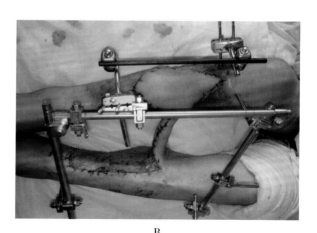

A B

病例图 11-7　髂骨骨皮瓣移植及左侧小腿桥式交叉后外观照

A.蒂部及皮瓣愈合良好;B.左侧小腿皮瓣供区植皮成活良好。

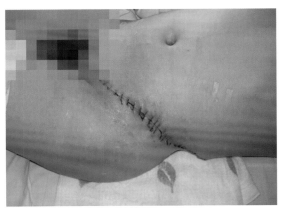

病例图 11-8　髂骨骨皮瓣移植供区外观

示皮瓣供区伤口愈合良好,未见明显供区并发症。

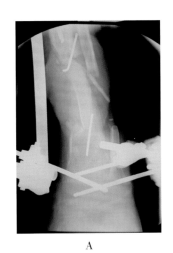
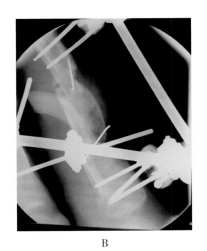

A　　　　　　　　　　　B

病例图 11-9　术中透视 X 线片

小腿正侧位示骨对位对线可,内固定器位置正常。骨缺损部位骨瓣填充。A. 正位片;B. 侧位片。

五、病例总结

对于肢体严重损伤,特别是下肢广泛的皮肤、肌肉软组织损伤的病例,小腿局部通常瘢痕组织增生,局部皮瓣转位、吻合血管的游离皮瓣/骨瓣移植等手术均难度大或不可行。桥式交叉的皮瓣或交腿皮瓣为是常用修复此类损伤的可靠选择。对于同时合并皮肤软组织及胫骨缺损的此类损伤,可以选择交腿皮瓣修复创面,将复合组织缺损变为单纯骨缺损后再行骨缺损修复。但该过程治疗周期长,手术次数多。桥式交叉的骨、皮复合组织瓣移植可以一期修复受区的骨、皮软组织复合组织缺损,因此,该手术方式较前者具备一定的优势。

进行此类手术时,需要注意如下几点。①良好的受区准备,小腿伤口的彻底清创,伤口细菌培养为阴性,且白细胞、血沉、C 反应蛋白等炎症指标持续下降或正常,小腿伤口清洁,无明显坏死及脓性分泌物,肉芽组织新鲜。②手术团队需具备高超的显微外科手术技巧,手术中需要切取复合组织瓣,需熟悉供区解剖并能精细解剖出供区血管及神经,为了避免血管损伤,必要时可带部分肌肉组织。③细致入微的术后管理与护理,术后禁烟保暖防压迫,常规"三抗"治疗,充分镇痛,伤口的护理等。④患者及家属的充分理解与配合,术后双下肢固定,生活及护理不便,术前要充分沟通,避免因患方因素造成治疗失败。

病例十二　小腿离断伤术后胫骨骨缺损行肢体延长

一、病例介绍

患者为 44 岁女性，因车祸伤致左小腿离断伤，因小腿钝性离断伤（病例图 12-1），离断处包括血管在内的软组织损伤较重（病例图 12-2），再植过程中行胫腓骨短缩再植术（病例图 12-3），术后伤口顺利愈合，但患者左下肢肢体较对侧肢体短约 10 cm 患者为求肢体延长来院复诊。既往体健，无特殊病史。查体可见左侧小腿短缩 10 cm 左右，小腿皮肤完整，无明显破溃及窦道，左小腿及踝上不规则瘢痕形成，左足皮温正常，感觉稍差，足趾活动较健侧差，余肢体未见明显异常（病例图 12-4）。

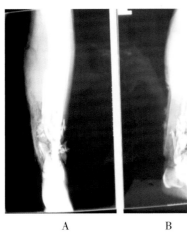

病例图 12-1　初次外伤后 X 线片

A. 正位片；B. 侧位片。

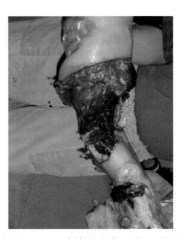

病例图 12-2　肢体离断伤后伤口外观照

左小腿伤口软组织损伤重，局部软组织缺。

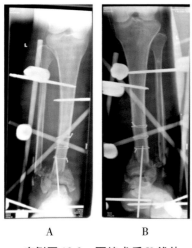

病例图 12-3　再植术后 X 线片

A. 正位片；B. 侧位片。

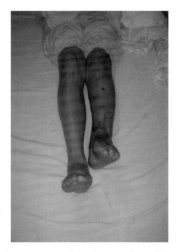

病例图 12-4　外固定架取出后肢体外观

与健侧肢体对比，患侧肢体短缩 10 cm。

二、临床诊断

左侧小腿短缩畸形;左小腿瘢痕形成;左小腿离断再植术后。

三、治疗原则

患者为左下肢离断伤,首先需要遵循断肢再植的一般原则,即在生命体征平稳的前提下,行断肢再植术,通过肢体清创、骨支架重建、血管桥接吻合、肌肉/肌腱缝合、神经缝合等步骤进行肢体再植,待再植肢体完全成活后3～6个月,根据肢体功能进行下一步手术治疗,如肢体延长、矫形、踝关节融合等。该例患者因再植后出现肢体短缩,需要行肢体延长术,故通过可调式外固定架来实现小腿的延长。

四、治疗过程

该病例在左侧小腿离断伤再植术后出现肢体短缩,需要行肢体延长手术,该治疗过程通过一次手术完成,即左侧胫腓骨近端截骨延长外固定架固定术(病例图12-5),术后预防感染,并行抗凝等对症支持治疗。待手术切口情况稳定后调节外固定架,进行小腿延长,该过程逐步进行,每日延长1 mm,分3～4次完成,每次调节1/3～1/4圈。根据患者调整情况及患者疼痛等情况综合调整治疗方案。

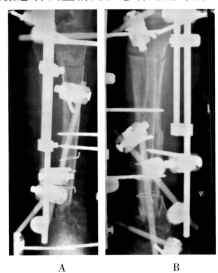

A　　　　　　　　B

病例图12-5　胫骨截骨延长术后X线片

胫腓骨可见透亮线,下肢外固定架固定良好。A.正位片;B.侧位片。

五、随访结果

患者术后1个月、5个月、9个月及1年时复查,骨搬运及骨再生等治疗过程较顺利,最终左侧小腿顺利延长,其长度与健侧相当,肢体外观满意,膝关节功能良好,患者恢复正常生活。在术后第1个月时复查,可见左侧胫骨外固定架固定稳定,胫骨近端截骨处因骨搬运,近端间隙增加,小腿长度延长(病例图12-6);术后第5个月时复查,可见胫骨近端间隙进一步增加,缺损处可见云雾状新生骨(病例图12-7)。术后第9个月时复查,可见胫骨近端间隙较前增加,且缺损处有新生骨形成,部分完成矿化过程(病例图12-8)。术后1年时复查,左侧小腿行X线正侧位检查,示胫骨近端骨延长处间隙内新生骨填充,骨矿化过程已完成,双下肢基本等长,遂拆除外固定支架恢复正常行走(病例图12-9)。术后多年后来院复查随访,术后下肢长度与健侧相等,下肢外观良好,膝关节功能良好(病例图12-10)。

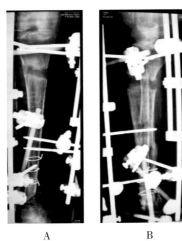
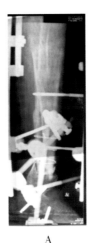
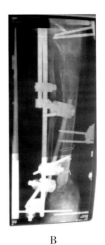

A   B

病例图 12-6   术后 1 个月左侧小腿 X 线片

A. 正位片；B. 侧位片。

A   B

病例图 12-7   术后 5 个月左侧小腿 X 线片

胫骨近端间隙进一步增加，缺损处可见云雾状新生骨。

A. 正位片；B. 侧位片。

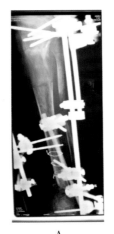
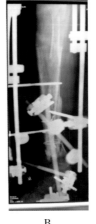

A   B

病例图 12-8   术后 9 个月左侧小腿 X 线片

胫骨近端间隙较前增加，且缺损处有新生骨形成，部分完成矿化过程。A. 正位片；B. 侧位片。

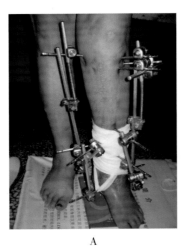
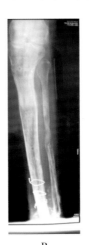
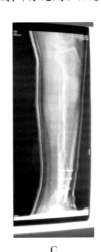
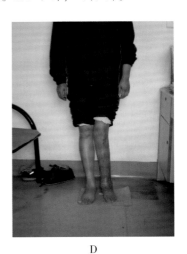

A   B   C   D

病例图 12-9   左侧小腿延长术后 1 年复查情况

A. 术后 1 年复查时外观；B 和 C. 左侧小腿行 X 线正侧位检查，示胫骨近端骨延长处间隙内新生骨填充，骨矿化过程已完成；
D. 拆除外固定支架后可见双下肢基本等长，患者恢复正常行走。

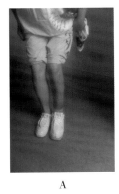
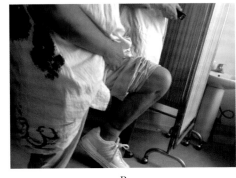
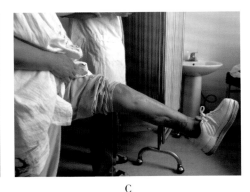

A   B   C

病例图 12-10　　左侧小腿术后多年复查随访情况

A. 患者双足并拢战立外观;B. 患肢膝关节屈曲情况;C. 患肢膝关节伸直情况。

六、病例总结

本病例通过再植短缩肢体结合肢体延长的方法治疗小腿中下段离断伤,治疗分为两个阶段,第一阶段为肢体的短缩再植,第二阶段为肢体延长。有几点需要说明如下。

手术时机的问题。因为原始损伤程度的不同,肢体再植后会遗留不同程度的短缩畸形。该短缩畸形与先天性或发育性肢体短缩不同,在行骨延长的过程中,伴随着病理修复后的肌肉、血管、神经等组织的延长,肌肉或肌腱断裂缝合后,通常为瘢痕愈合,4~6周可愈合;周围神经损伤缝合后,3~4周轴牙才能通过神经断端;血管吻合后2~3个月,血管断端吻合口内的增生瘢痕组织被平滑肌替代,恢复至接近正常血管状态。因此,我们建议一般在肢体完全成活后3~6个月开始做下一阶段的延长治疗。

肢体延长时截骨平面的选择。胫骨干及胫骨远端成骨能力及软组织覆盖均不如近端,胫骨一般选择在近端截骨,选择在胫骨结节下1~2 cm。腓骨也在近端截骨,但应避免损伤腓总神经,如果腓骨断端未愈合,腓骨也可不截骨。

再植过程中组织的保护问题。再植过程中血管、神经的修复要无张力,健康、活的肌肉组织在皮肤覆盖良好的情况下可以多予以保留,为后期骨延长过程预留空间。

该手术方式的优点:一方面,可避免因损伤情况不同造成的血管、神经、肌腱、骨组织的外露或缺损,减少因血管及神经的桥接等延长肢体缺血时间及手术时间,减少手术难度,减少后期游离皮瓣移植等手术次数;另一方面,为断端严重毁损的肢体再植提供可能,这种类型的损伤清创后肢体短缩严重,通过后期骨延长可将肢体延长至正常或接近正常长度,扩大了再植手术的适应证。但再植过程中应该要求距胫骨近端至少10 cm、踝上5 cm。

病例十三　游离腓骨移植修复下肢畸形伴胫腓骨骨缺损

一、病例介绍

22 岁女性患者,因左胫骨骨髓炎后遗症致左下肢畸形 20 年入院。患者于 20 年前无明显诱因出现左下肢疼痛不适,于当地查 X 线示左胫骨骨髓炎,行消炎等对症处理后患者症状好转,但一年后逐渐出现左小腿弯曲畸形,后反复多家医院就诊,但未予手术处理,现患者为求进一步治疗来笔者医院就诊,门诊遂以"左胫骨骨髓炎后遗症"收入我科住院治疗。患者起病以来,精神可,饮食正常,大小便正常,体力明显下降,体重无明显变化。既往:患者既往有左胫骨骨髓炎,无其他特殊病史。查体:生命体征平稳,心肺腹未及明显异常。步态跛行,肢体不等长,左小腿明显向外侧弯曲畸形,较右侧明显短缩,左膝关节活动可,左踝关节活动受限,左足背动脉可及,左足五趾活动可,左足五趾末梢血运、感觉可,余肢体未见明显异常。门诊 X 线检查示:左侧胫骨中部骨不连,腓骨畸形(病例图 13-1)。

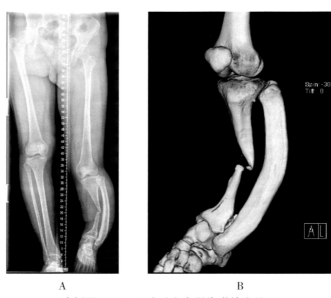

A   B

病例图 13-1　入院后患者影像学检查结果

A. 双下肢站立全长正位片,示骨盆倾斜、左侧小腿胫腓骨弯曲、短缩畸形,胫骨节段性骨缺损;B. CT 三维重建示骨缺损的大小、范围及畸形情况。

二、临床诊断

左胫骨骨髓炎后遗症;左小腿后天性下肢畸形;左后天性胫骨畸形骨缺损;左后天性腓骨畸形。

三、治疗原则

该病例来院时主要存在如下问题需要解决:左侧小腿短缩并内翻畸形,左侧胫骨骨缺损。因此治疗的思路是在解决骨缺损的同时,需要矫正小腿的短缩内翻畸形。该患者为年轻女性,且病史时间长,因此可考虑分期手术,一期手术矫正左侧小腿内翻畸形,行带骨瓣移植修复胫骨骨缺损,二期手术行下肢的截骨延长术。

四、治疗过程及随访结果

按照治疗原则,该病例治疗分阶段完成,即第一阶段主要完成胫骨骨缺损的修复和腓骨内翻畸形的矫正,第二阶段完成小腿短缩畸形的截骨延长术。

患者入院后积极完善相关检查,无明显手术禁证,遂于 2019 年 1 月 11 日在腰硬联合麻醉下行左胫骨骨髓炎病灶清除术 + 右腓骨瓣移植术 + 左胫骨切开复位内固定术 + 左腓骨切开复位内固定术 + 取髂骨术 + 植骨术 + VSD 术(病例图 13-2),术后给予抗炎、营养骨质、消肿等对症支持治疗。术后每 2 个月于笔者医院门诊复查,可见移植骨及截骨矫形处骨愈合良好,小腿力线良好,内固定器位置正常(病例图 13-3 ~ 病例图 13-5)。术后半年,为了矫正小腿短缩畸形,再次在腰硬联合麻醉下行左侧胫腓骨截骨术 + 外固定架延长术(病例图 13-6),术后给予抗炎、营养骨质、消肿等对症支持治疗,待伤口稳定后行外固定架延长,每日 1 mm,分 3 ~ 4 次延长,保持外固定架针道干燥无渗液红肿,伤口两周根据伤口情况酌情拆除缝线。左侧胫腓骨截骨延长术后 3 周复查,见左侧胫骨近端骨质缺损区域,胫腓骨对位对线良好(病例图 13-7)。术后 3 个月复查,可见左侧胫骨近端骨延长区域骨质缺损已有云雾状骨化填充,胫腓骨对位对线良好(病例图 13-8)。左侧胫腓骨截骨延长术后 5 个月(病例图 13-9)、6 个月(病例图 13-10)、15 个月(病例图 13-11)及 20 个月(病例图 13-12)复查。示左侧胫骨近端及腓骨中段截骨延长区域已逐渐完成骨化,左侧胫腓骨力线良好。遂行左侧胫腓骨近端外固定支架拆除术及左侧胫骨切开复位内固定术,以内侧接骨板固定胫骨近端,预防胫骨近端骨折(病例图 13-13,病例图 13-14)。

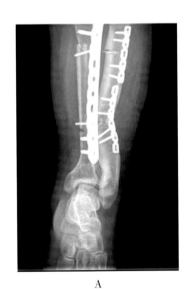 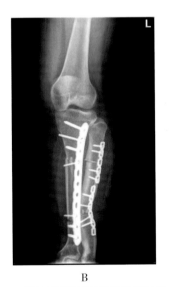 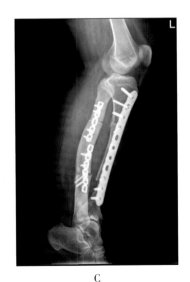

A   B   C

病例图 13-2　截骨矫形及骨瓣移植术后 10 天 X 线片

治疗第一阶段,矫正下肢弯曲成角畸形,并行腓骨瓣移植修复胫骨节段性骨缺损:左胫骨骨髓炎病灶清除术 + 右腓骨瓣移植术 + 左胫骨切开复位内固定术 + 左腓骨切开复位内固定术 + 取髂骨术 + 植骨术 + VSD 术。A 和 B,正位片;C,侧位片。

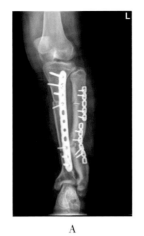
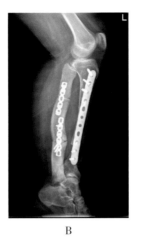

A   B

病例图 13-3　截骨矫形及骨瓣移植术后 2 个月 X 线片

复查结果显示移植骨断端及骨折断端新生骨痂形成,骨生长良好,内固定器位置正常。A. 正位片;B. 侧位片。

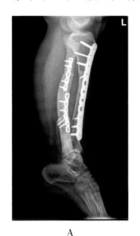
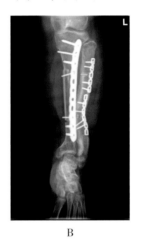

A   B

病例图 13-4　截骨矫形及骨瓣移植术后 4 个月 X 线片

移植骨断端与受区愈合良好,腓骨截骨断端新生骨痂形成,骨生长良好,内固定器位置正常。A. 正位片;B. 侧位片。

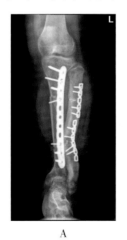
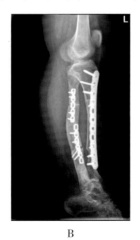
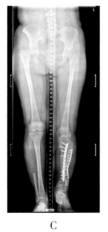

A   B   C

病例图 13-5　截骨矫形及骨瓣移植术后 6 个月复查 X 线片

复查结果显示移植骨断端及骨折断端骨愈合良好,内固定器位置正常(A,B),双下肢站立全长正位片示骨盆倾斜较前改善(C),左侧小腿力线及畸形较前明显改善,主要遗留问题为左侧小腿短缩畸形。

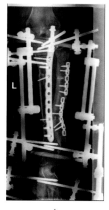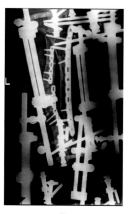

A   B

病例图 13-6   截骨矫形及骨瓣移植术后半年 X 线片

骨愈合良好,遂行第二阶段手术:左侧胫腓骨截骨术 + 外固定架延长术,延长左侧胫腓骨,矫正左侧小腿短缩畸形。A. 正位片;B. 侧位片。

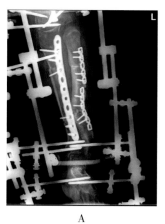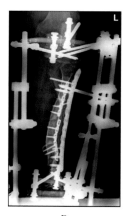

A   B

病例图 13-7   左侧胫腓骨截骨延长术后 3 周 X 线片

图示左侧胫骨近端骨质缺损区域,胫腓骨对位对线良好。A. 正位片;B. 侧位片。

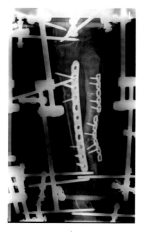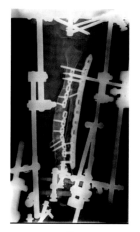

A   B

病例图 13-8   左侧胫腓骨截骨延长术后 3 个月 X 线片

左侧胫骨近端骨延长区域骨质缺损已有云雾状骨化填充,胫腓骨对位对线良好。A. 正位片;B. 侧位片。

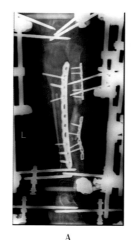
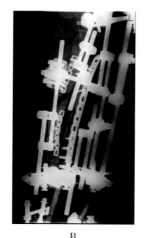

A   B

病例图 13-9　左侧胫腓骨截骨延长术后 5 个月 X 线片

A. 正位片；B. 侧位片。

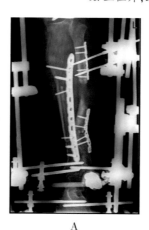
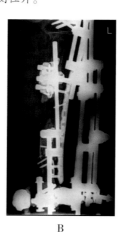

A   B

病例图 13-10　侧胫腓骨截骨延长术后 6 个月 X 线片

A. 正位片；B. 侧位片。

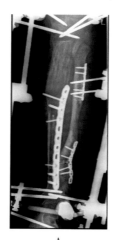
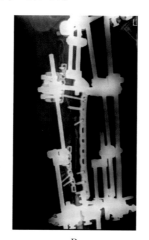

A   B

病例图 13-11　左侧胫腓骨截骨延长术后 15 个月复查 X 线片

左侧胫骨近端及腓骨中段截骨延长区域已骨化完成，左侧胫腓骨力线良好。A. 正位片；B. 侧位片。

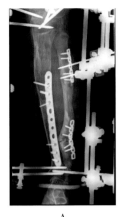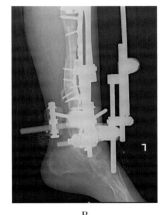

A   B

病例图 13-12 左侧胫腓骨截骨延长术后 20 个月 X 线片

胫腓骨骨延长区域骨化良好。A. 正位片;B. 侧位片。

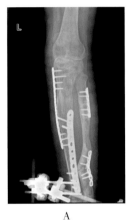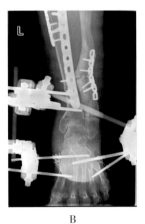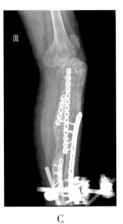

A   B   C

病例图 13-13 外固定中转内固定手术后 X 线片

A 和 B,正位片;C,侧位片。

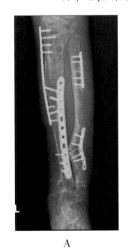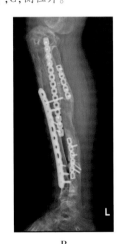

A   B

病例图 13-14 左侧胫腓骨 X 线片

左侧胫腓骨骨延长区域骨愈合及矿化良好,左胫腓骨力线良好,左小腿与右侧小腿等长。A. 正位片;B. 侧位片。

五、病例总结

该病例为左侧胫骨骨髓炎所致,炎症导致胫骨骨质吸收、胫骨骨缺损,下肢单纯腓骨负重,一方面影响腓骨发育,导致小腿短缩畸形,另一方面,长期的过度应力刺激导致腓骨增粗且弯曲,从而造成小腿内翻畸形。患者来院就诊时未见窦道及局部皮肤红肿破溃等炎症表现,查血也未见明显感染征象。故该病例需要在修复胫骨骨缺损的同时纠正下肢力线、恢复下肢肢体长度。

对于骨缺损的修复,骨搬运、诱导膜技术及带血运骨移植该如何选择?患者病史 20 余年,合并腓骨弯曲,骨搬运技术和诱导膜技术所需治疗周期长,且后者需要两次手术,对于骨缺损的修复,本病例选择带血运腓骨移植,同时行腓骨截骨矫形内固定,一次性手术解决胫骨骨缺损及小腿内翻畸形的问题。

胫骨骨缺损及小腿内翻畸形治疗结束后,本病例由一个复杂的小腿畸形伴骨缺损变成了单纯的下肢短缩畸形,对于这种病例,常规行下肢胫腓骨截骨延长即可。外固定支架可以选择 Ilizarov 外固定架或 Taylor 外固定,也可以选择其他组合式外固定架,结合本病例的经济条件及患者需求,本病例选择组合式可调外固定支架。

病例十四　肩胛骨骨瓣修复胫骨骨缺损

一、病例介绍

中年男性患者,因右小腿外伤行多次手术治疗后,右侧胫骨远端节段性骨缺损,小腿瘢痕形成。既往体健无特殊病史。查体:患者生命体征平稳,心肺腹未及明显异常。右侧小腿远端内翻畸形,皮肤完整无破溃,未见皮肤窦道及渗液,局部瘢痕组织形成,瘢痕两端可触及骨端,其间空虚凹陷,右侧踝关节屈伸活动受限,右足背动脉搏动可,右足末梢感觉及足趾活动可。辅助检查:X线示胫骨节段性骨缺损,腓骨畸形愈合,向外成角。

二、临床诊断

右侧胫骨节段性骨缺损;右侧小腿远端足部内翻成角畸形;右侧小腿瘢痕形成。

三、治疗原则

该患者存在胫骨节段性骨缺损、腓骨骨折畸形愈合及皮肤软组织瘢痕形成三个方面的问题(病例图 14-1)。骨折畸形愈合可通过截骨矫形纠正骨的对位对线,局部瘢痕切除后遗留皮肤软组织缺损。因此该病例为胫骨骨及皮肤复合组织缺损的病例。对于此类病例,可先行瘢痕切除后皮瓣修复软组织缺损,待皮瓣愈合良好后,再行骨缺损修复手术;也可行骨及软组织的同期重建,如行骨、皮复合组织瓣移植。此例病例中我们设计了带胸背血管蒂的肩胛骨骨肌皮复合组织瓣(病例图 14-2)。

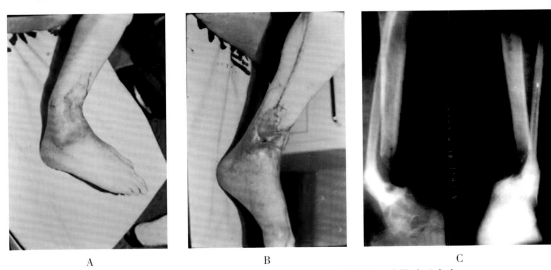

A　　　　　　　　　　B　　　　　　　　　　C

病例图 14-1　中年男性患者,因外伤致胫骨骨缺损,腓骨畸形愈合

外观照可见右侧小腿远端内翻畸形(A),局部瘢痕组织形成(B),X线示胫骨节段性骨缺损,腓骨畸形愈合(C)。

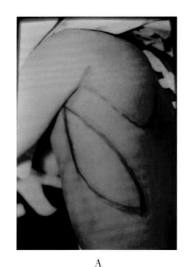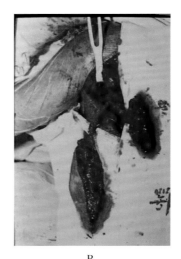

A   B

病例图 14-2　带胸背血管蒂的肩胛骨骨肌皮复合组织瓣设计及切取图

A. 供区骨皮瓣范围外观；B. 肩胛骨骨肌皮复合组织瓣切取后的外观图。

四、治疗过程及随访结果

本病例选择了骨及软组织缺损的同期重建，并同时行腓骨畸形愈合截骨矫形术。患者入院后积极完善相关术前检查，未见明显手术禁忌证，遂行右侧小腿远端瘢痕切除术＋右侧腓骨截骨矫形术肩胛骨骨肌皮复合组织瓣移植术（病例图 14-3），术后给予抗炎、解痉、扩管、镇痛等对症支持治疗，术后 2 周复合组织瓣成活良好，供区皮肤伤口愈合良好，未见明显供区及受区并发症（病例图 14-4）。术后每 2 个月于笔者医院门诊复查。术后第 4 个月时来院复查可见移植骨与胫骨愈合良好，腓骨力线正常，断端愈合良好，小腿力线恢复正常（病例图 14-5）。术后 1 年来院复查，可见局部皮瓣愈合良好，稍显臃肿，下肢力线正常，可实现右足单足负重，皮瓣供区伤口愈合良好，局部可见线状瘢痕形成（病例图 14-6）。

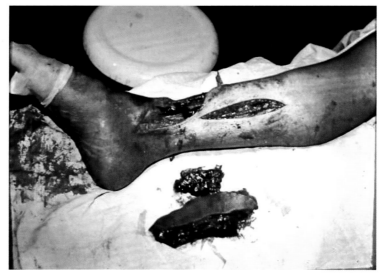

病例图 14-3　术中清创术后小腿外观及游离的组织瓣外观

右侧小腿远端瘢痕组织切除后，遗留骨、肌肉及皮肤复合组织缺损。

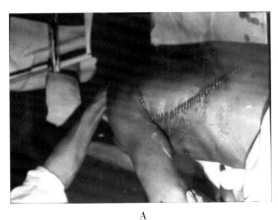
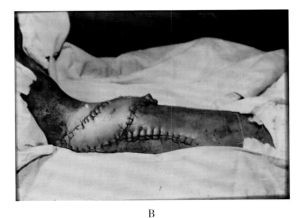

病例图14-4　受区及供区外观

A.供区伤口愈合良好；B.受区骨肌皮复合组织瓣成活良好。

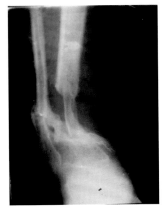

病例图14-5　术后4个月骨折
基本愈合

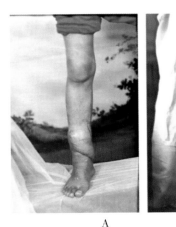
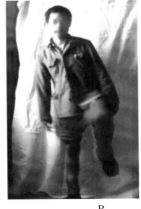
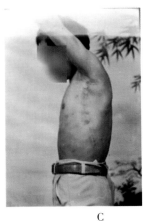

病例图14-6　术后一年随访情况

A.随访时右下肢外观情况；B.患者可患肢单足负重站立；C.供区愈合情况。

五、病例总结

节段性长骨骨缺损的修复常用方法包括带血管蒂骨瓣移植、Masquelet 技术、Ilizarov 技术及其他技术等，随着医疗技术的发展，会有越来越多新的技术可实现骨及软组织缺损的修复，如 3D 打印、组织工程等技术。对于骨瓣移植术的手术时机的选择，我们认为：无菌或清洁伤口均一期行骨移植，污染伤口清创后估计感染概率小可急诊行骨移植，感染伤口只要不是急性期，行病灶清除后同期或延期待血沉、C 反应蛋白等下降或正常后行骨移植。对于本病例，小腿部位瘢痕形成，但未见明显皮肤窦道及感染征象，因此一期行骨移植手术。此外关于骨瓣固定方式的选择，可据情况选用克氏针或螺钉加外固定架或锁定钢板，感染伤口另放置抗生素人工骨于骨移植部位。对于带血管蒂骨瓣移植术注意点：①骨缺损长度 6cm 以上的可行骨瓣移植；②反复多次植骨手术失败或局部漏道形成，骨缺损 4 ~ 6cm 也可行骨瓣移植；③有血管缺损或不损伤受区血管完整性，可行 flow-through 桥接血管；④受区无血管可供吻接则行桥式交叉骨瓣移植术。

总之，带血管蒂骨瓣移植术仍是骨缺损、骨不连、骨坏死及一些器官修复重建的经典治疗方法之一，具有抗感染力强、骨愈合快等优点，掌握骨瓣切取的核心技术并不复杂，骨瓣选择也具有多样化，现代骨的固定技术也能很好地结合骨瓣移植术的应用，值得进一步推广。

病例十五　急诊髂骨骨皮瓣修复胫骨下端骨及皮肤复合组织缺损

一、病例介绍

中年男性患者,因外伤致左侧开放性胫腓骨骨折入院,患者既往体健,无特殊病史。查体:患者生命体征平稳,心肺腹未及明显异常。左侧小腿远端敷料包扎,拆开敷料见左侧小腿远端开放性创口,局部皮肤软组织碾挫严重,皮肤缺损,骨折断端内可见多个游离小碎骨块,行伤口清创后遗留皮肤及骨复合组织缺损。左侧足背动脉搏动可,左侧足趾屈伸活动可,左侧足部感觉可,余肢体未见明显异常。辅助检查:X 线示左侧胫腓骨粉碎性骨折伴骨缺损。

二、临床诊断

左侧胫腓骨开放性粉碎性骨折,Gustilo ⅢB 型;左侧小腿远端皮肤软组织缺损;左侧胫骨骨缺损。

三、治疗原则

对于此类开放性骨折的治疗,在生命体征平稳、肢体血运良好的情况下,彻底清创、骨支架重建、肌肉、肌腱、血管、神经的修复是关键。该过程可以分期进行,急诊行伤口清创,外固定架固定骨折断端重建稳定性,修复软组织;二期根据伤口骨及软组织损伤情况可再分阶段行皮肤软组织缺损的修复及骨缺损的修复。如若患者病情允许,也可以行一次手术完成。对于该病例,我们选择一期行髂骨骨皮瓣移植修复,其前提是伤口污染不重、彻底清创及过硬的显微技术。

四、治疗过程及随访结果

患者急诊入院后积极完善相关检查,排除手术禁忌后,急诊行手术治疗。探查见伤口内组织碾挫严重,清除患者伤口内污染物及坏死组织(病例图 15-1),清创后见左小腿远端内侧皮肤缺损,骨缺损,遂行急诊清创 + 一期髂骨皮瓣移植(病例图 15-2,病例图 15-3)。胫骨骨支架以外固定架固定,骨瓣与

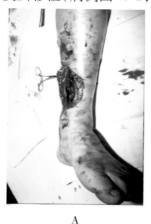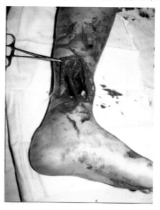

A　　　　　　　　　　B

病例图 15-1　左侧小腿外观

左胫腓骨远端开放性粉碎性骨折,骨及皮肤软组织复合组织缺损。A. 小腿前面外观;B. 小腿内侧外观。

受区胫骨处以克氏针固定,骨瓣动静脉系统分别与胫后动脉系统及大隐静脉吻合,皮肤修复内侧皮肤软组织缺损(病例图15-4,病例图15-5)。术后返院复查示左侧小腿外固定架固定稳定,左侧小腿皮肤完整无破溃,皮瓣完全成活(病例图15-6)。术后复查示左侧胫腓骨对位对线可,骨缺损处骨愈合良好(病例图15-7)。

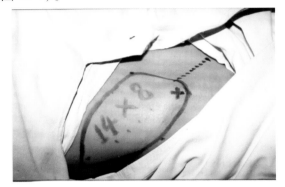

病例图 15-2　带血管蒂髂骨骨皮瓣的设计

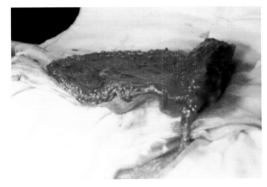

病例图 15-3　待血管蒂髂骨皮瓣切取后外观

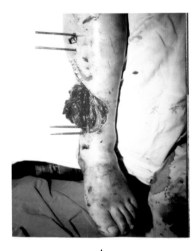

A

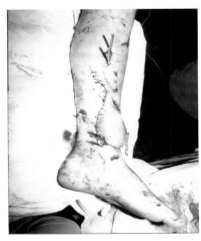

B

病例图 15-4　左小腿手术中外观

胫骨骨支架以外固定架固定,骨瓣与受区胫骨处以克氏针固定,骨瓣动静脉系统分别与胫后动脉系统及大隐静脉吻合,皮肤修复内侧皮肤软组织缺损。

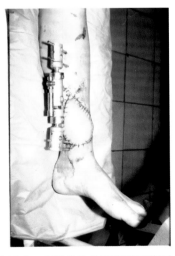

病例图 15-5　小腿单边外固定架固定后外观照

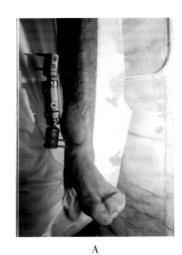
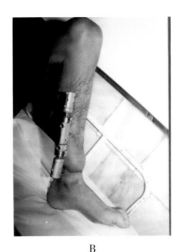

A   B

病例图 15-6　术后复查左侧小腿外观照

外固定架固定稳定,左侧小腿皮肤完整无破溃,皮瓣完全成活。A. 小腿前面外观;B. 小腿前内侧外观。

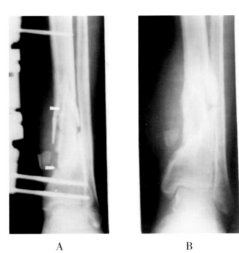

A   B

病例图 15-7　术后复查左侧胫腓骨 X 线片

左侧胫腓骨对位对线可,骨缺损处骨愈合良好。A. 正位片;B. 侧位片。

五、病例总结

胫骨中下段骨折术后出现骨折不愈合风险大,开放性骨折软组织损伤重,骨的血运进一步受影响,该部位出现骨缺损、骨外露等相关问题后临床处理棘手。髂骨主要是骨松质结构,其骨小梁结构内充满红骨髓,双侧髂骨供区可取骨量大,成骨性能好,其促骨愈合能力较腓骨强。另外携带血供的游离髂骨瓣移植可进一步降低胫骨中下段骨不愈合的风险。

开放新损伤急诊一期行清创后骨皮瓣修复,具备以下优势:①一次手术解决伤口污染、皮肤缺损、骨缺损的修复,治疗周期短、相应费用低;②急诊外伤时皮肤软组织及血管等解剖关系相对易于分别,便于手术开展;③在行带血运的骨皮瓣移植后,胫骨中下 1/3 缺血区血供改善,抗感染能力增强,可有效预防骨髓炎、骨质硬化坏死等相关并发症。然而,该手术方式也存在不足之处,一方面,受髂骨本身的形态限制,髂骨瓣切取的范围较为有限,胫骨属于长管状骨,其形态不一致给手术操作带来不便,一般而言,髂骨切取范围在 8 cm 以内较为合适。

病例十六　开放植骨治疗胫骨骨缺损（一）

一、病例介绍

患者,男,43 岁,因右胫骨骨折术后 8 个月,伤口间断流脓 1 个月入院。8 个月前因外伤致右胫骨骨折在外院行骨折切开复位内固定术,术后伤口红肿、渗液、流脓,行内固定取出,伤口灌流、冲洗,改外固定支架固定及对症支持治疗,病情好转,伤口愈合尚可;近 1 个月来伤口再次出现流脓,局部肿胀,疼痛,发热,体温在 38℃ 左右,在当地医院对症治疗无明显好转,转入笔者医院,以"右胫骨慢性骨髓炎、骨缺损"收住院。入院查体:右小腿淤血肿胀,外固定支架固定,前内侧有 2 cm × 8 cm 的瘢痕,且正中有溃烂、凹陷缺损,挤压有脓性分泌物流出,有骨质外露,患肢末梢循环差,皮温低,足背动脉搏动不明显(病例图 16-1)。X 线片示:右胫骨陈旧性骨折骨缺损,右胫骨慢性骨髓炎(病例图 16-2)。

二、临床诊断

右侧胫骨慢性骨髓炎;右侧胫骨骨缺损;右侧胫前软组织缺损。

三、治疗原则

该患者为骨及软组织复合组织缺损并感染,临床处理棘手,常规思路为多次清创直至创面新鲜,感染控制后再行骨及软组织修复手术。开放植骨手术提供了一种简单有效的方法。

四、治疗过程及随访结果

入院后完善相关检查,行"右胫骨慢性骨髓炎病灶清除、开放植骨 + VSD 覆盖术"(病例图 16-3 ~ 病例图 16-6),其间更换 3 次 VSD,创面炎症逐渐消退,伤口面积逐渐缩小(病例图 16-7 ~ 病例图 16-9),最终创面愈合良好,外形满意(病例图 16-10)。6 个月后复查 X 线片示:右胫骨骨折大量骨痂生长,原骨缺损处已修复(病例图 16-11)。

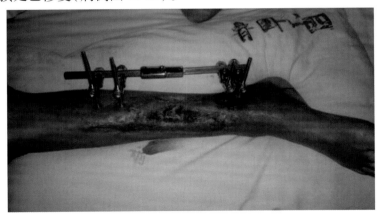

病例图 16-1　右小腿术前外像

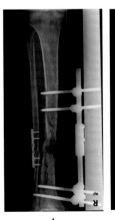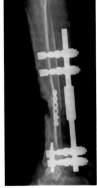

A　　　　　　B

病例图 16-2　右胫骨术前 X 线片

A. 正位片;B. 侧位片。

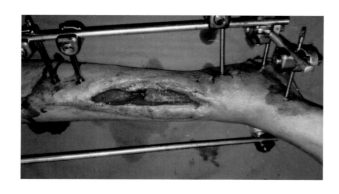

病例图 16-3　术中清创后,创面的骨缺损外观

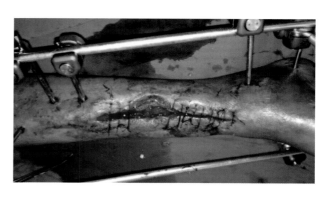

病例图 16-4　术中开放植骨后创面一期不能闭合伤口

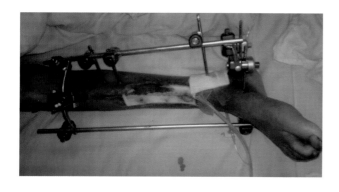

病例图 16-5　创面用 VSD 覆盖

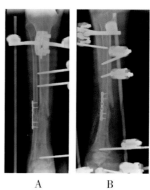

A　　　　　B

病例图 16-6　植骨术后 X 线片

A. 正位片;B. 侧位片。

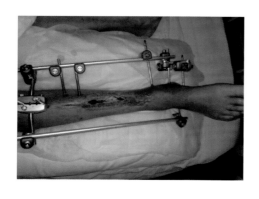

病例图 16-7　第一次更换 VSD 后创面外观照

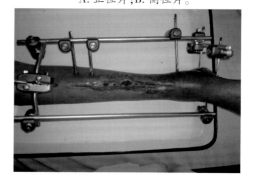

病例图 16-8　第二次更换 VSD 后创面外观照

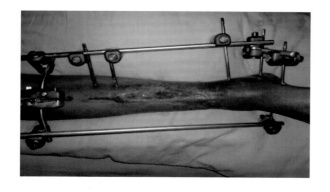

病例图 16-9　第三次更换 VSD 后创面外观照

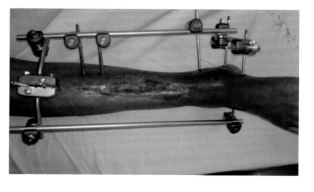

病例图 16-10　创面愈合后外观照

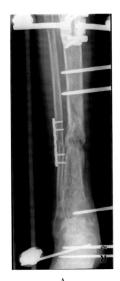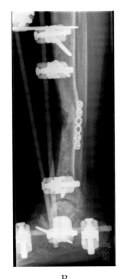

病例图 16-11　术后 6 个月复查 X 线

A. 正位片；B. 侧位片。

五、病例总结

开放植骨治疗感染性骨缺损的成功率文献报道差异大，这主要是因为部分学者对该手术方式的关键要点和细节的认识和处理差异导致。该治疗方式需要注意如下注意事项。①伤口的彻底清创是关键，彻底清除坏死组织及失活组织，直至软组织及骨点状渗血，即"红辣椒征"。②植骨量充分，植骨两端要充分覆盖骨缺损的两侧骨端，以便于其良好愈合。③牢固的外固定，稳定的骨折端是骨良好愈合的关键，必要时多平面固定。④充分引流很重要，对于开放性植骨，即使去除创面内炎性分泌物，保持引流通畅对于肉芽组织的培植至关重要，VSD 技术的使用大大减少了换药工作量，同时使创面与外界隔开，避免了交叉感染，可有效提升开放植骨的成功率。

病例十七　开放植骨治疗胫骨骨缺损（二）

一、病例介绍

患者,男,59 岁,因右小腿开放性骨折外固定术后骨不连并窦道形成一年半入院。一年半前因右小腿开放性骨折,在外院行右小腿开放性骨折复位外固定术;术后一年余 X 片提示:右胫骨骨折部分愈合不良,仍可见骨折线影。近日右小腿外侧见少许脓性液体渗出,来笔者医院求诊,以"右胫骨骨不连、骨缺损、右胫骨慢性骨髓炎"收入院。入院查体:其右小腿前内侧可见一大小约 6 cm×4 cm 的贴骨瘢痕,并见有四个针眼大小的窦道口流出少许脓血性液体,右小腿皮温可,未见明显红肿,右足背动脉搏动及胫后动脉搏动较健侧为弱,右踝关节屈伸活动稍受限,右足末梢感觉、运动较左侧差。X 线片示:右胫骨陈旧性骨折骨不连、骨缺损,右胫骨慢性骨髓炎(病例图 17-1)。

二、临床诊断

右侧胫骨慢性骨髓炎;右侧胫骨骨缺损;右侧小腿皮肤软组织缺损伴骨外露。

三、治疗原则

同病例十六。

四、治疗过程及随访过程

入院后完善相关检查,行"右胫骨慢性骨髓炎病灶清除、开放植骨＋VSD 覆盖术"(病例图 17-2 ~病例图 17-4),3 周后创面炎症消退,行减张、拉拢缝合伤口(病例图 17-5 ~病例图 17-6),创面愈合良好(病例图 17-7)。7 个月后复查 X 线片示:右胫骨骨折大量骨痂生长,原骨缺损处已修复(病例图 17-8)。

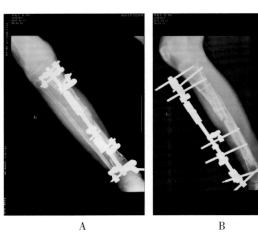

A　　　　　　　B

病例图 17-1　术前 X 线片

A. 正位片;B.侧位片。

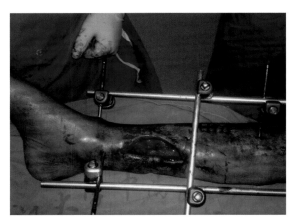

病例图 17-2　术中清创植骨后创面无法一期闭合

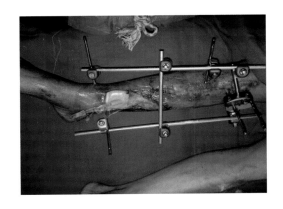

病例图 17-3　创面用 VSD 覆盖

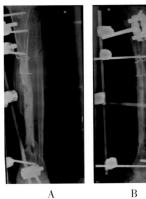

病例图 17-4　植骨术后 X 线片

A.正位片;B.侧位片。

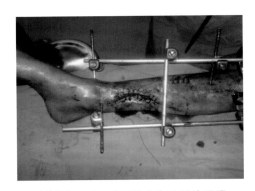

病例图 17-5　减张缝合伤口后外观照

创面炎症逐渐消退后,减张缝合伤口。

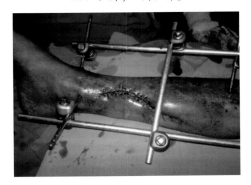

病例图 17-6　伤口完全缝合后外观照

创面炎症完全消退后,直接缝合伤口。

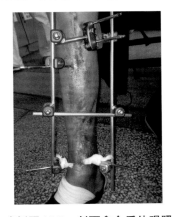

病例图 17-7　创面愈合后外观照

创面愈合良好,外形满意。

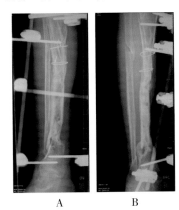

病例图 17-8　术后 7 个月 X 线片

A.正位片;B.侧位片。

五、病例总结

　　1973 年,Papineau 首次报告开放植骨技术,该技术治疗感染性骨缺损分为两个阶段:第一阶段为创面的彻底清创,待创面新鲜被肉芽组织覆盖后再行第二阶段手术即松质骨植骨,2~3 周后肉芽组织覆盖植骨区,可通过植皮或直接上皮化实现软组织缺损区域的修复。后期有学者对该方法进行改良,一次手术完成清创和开放植骨,平均骨愈合时间 6 个月。该方式具备方法简单、疗效可靠等优点,同时也有如下不足之处:伤口护理比较繁琐,住院时间长。但负压封闭引流技术的联合应用可使创面引流通畅,防止感染复发。本病例即采用该手术方式成功修复骨及软组织缺损。

参考文献

[1]胫骨骨缺损循证临床诊疗指南(2016年版)[J].中华显微外科杂志,2016,39(6):521-523.

[2]Birch J G. A Brief History of Limb Lengthening[J]. J Pediatr Orthop, 2017,37 Suppl 2:S1-S8.

[3]Cuthbert R J, Churchman S M, Tan H B, et al. Induced periosteum a complex cellular scaffold for the treatment of large bone defects[J]. Bone, 2013,57(2):484-492.

[4]Gindraux F, Rondot T, de Billy B, et al. Similarities between induced membrane and amniotic membrane: Novelty for bone repair[J]. Placenta, 2017,59:116-123.

[5]Gubin A V, Borzunov D Y, Marchenkova L O, et al. Contribution of G. A. Ilizarov to bone reconstruction: historical achievements and state of the art[J]. Strategies Trauma Limb Reconstr, 2016,11(3):145-152.

[6]Li Z, Yu A, Qi B, et al. Flow-Through Free Fibula Osteocutaneous Flap in Reconstruction of Tibial Bone, Soft Tissue, and Main Artery Segmental Defects[J]. Ann Plast Surg, 2017,79(2):174-179.

[7]Masquelet A C, Begue T. The concept of induced membrane for reconstruction of long bone defects[J]. Orthop Clin North Am, 2010,41(1):27-37.

[8]Masquelet A, Kanakaris N K, Obert L, et al. Bone Repair Using the Masquelet Technique[J]. J Bone Joint Surg Am, 2019, 101(11):1024-1036.

[9]Morris R, Hossain M, Evans A, et al. Induced membrane technique for treating tibial defects gives mixed results[J]. Bone Joint J, 2017,99-B(5):680-685.

[10]Song J, Li Z, Yu A. Effects of preserving different veins on flow-through flap survival: An experimental study[J]. Exp Ther Med, 2016,11(1):318-324.

[11]Wiese A, Pape H C. Bone defects caused by high-energy injuries, bone loss, infected nonunions, and nonunions[J]. Orthop Clin North Am, 2010,41(1):1-4.

[12]成国运,林庆荣,周春豪,等.胫骨近端与远端截骨搬运在胫骨骨髓炎治疗中的效果比较[J].中华创伤骨科杂志,2020,22(5):379-383.

[13]丁俊辉,漆白文,潘振宇,等.桥接血流腓骨骨皮瓣修复胫骨及软组织缺损的临床应用[J].武汉大学学报(医学版),2015,36(1):122-124.

[14]黄东,谢龙,黄永军,等.游离腓骨皮瓣与髂骨皮瓣在骨缺损治疗中的临床应用[J].中华显微外科杂志,2014,37(6):586-588.

[15]李朋,杜刚强,张锴.Ilizarov技术治疗骨不连:对"金标准"应用的解读与思考[J].中国组织工程研究,2013,17(43):7618-7623.

[16]秦泗河,郭保逢,杜辉.基于Ilizarov技术的小腿延长术[J].中华骨科杂志,2021,41(11):720-727.

[17]肖卫东,喻爱喜,潘振宇,等.皮瓣移植联合Masquelet技术治疗骨及软组织缺损[J].中华显微外科杂志,2018,41(1):9-13.

[18]谢书强,侯建玺,董其强,等.短缩再植结合肢体延长术治疗小腿中下段严重离断伤[J].中国修复重建外科杂志,2017,31(08):936-940.

[19]杨林,刘宏君,张文忠,等.改良股前外侧游离穿支皮瓣桥式交叉移植修复小腿中下段软组织缺损[J].中国修复重建外科杂志,2017,31(10):1240-1244.

[20]尹鹏,唐佩福.感染性骨不连的治疗进展[J].中国矫形外科杂志,2013,21(12):1198-1201.

[21]臧建成,秦泗河.下肢延长术并发症的分类与治疗策略[J].中华骨科杂志,2021,41(11):728-736.

[22]庄乾宇,翁习生,秦泗河.Ilizarov技术基础及临床应用研究进展[J].中华骨科杂志,2012,32(3):277-282.

[23]邹亚娟,张樱严,芮永军,等.胫骨大段骨缺损骨搬运治疗过程中滑移骨段回缩现象临床分析[J].中国骨与关节损伤杂志,2021,36(8):861-863.